나만의 100% 합격비법!! 한국보건의료인 국가시험원(국시원) 출제 기준에 따른 최신판!

간호조무사 실전 모의고사문제

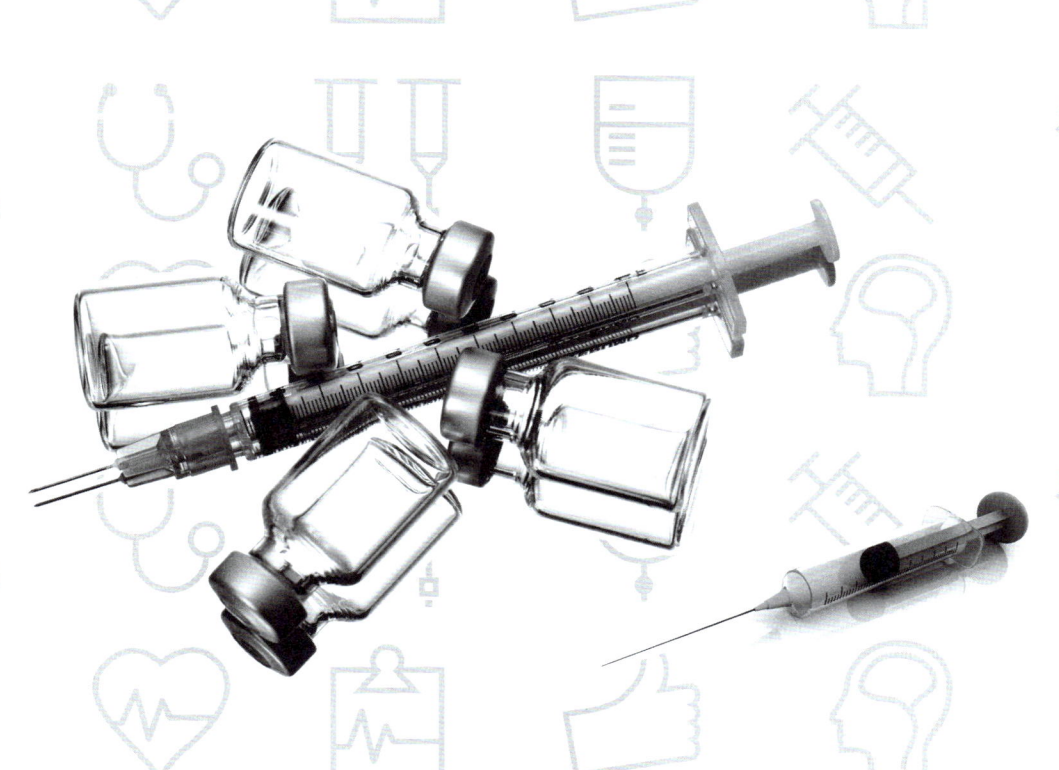

대한민국 대표브랜드 | 국가자격 시험문제 전문출판 **에듀크라운** 국가자격시험문제전문출판 www.educrown.co.kr

최고의 적중률!! 최고의 합격률!! **크라운출판사** 국가자격시험문제전문출판 http://www.crownbook.com

이 책을 펴내며

노인인구 증가와 만성질환 증가에 따른 변화로 정부에서는 노인장기요양보험과 포괄간호서비스 등의 제도를 시행하고 있습니다. 이에 따라 간호조무사 등 의료인에 대한 전반적인 인력수요가 꾸준히 증가하고 있는 추세입니다.

간호조무사가 우리나라 보건의료의 발전과 안정을 위한 절대적으로 중요한 인력으로 자리매김 하기를 바라며 이 책을 집필하였습니다.

"어떻게 하면 합격할 수 있을까?"

이 책은 시험 공부할 시간이 촉박한 수험생, 다양한 유형의 문제를 접하고 싶은 수험생, 시험을 앞두고 다시 정리가 필요한 수험생들의 학습 요구도와 최근 국시원의 출제경향을 분석하여 누구나 쉽게 공부할 수 있도록 구성하였으며, 특징은 다음과 같습니다.

첫째,
각 과목별 핵심 이론을 일목요연하고 간략하게 요약 정리하여 빠른 시간에 정리할 수 있도록 하였다.

둘째,
실전 감각을 높일 수 있도록 실제 시험 형식으로 구성하였다.

셋째,
다년간 출제 유형을 분석하여 수험생이 꼭 알아야 할 핵심 문제를 다루었다.

넷째,
모든 문제에 이론적 근거를 제시하여 출제 의도를 파악하고 비슷한 유형의 문제를 접하였을 때 틀리지 않도록 하였다.

본 수험서가 우수한 성적으로 합격할 수 있는 길잡이가 되길 기도하며 모든 수험생 여러분들의 건투를 빕니다.
끝으로 이 책이 나오기까지 힘써주신 크라운출판사 관계자 여러분들께도 깊은 감사를 전합니다.

저자 드림

간호조무사 시험 가이드

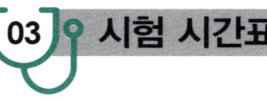

National Nursing Examination

01 시험일정

시험시기	상반기	하반기
원서접수	인터넷 및 방문 접수 : 1월경	인터넷 및 방문 접수 : 7월경
시험일	3월경	9월경

※ 상기 일정은 시행처의 사정에 따라 달라질 수 있음
※ 자세한 일정은 국시원 홈페이지에서 확인 가능

02 응시자격

의료법 제80조에 해당하는 자로서 동 법 제10조에 해당하지 않는 자

의료법

제80조(간호조무사 자격) ① 간호조무사가 되려는 사람은 다음 각 호의 어느 하나에 해당하는 사람으로서 보건복지부령으로 정하는 교육과정을 이수하고 간호조무사 국가시험에 합격한 후 보건복지부장관의 자격인정을 받아야 한다. 이 경우 자격시험의 제한에 관하여는 제10조를 준용한다.

1. 초·중등교육법령에 따른 특성화고등학교의 간호 관련 학과를 졸업한 사람(간호조무사 국가시험 응시일로부터 6개월 이내에 졸업이 예정된 사람을 포함한다)

2. 「초·중등교육법」 제2조에 따른 고등학교 졸업자(간호조무사 국가시험 응시일로부터 6개월 이내에 졸업이 예정된 사람을 포함한다) 또는 초·중등교육법령에 따라 같은 수준의 학력이 있다고 인정되는 사람(이하 이 조에서 "고등학교 졸업학력 인정자"라 한다)으로서 보건복지부령으로 정하는 국·공립 간호조무사양성소의 교육을 이수한 사람

3. 고등학교 졸업학력 인정자로서 평생교육법령에 따른 평생교육시설에서 고등학교 교과 과정에 상응하는 교육과정 중 간호 관련 학과를 졸업한 사람(간호조무사 국가시험 응시일로부터 6개월 이내에 졸업이 예정된 사람을 포함한다)

4. 고등학교 졸업학력 인정자로서 「학원의 설립·운영 및 과외교습에 관한 법률」 제2조의2제2항에 따른 학원의 간호조무사 교습과정을 이수한 사람

5. 고등학교 졸업학력 인정자로서 외국의 간호조무사 교육과정(보건복지부장관이 정하여 고시하는 인정기준에 해당하는 교육과정을 말한다)을 이수하고 해당 국가의 간호조무사 자격을 취득한 사람

6. 제7조제1항제1호 또는 제2호에 해당하는 사람

② 제1항제1호부터 제4호까지에 따른 간호조무사 교육훈련기관은 보건복지부장관의 지정·평가를 받아야 한다. 이 경우 보건복지부장관은 간호조무사 교육훈련기관의 지정을 위한 평가업무를 대통령령으로 정하는 절차·방식에 따라 관계 전문기관에 위탁할 수 있다.

③ 보건복지부장관은 제2항에 따른 간호조무사 교육훈련기관이 거짓이나 그 밖의 부정한 방법으로 지정받는 등 대통령령으로 정하는 사유에 해당하는 경우에는 그 지정을 취소할 수 있다.

④ 간호조무사는 최초로 자격을 받은 후부터 3년마다 그 실태와 취업상황 등을 보건복지부장관에게 신고하여야 한다.

⑤ 제1항에 따른 간호조무사의 국가시험·자격인정, 제2항에 따른 간호조무사 교육훈련기관의 지정·평가, 제4항에 따른 자격신고 및 간호조무사의 보수교육 등에 관하여 필요한 사항은 보건복지부령으로 정한다.

03 시험 시간표

▶▶ 시험 과목

시험종별	필기	실기
시험 과목 수	3	1
문제수	70	30
배점	1점/1문제	1점/1문제
총점	70점	30점
문제형식	객관식 5지선다형	객관식 5지선다형

▶▶ 시험 시간표

구분	1교시
시험과목(문제수)	1. 기초간호학 개요[35] (치의학기초개론 및 한의학기초개론을 포함한다) 2. 보건간호학 개요[15] 3. 공중보건학 개론[20] 4. 실기[30]
시험형식	객관식
입장시간	~09 : 30
시험시간	10 : 00~11 : 40(100분)

04 응시원서 접수안내

▶▶ 인터넷 접수

응시원서 접수 및 응시수수료 결제시간

• 응시원서 접수 시작일 09:00부터 접수 마감일 18:00까지

National Nursing Examination

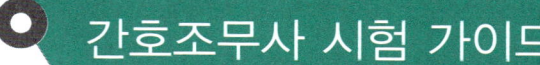

- 접수 마감일 18:00까지 응시수수료를 결제해야 접수가 완료됨.

접수장소
- www.kuksiwon.or.kr

인터넷 접수 준비사항
- 회원가입 : 약관 동의(이용약관, 개인정보 처리지침, 개인정보 제공 및 활용)
- 아이디 / 비밀번호 : 응시원서 수정 및 응시표 출력에 사용
- 연락처 : 연락처1(휴대전화번호), 연락처2(자택번호), 전자우편 입력
  ※ 휴대전화번호는 비밀번호 재발급 시 인증용으로 사용됨
- 응시원서 : 국시원 홈페이지 〈시험안내 홈〉 - 〈원서접수〉 - 〈응시원서 접수〉에서 직접 입력
- 실명인증 : 성명과 주민등록번호를 입력하여 실명인증을 시행, 외국 국적자는 외국인등록증이나 국내거소신고증 상의 등록번호 사용. 금융거래 실적이 없을 경우 실명인증이 불가능함
  ※ NICE 신용평가정보(1588-2486, http://www.idcheck.co.kr)에 문의

공지사항 확인
- 원서 접수 내용은 접수 기간 내 홈페이지에서 수정 가능(주민등록번호, 성명 제외)
- 사진 파일 : jpg 파일(컬러), 276×354픽셀 이상 크기, 해상도는 200dpi 이상

응시표 출력
- 방법 : 국시원 홈페이지 〈시험안내 홈〉 - 〈응시표 출력〉
- 기간 : 시험장 공고일부터 시험 시행일 아침까지 가능
- 기타 : 흑백으로 출력하여도 관계없음

▶ 방문 접수

응시원서 접수 및 응시수수료 결제시간
- 응시원서 접수 기간 중 09:30부터 18:00까지

접수장소
- 서울 광진구 자양로 126 성지하이츠 2층 한국보건의료인국가시험원 별관

방문 접수 시 준비 서류
- 응시원서 1매(국시원 홈페이지 〈시험안내 홈〉 - 〈시험 선택〉 - 〈서식 모음〉에서 「보건의료인국가시험 응시원서 및 개인정보 수집·이용·제3자 제공 동의서(응시자)」 참고)
- 동일 사진 2매(3.5×4.5cm 크기의 인화지로 출력한 컬러사진)
- 개인정보 수집·이용·제3자 제공 동의서 1매(국시원 홈페이지 〈시험안내 홈〉 - 〈시험 선택〉 - 〈서식 모음〉에서 「보건의료인국가시험 응시원서 및 개인정보 수집·이용·제3자 제공 동의서(응시자)」 참고)
- 응시수수료(현금 또는 카드결제)
  ※ 대리 접수 시 제출서류와 함께 응시 원서에 응시자 도장 날인 또는 서명이 되어 있어야 한다.

05 응시자 유의사항

① 응시자 준비물 : 신분증, 응시표, 필기도구(컴퓨터용 흑색 수성사인펜은 지급함)
신분증의 범위 : 주민등록증, 운전면허증, 만료일 이내 여권, 외국인등록증, 영주증, 외국국적동포 국내거소신고증, 청소년증, 주민등록번호가 기재된 장애인등록증(장애인복지카드)
② 응시표를 분실한 자는 인터넷 접수자의 경우 국시원 홈페이지에서 응시표를 재발급 받을 수 있으며, 방문접수자의 경우 시험당일 응시원서에 부착한 동일한 사진 1매와 신분증을 지참하여 해당 시험장의 시행본부에서 응시표를 재발급 받을 수 있다.
③ 답안카드의 작성은 반드시 컴퓨터용 흑색 수성사인펜만을 사용해야 하며, 답란을 잘못 표기하였을 경우에는 답안카드를 교체하여 작성하거나, 수정테이프를 사용하여 답란을 수정할 수 있다.(수정테이프는 응시자가 수정 요구 시 시험감독관이 제공)
④ 제출된 서류의 기재사항이 실제와 다르거나 응시결격 사유가 발견되거나 시험에 관하여 부정행위를 한 자는 그 수험을 정지시키거나 합격을 무효로 한다. 처분의 사유와 위반의 정도에 따라 그 다음에 치러지는 시험의 응시가 3회의 범위에서 제한 될 수 있다.
⑤ 2020년도 하반기 간호조무사 국가시험부터 응시자를 대상으로 시험문제 및 정답을 공개한다. 국시원 홈페이지를 통해 시험일로부터 5일간 공개하며, 일정 및 이의신청 절차 등은 시험문제지의 '응시자 안내사항'을 참고한다.

Contents

이 책의 차례

이론편

제1과목 기초간호학 개요

제1장	기초약리	10
제2장	응급간호	13
제3장	아동간호	18
제4장	노인간호	23
제5장	한방간호	28
제6장	영양해부	29
제7장	기초영양	33
제8장	기초치과	35
제9장	기초한방	36
제10장	노인간호	38
제11장	기본간호	41

제2과목 보건간호학 개요

| 제1장 | 보건교육 | 54 |
| 제2장 | 보건행정 | 55 |

제3과목 공중보건학 개요

제1장	지역사회간호	58
제2장	환경관리법규	61
제3장	의료법개론	62

문제편

실전모의고사

1회	실전모의고사	68
2회	실전모의고사	78
3회	실전모의고사	89
4회	실전모의고사	100
5회	실전모의고사	111
6회	실전모의고사	123
7회	실전모의고사	134
8회	실전모의고사	146
9회	실전모의고사	157
10회	실전모의고사	169

제1과목

기초간호학 개요

이론편

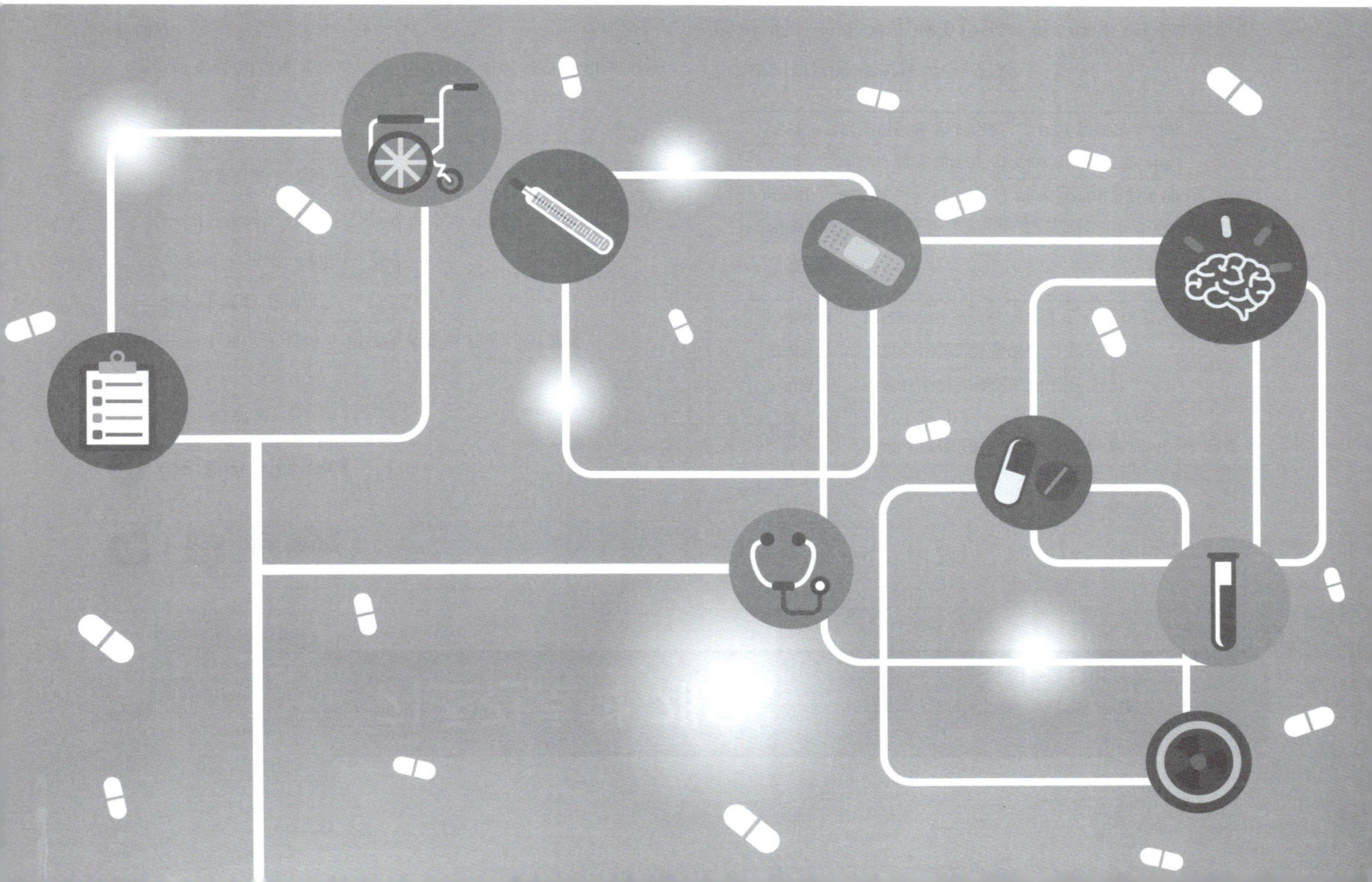

제1장 기초약리	제4장 모성간호	제7장 기초영양	제10장 노인간호
제2장 응급간호	제5장 간호관리	제8장 기초치과	제11장 기본간호
제3장 아동간호	제6장 성인해부	제9장 기초한방	

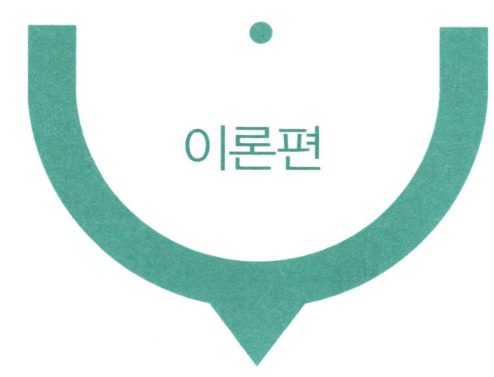

| 이론편 |

기초간호학 개요

제1과목

National Nursing Examination

제 1 장 기초 약리

01 약리학의 기본 이해

(1) 약물의 특성

① **흡수**
- ㉠ 약물이 체내로 들어가 혈류에 도달하기까지의 과정
- ㉡ 흡수가 빠른 순서

  정맥 - 근육 - 피하 - 경구

  → 경구투여는 위장관을 통해 흡수되기 때문에 흡수가 느림

  호흡기도 - 점막 - 피부

  → 점막과 폐에는 혈관이 분포되어 약물의 흡수가 잘 일어남

② **분산**

   흡수된 약물이 신체 조직과 기관 내로 이동하여 해당 부위에 작용

③ **대사**
- ㉠ 약물이 작용 부위에 도달하여 배설이 쉽도록 전환되는 과정
- ㉡ 간 : 우리 몸 속에 들어온 음식이나 물질들의 대사에 관여

④ **배설**
- ㉠ 대사된 약물이 체외로 배출되는 과정
- ㉡ 신장, 간, 소화기, 피부 등을 통해 배출되나 가장 주요한 배설로는 신장

(2) 약물 작용과 관리

① **치료 효과** : 약물로 기대되는 긍정적인 생리적 반응

② **약물의 작용**
- ㉠ 부작용 : 약물의 작용 중 필요하지 않은 작용
- ㉡ 알레르기 반응 : 약물에 대해 예측할 수 없는 면역반응
- ㉢ 내성 : 약물의 반복 복용에 의해 대사작용이 저하되어 용량을 증가시키지 않으면 약효가 저하하는 현상
- ㉣ 축적작용 : 흡수에 비해 배설 또는 해독이 지연되는 경우
- ㉤ 금단증상 : 사용하던 약물의 투여가 중지될 때 나타나는 비정상적인 정신적, 신체적 반응

③ **약물의 상호작용**
- ㉠ 길항작용 : 두 가지 이상의 약을 같이 썼을 때 각각의 효과가 감소하는 것
- ㉡ 상승작용 : 두 가지 이상의 약을 같이 썼을 때 효과가 각각의 합보다 증가
- ㉢ 상가작용 : 두 가지 이상의 약을 같이 썼을 때 각각의 합에 해당하는 작용

④ **약물용기와 표시**

- ㉠ 약물용기

용기	내용
밀봉용기	기체나 미생물이 침입할 수 없는 용기(바이알, 앰플 등 주사액 용기)
기밀용기	수분이 침입할 수 없도록 만든 용기
밀폐용기	고형의 이물질이 들어갈 수 없는 용기
차광용기	빛으로부터 광선의 투과를 방지할 수 있는 용기

- ㉡ 약물표시

약물	표시방법
보통약	백지에 검은 테두리, 그 위에 청색이나 검은색으로 기록
극약	백지에 빨간 테두리, 그 위에 빨간색으로 기록
독약	검은 바탕에 흰 테두리, 그 위에 흰색으로 기록

(3) 약리작용에 영향을 주는 인자

① 약 용량, 연령, 성별, 체중, 약물의 연용(내성), 약물의 의존성
② 약물의 심리적 요인(위약), 환경적 요인 등

(4) 투약 시 주의사항

① 약은 다른 용기에 옮겨 담지 않음
② 수술 후에는 전에 사용했던 약을 주지 않고 새로운 처방을 받음
③ 약의 변질을 막기 위해 직사광선을 피해 서늘하고 건조한 곳에 보관
④ **냉장보관** : 혈청(혈액), 간장추출물, 예방용 백신(BCG, PPD), 인슐린 등

> **Tip**
> ◉ **인슐린**
> 단백질로 구성된 인슐린은 열, 자외선 .냉동 등에 의해 파괴될 수 있어 저온(냉장고)에 보관하는 것이 좋다.

⑤ 기름 종류의 약품은 10℃ 정도에 보관
⑥ 침전물이 있거나 변색된 약은 사용하지 않음
⑦ 투약 시 라벨을 3회 확인
- ㉠ 약병을 약장에서 꺼내면서
- ㉡ 약물을 준비하기 전에
- ㉢ 약물을 다시 제자리에 놓을 때
⑧ 투약 시 5 Right를 적어도 3회 확인

> **Tip**
> ◉ **투약의 기본원칙 5 Right**
> • 정확한 약(Right Drug)　　　• 정확한 용량(Right Dose)
> • 정확한 경로(Right Route)　　• 정확한 시간(Right Time)
> • 정확한 대상자(Right Client)

10

제1과목 | 기초간호학 개요

(5) 약물이 갖추어야 할 요소
① 인체에 무해하며 안정성, 강도, 효과가 있어야 함
② 발암현상이 없어야 함
③ 선택성이 있어야 함
④ 값이 싸고 경제적이어야 함

(6) 약물의 용량

종류	뜻
극량 (최대유효량)	인체에 위험한 영향 없이 투여할 수 있는 최대량
치사량	죽음에 이를 수 있는 최소량
내량	중독을 일으킬 수 있는 최대량
상용량	보통 쓰이는 기준 용량
한량	인체에 아무 영향이 없는 최대량
최소유효량	인체에 영향을 미치는 최소량

(7) 약물 형태에 따른 특성

형태	특성
시럽	좋지 않은 맛을 감미제로 감춘 내복 액체
가루약	하나 이상의 약을 가루로 만들어 혼합한 것(Powder)
정제	분말 약제가 단단한 모양으로 압축된 것
좌약	항문이나 요도, 질 등 체강에 삽입하여 용해, 흡수되는 고형의 외용제
캡슐	어떤 형태의 약물을 캡슐제와 같은 용기에 넣은 것
에릭시르	여러 향료를 혼합해 향기로운 맛과 냄새가 나는 액체약
로션	피부에 도포되는 액체 형상의 외용제

(8) 투약 관련 약어

약어	뜻	약어	뜻
stat	즉시	prn	필요할 때마다
q.d	매일	PO	경구로
q.o.d	하루 건너	PC	식후
bid	하루에 두 번	IM	근육내
tid	하루에 세 번	IV	정맥내
qid	하루에 네 번	SC	피하로
q.h.	매 시간마다	OD	우측 눈
q.4h	4시간마다	OS	좌측 눈
hs	취침 전	OU	양쪽
ac	식전	NPO	금식

02 약물의 종류와 특성

(1) 중추신경계 작용약

① **마취제**
　㉠ 전신마취제
　　• 중추신경계 기능 억제로 의식 소실, 무통 상태를 초래하는 약물
　　• 정맥용 마취제 : 정맥 내에 주사하므로 마취 유도가 빠름
　　• 종류 : 치오펜탈 소듐, 케타민, 드로페리돌
　㉡ 흡입용 마취제 : 폐포를 통해 흡입, 배설이 신속하기 때문에 투여량 조절이 쉬움

약제명	장점	단점
아산화질소 (N_2O)	• 인화성이 없음 • 유도와 회복이 빠름 • 20% 산소와 혼합하여 사용	• 마취 효과가 약함 • 장시간 사용하면 저산소증 유발 (짧은 수술에 적용)
할로탄 (Halothane)	• 유도가 빠르고 용이 • 오심, 구토가 없음	• 장시간 사용하면 간 손상 유발(간질환 환자에게 금기) • 호흡기계, 순환기계 억제작용 • 회복이 느림
이소플루란 (Isoflurane)	• 인화성 없음 • 마취력이 높음	• 저혈압, 호흡 억제 유발 • 자궁 수축 억제 유발
사이클로프로판 (Cyclopropane)	• 마취 유도가 빠름	• 인화성 있음 • 부정맥, 오심, 구토 유발

　㉢ 국소 마취제
　　• 신체의 특정 부위를 지배하는 말초신경 말단에 국소 마취제 투여
　　• 대표적 국소 마취제 : 리도카인

② **진정 수면제** : 중추신경계의 기능을 억제하고 수면 상태를 일으키는 약물

진정수면제	적응증
디아제팜 (Diazepam, Valium)	항불안제, 골격근 이완제, 항경련제
로라제팜 (Lorazepam, Ativan)	항불안작용, 진정, 수면효과, 마취 전 투약
페노바비탈 (Phenobarbital)	항불안, 항경련제로 간질 치료에 많이 쓰임

③ **진통제** : 중추신경계에 작용하여 의식 소실 없이 동통 완화
　㉠ 마약성 진통제

마약성 진통제	작용
몰핀 (Morphine)	• 진통효과와 오심, 구토, 변비, 호흡곤란의 부작용 • 투여 전 반드시 호흡수를 측정
코데인 (Codeine)	• 진통효과, 호흡과 기침에 대한 진정효과(진해작용) • 오심, 구토, 변비, 호흡 억제의 부작용
데메롤 (Demerol)	• 진통효과, 수술 전 진정효과 • 오심, 구토, 소양증, 호흡 억제, 무호흡

ⓛ 비마약성 진통제

비마약성 진통제	작용
아스피린 (Aspirin)	해열, 진통, 소염, 혈소판 응집, 류마티스 관절염, 통풍 치료. 위장 장애, 오심, 이명, 레이증후군
아세트아미노펜 (Acetaminophen)	진통, 해열제, 발진, 황달

④ 향정신성 약물 : 정신기능과 행동양식에 영향을 미치는 약물

향정신성 약물	작용
리튬 카보네이트	조울증 및 중독 주의, 주기적 혈청 농도 확인 필요
미다졸람	수술 전 진정(수면 또는 가면 상태 유도 및 불안 경감) 및 수술 전후의 기억력 장애 목적

(2) 심혈관계 작용약

강심배당체
• 디곡신 　– 심근에 직접 작용하여 강심작용을 보이는 강심배당체 　– 심근 수축력을 강화시켜 심박출량을 증가시키고 안정적인 심박동수 유도 　– 울혈성 심부전, 심방 부정맥 　– 투여 전 반드시 맥박수를 측정한 후 투약

항부정맥약물
• 리도카인 : 국소 마취제이며 항부정맥약 • 프로프라놀롤 : 발작성 심방세동, 협심증, 고혈압 • 베라파밀 : 칼슘 길항제로 고혈압, 허혈성 심장질환, 부정맥 • 니페디핀 : 칼슘 길항제로 고혈압, 협심증

항고혈압제
• 하이드라라진 : 고혈압 • 푸로세마이드 　– 고혈압, 울혈성 심부전, 간부종 　– 강력한 이뇨제로 과량을 투여할 경우 심각한 수분 및 전해질 결핍 발생 가능

항협심증약
• 니트로글리세린 　– 협심증 　– 내성이 잘 생기며 보통 설하로 흡수

(3) 호흡기계 작용약

약물	적응증
에페드린	기관지염, 백일해, 천식
에피네프린	혈압을 상승, 혈관수축, 기관지천식(기관지 확장제)
아미노필린	심장성 부종, 협심증, 천식
벤톨린	급·만성 기관지염, 기관지천식, 소아천식 등에 효과적

(4) 항히스타민제

알레르기 질환의 원인인 히스타민의 작용에 길항하는 약제

예 드라마민, 페닐아민 말레이트, 클로로페닐아민 말레이트

(5) 응급약

여러 응급상황에 대비하여 응급 카트에 구비해야 하는 약

① 아트로핀(Atropine)
　㉠ 부교감 신경 차단작용
　㉡ 타액, 위액 등의 분비 억제(수술 전 처치 시 구강 분비물 억제를 위하여 사용)
　㉢ 동공을 확대시키므로 안과검사 시 산동제로 쓰임
　㉣ 심한 서맥이 있거나 심정지 상태에서 사용

② 에피네프린 (Epinephrine)
　㉠ 교감 신경을 흥분시킴
　㉡ 적응증 : 심정지, 중증 기도 질환, 기관지 천식

③ 리도카인 (Lidocaine)
　㉠ 적응증 : 국소 마취제, 부정맥

(6) 기타 약물

① 옥시토신
　㉠ 자궁의 민무늬근을 수축시켜 진통을 촉진하고 분만을 유발
　㉡ 젖의 분비를 촉진시킴

② 황산마그네슘 (MgSO$_4$)
　㉠ 항경련제, 민무늬근(평활근) 이완제
　㉡ 적응증 : 자간전증, 자궁 근육 이완, 전치태반
　㉢ 저혈압, 소변량 감소, 호흡 감소, 태아 심음의 갑작스런 감소가 있을 수 있음

(7) 항생제

① 페니실린
　㉠ 그람 양성 세균에 효과
　㉡ 적응증 : 매독, 폐렴, 연쇄상구균 감염 질환 등
　㉢ 아나필락시스가 일어나 오심, 호흡곤란, 저혈압 등이 올 수 있음
　㉣ 아나필락시스를 예방하기 위해 피부 반응 검사를 실시한 후 투약
　㉤ 투약 후 아나필락시스가 있다면 에피네프린을 0.2~0.5cc 투약

② 클로람페니콜
　㉠ 광범위 항생제
　㉡ 장티푸스, 장내 세균에 사용
　㉢ 장기간 사용 시 골수 기능 장애가 발생할 수 있음
　※ 대부분의 항생제는 신장을 통해 배설되고 혈중 농도를 일정하게 유지하기 위해서 정해진 시간 간격으로 정확하게 투여해야 함

③ 반코마이신
　㉠ MRSA(황색포도상구균 – 다른 항생제에 저항을 보이는 균)에 적용
　㉡ 이명, 아나필락시스의 부작용

④ 테트라사이클린
  ㉠ 항균 범위가 넓음
  ㉡ 칼슘과 결합하면 치아 침착 가능

(8) 항결핵제

① 결핵약의 종류
  ㉠ 종류와 부작용

구분	종류	부작용
1차약	에탐부톨(EMB)	시야 장애
	이소나이아지드(INAH)	말초신경염, 비타민B와 같이 복용
	리팜피신(RMP)	소변의 색이 붉게 변함(정상)
	피라진아마이드(PZA)	간독성, 고산혈증
	스트렙토마이신(SM)	제8뇌신경장애, 현기증
2차약	프로티나마이드(Prothinamide)	위장관장애
	사이클로세린(Cycloserine)	정신병
	파라아미노살리실산(PAS)	소화장애
	가나마이신(Kanamycin)	제8뇌신경장애

② 사용
  ㉠ 결핵약은 1차 약물과 2차 약물을 구별하여 사용
  ㉡ 결핵균이 1차 약물에 저항성을 가졌을 때 2차 약물 사용
  ㉢ 단독 약물 투여 시 균의 내성이 빨리 생겨 항상 병용해서 사용
  ㉣ 보통 INH, SM, RMP 또는 INH, PZA, SM을 병용하여 사용
  ㉤ 피라진아마이드(PZA)는 2차약에서도 병행 사용

제 2 장 응급간호

01 응급간호 개념

(1) 용어 정의

① 응급간호
  ㉠ 예상치 못하게 발생한 환자에 대한 생명 구조
  ㉡ 의사에게 인계되기 전까지의 환자 간호

② 응급처치의 목적
  ㉠ 2차적으로 발생할 수 있는 합병증 예방
  ㉡ 동통 경감
  ㉢ 질병의 악화 방지
  ㉣ 대상자의 삶의 질을 위한 건강 회복

③ 응급처치의 단계
  기도유지 – 지혈 – 쇼크 예방 – 상처 보호

④ 구급차 : 응급상황의 환자를 이송할 수 있는 수단

⑤ 응급의료체계 : 국가와 지방자치단체

⑥ 응급의료 종사자 : 의료인, 응급구조사

⑦ 응급의료 통신망 : 응급의료 전산망, 119와 같은 통신망, 신고전화

(2) 응급간호의 목적
① 구명 : 생명을 구하고 유지
② 동통 감소 : 최대한 동통을 경감
③ 질병 악화 예방 : 질병이나 손상이 진행되는 것을 방지
④ 건강 회복 : 삶의 질을 높일 수 있도록 회복시킴

(3) 일반적인 응급처치의 원칙
① 응급처치에서 제일 먼저 할 일은 기도 유지
② 쇼크 대상자는 하체를 상승시킴
③ 호흡 정지와 출혈 대상자가 현장에서 우선 순위
④ 대상자를 안전한 곳으로 옮기고 활력징후를 수시 확인
⑤ 척추 손상 의심 대상자는 목과 척추를 움직이지 않게 고정
⑥ 무의식 대상자는 고개를 옆으로 한 앙와위를 취함
⑦ 흉부 손상 의심 대상자는 전신 부목 적용
⑧ 경련이 있는 대상자의 옷을 풀고 혀가 손상되지 않도록 함
⑨ 이송 전 골절 부위를 사정하여 부목 적용
⑩ 절단 부위는 청결하게 싸서 용기나 비닐에 넣고 얼음용기에 넣어 이송
⑪ 머리 손상 시 의식상태를 사정하고 동공반사를 관찰
⑫ 개방성 창상을 통해 공기색전증이 발생하지 않도록 함
⑬ 박힌 물체가 있다면 제거하지 않고 고정
⑭ 돌출된 장기가 있다면 넣으려고 하지 말고 덮어줌
⑮ 동시에 많은 수의 환자가 발생했다면 호흡, 순환, 쇼크가 우선 순위
⑯ 수술이 예측되는 경우 구강으로 수분이나 음식 제한
⑰ 현장 도착부터의 모든 내용은 기록해야 함

02 창상

(1) 창상

① 정의
  ㉠ 외부의 힘에 의해 손상된 피부나 점막
  ㉡ 긁히는 정도에서 근육까지 손상되는 상태
  ㉢ 창상 간호의 목적 : 출혈에 따른 쇼크와 감염 예방

(2) 창상의 종류

① 찰과상 : 피부의 표면이 긁힌 정도의 상처
② 열상 : 어떤 물체, 기구에 의해 찢어진 조직, 규칙적이지 않은 상처
③ 절상 : 베인 상처, 예리한 기구에 조직이 분리되는 단순 상처
④ 자상 : 박히는 상처, 구멍난 상처, 찔린 상처
  예 못, 압정, 철사 등
⑤ 관통상 : 몸의 기관이나 조직을 뚫고 통과하여 나간 상처
  예 총탄

⑥ **결출** : 절단처럼 한 부분이 떨어져 나가는 상태, 봉합이 불가능한 상태

⑦ **좌상** : 맞거나 눌린 상처

(3) 창상에 따른 증상

① **찰과상** : 벗겨지고 긁힌 부위의 출혈

② **열상** : 대량 출혈, 조직 파괴

③ **절상** : 출혈, 조직 파괴

④ **자상** : 출혈은 심하지 않으나 감염 가능성이 있음

⑤ **관통상** : 출혈, 기관과 조직 손상

⑥ **결출** : 살이 찢겨져 나감, 절단, 심한 출혈, 통증

⑦ **좌상** : 통증과 부종, 멍

03 교상

(1) 교상 : 사람이나 동물, 기타 곤충 등에 물려 발생한 상처

(2) 교상의 종류

종류	내용
사람에 의한 교상	• 타액에 존재하는 다양한 미생물로 매우 심각 • 물린 부위를 관찰하고 세척 • 물린 부위의 세균 검사 필요 • 광범위 항생제 투여, 파상풍 예방접종, 봉합하지 않음
뱀에 의한 교상	• 이빨 자국으로 독사인지 아닌지 구분(윗이빨 두 개, 아랫이빨 말굽형) • 동통, 부종, 어두운 벽돌색 피부 변화 • 호흡곤란, 빠르고 약한 맥박, 구토 및 실신 등 쇼크에 빠질 수 있음 • 혈관을 물게 되면 독소가 혈관으로 들어가 상태가 급격히 나빠짐
개에 의한 교상	• 물린 부위를 베타딘이나 살균제로 소독 • 광견병 예방접종 실시 • 격리시킨 개가 10일 후에도 죽지 않으면 광견병에 걸린 개가 아님
곤충에 의한 교상	• 증상 : 동통, 발적, 열감, 가려움, 두드러기, 부종, 복통, 설사, 호흡곤란, 발작, 무의식 등 • 물린 부위를 관찰하여 침을 제거 • 침을 제거한 부위의 얼음 찜질로 혈류속도를 늦춤

Tip

◉ **뱀에 의한 교상 시 처치**
• 움직임을 최소화시킴
• 물린 부위는 심장보다 아래에 위치
• 물린 부위의 위를 묶어서 독소가 심장으로 흐르는 것을 방지
• 물린 부위를 절개하지 않음(동맥 손상, 출혈 위험, 감염 위험)
• 독소를 입으로 빨아내지 않음(구조자에게 독이 퍼질 수 있음)
• 냉찜질(통증 완화, 혈관 수축으로 독소 퍼지는 시간 지연)

◉ **곤충에 의한 교상 시 알러지 반응**
• 피부 : 부종과 종창, 두드러기
• 호흡기계 : 호흡곤란, 후두부종, 기도 폐쇄, 기관지 경련
• 소화기계 : 복통, 설사, 오심과 구토
• 순환기계 : 쇼크, 저혈압
• 아나필락시스 : 기도삽관 – 에피네프린

04 화상

(1) 화상의 특징

① **특징**

㉠ 열과 전기, 기타 화학물질에 의해 신체의 조직이 손상된 상태

㉡ 주 사망원인 : 감염과 쇼크

㉢ 주 증상 : 홍반, 괴사, 수포, 부종

㉣ 주 합병증 : 수축, 기형, 욕창, 감염

㉤ 화상 표면이 체표면의 50% 이상이면 사망의 가능성이 높음

② **화상의 분류**

종류	화상범위	증상	간호
1도 화상 (홍반성)	표피	• 발적, 부종, 동통	• 찬물 찜질, 멸균 드레싱
2도 화상 (수포성)	진피	• 수포, 심한 동통, 진물	• 수포 제거 금지 • 멸균 드레싱, 감염 예방 간호
3도 화상 (괴사성)	피부전층 심부조직	• 쇼크, 동통 소멸, 괴사 부위 굳음	• 쇼크 예방, 감염 예방 • 병원이송 전문치료

(2) 화학물질에 의한 화상 시 원칙

① 신속히 흐르는 물에 세척하여 물질 제거

② 옷에 묻은 물질은 손으로 만지지 말고 가위로 잘라 버림

③ 중화제는 사용하지 않음

④ 원인 물질을 알기 위해 물질 용기를 챙겨 병원에 가져감

⑤ 물질이 눈에 들어갔을 경우 흐르는 물로 20분 이상 세척(낮은 수압 이용)

⑥ 물로 세척되지 않는 불수용성 물질은 알코올이나 도수 높은 술을 사용하여 환부 세척

(3) 열 손상
① 열 손상의 종류

종류	열경련	일사병, 열사병	열피로
원인	• 염분 부족(Na)	• 체온 조절 중추 장애	• 혈관과 조직 사이 염분과 수분 공급 부족
증상	• 복부, 사지, 근육의 경련	• 고열, 두통, 어지러움, 의식 상실, 땀 분비 없음	• 두통, 빈혈, 차고 창백한 피부, 혈압 하강
치료	• 서늘한 곳으로 이동 • 이온음료나 생리식염수로 수분 섭취	• 체온 하강이 급선무 • 호전 없을 시 즉시 병원 이송 • 수분과 전해질 보충	• 서늘한 곳으로 이동 • 정맥주사 • 휴식, 강심제 복용

② 열사병의 위험요인
  ㉠ 고령자
  ㉡ 만성질환자
  ㉢ 허약체질, 비만
  ㉣ 실외 육체노동자
  ㉤ 과한 운동

05 동상

(1) 동상 간호의 원칙
① 동상 부위는 압력을 주거나 마사지하지 않음
② 걸을 수 없는 하지 손상 대상자는 들것으로 이동
③ 조이는 옷은 풀어줌
④ 동상 부위는 심장보다 높게 거상(통증과 부종 감소)
⑤ 대상자를 따뜻한 환경으로 이동
⑥ 발가락, 손가락 부위는 습기를 제거하고 서로 붙지 않게 함
⑦ 직접적인 체온 상승보다 서서히 따뜻하게 함(난로보다 따뜻한 물 이용)

(2) 동상의 종류
① **제1도 동상(홍반성 동상)** : 피부의 일부 발적, 동결이 발생하며 화끈거림과 통증이 동반됨
② **제2도 동상(수포성 동상)** : 피부 전층에 동결이 발생하고 부종, 수포, 피부 박탈, 감각 저하, 수포가 터지면 감염 → 화농 → 염증
③ **제3도 동상(괴사성 동상)** : 피부 전층과 피하층이 동결되며 피부 괴사, 무감각, 절단(근육과 뼈까지 파괴되는 경우)

(3) 동상의 예방법
① 추위에 노출되는 시간을 최소화
② 추운 환경에서 술과 담배를 금함
③ 충분한 영양 섭취
④ 추운 환경에서 한 자세로 오래 있지 않음

> **Tip** ▣ 동상의 위험요인
> ① 부동 상태, 고령자
> ② 이전에 동상이 있었던 경우
> ③ 젖은 피부
> ④ 체지방 백분율이 낮은 경우
> ⑤ 혈액순환에 장애가 있는 경우
> ⑥ 술과 담배를 하는 경우
> ⑦ 탈수의 원인을 제공하는 카페인 과다 섭취

06 염좌와 강직

(1) 염좌(Sprain)
① **정의** : 뼈를 지지하는 인대가 늘어난 상태
② **증상** : 동통과 부종
③ **간호처치** : 얼음 찜질, 안정과 휴식, 체중의 부담을 줄여줌, 염좌부위 높여줌

(2) 강직(Rigidity)
① **정의** : 근육과 조직이 굳고 손상을 입은 상태
② **증상** : 뻣뻣함, 강직과 동통
③ **간호처치** : 안정과 휴식, 더운물 찜질, 마사지(혈액순환, 근육이완)

07 중독

(1) 중독에 대한 일반적인 처치원칙
① 기도 유지
② 중독물질 파악, 중독시간과 섭취량 확인
③ 물질이 혈액으로 흡수되기 전 신속히 처치
④ 위세척 실시
⑤ 대상자를 병원으로 이동할 때 약병도 같이 가지고 감
⑥ 구토 유발
  ㉠ 구토 유발 금기 대상자 : 무의식환자, 경련환자, 임신부, 심장질환자, 출혈위험 대상자, 6개월 미만, 부식성을 복용한 환자

(2) 중독의 종류
① **농약 중독**
  ㉠ 유기인제, 카바마이트계(살충제, 제초제 등) 중독인 경우 아트로핀 투여
  ㉡ 신경마비, 호흡곤란으로 사망할 수 있음
  ㉢ 흡착제를 사용하여 위세척 실시
② **쥐약 중독**
  ㉠ 주 증상 : 출혈
  ㉡ 구토, 코피, 피부 반점, 구강 출혈, 혈뇨, 혈변 등
  ㉢ 기도 유지, 비타민 K 투여
③ **석유제품 중독**
  ㉠ 구토를 금지하여 흡인성 폐렴 방지
  ㉡ 위관 삽입 후 위세척 실시

④ 바비트레이트 중독(수면제 등)
  ㉠ 동공 수축, 쇼크, 호흡 억제
  ㉡ 금식 유지 상태로 병원 이동, 위세척 실시
⑤ 식중독
  ㉠ 복통, 경련, 설사, 오심과 구토
  ㉡ 기도 유지, 구토 유발
⑥ 알코올 중독
  ㉠ 부정확한 언어, 알코올 냄새, 금단증상, 집착
  ㉡ 대증요법, 입원치료
⑦ 일산화탄소 중독
  ㉠ 사고나 재해, 자살 시도
  ㉡ 두통, 기면, 혼수상태
  ㉢ 신선한 공기 공급, 기도 유지, 안정과 휴식, 중추 신경 계통의 손상 예방, 혈압과 체온 유지

08 익수, 출혈

(1) 익수

① 증상
  ㉠ 천식음, 수포음
  ㉡ 빈호흡, 호흡곤란
  ㉢ 객담(분홍빛)을 배출하는 기침
② 익수자 구조 후 처치
  ㉠ 기도 유지 → 인공호흡 → 흉부 압박 → 마른 옷으로 갈아입힘 → 병원치료
  ㉡ 보온, 마사지를 통해 몸을 따뜻하게 함
  ㉢ 물을 토한 경우 흡인되지 않도록 고개를 옆으로 함
  ㉣ 병원 이송 중에도 필요시 소생술 실시
③ 익수자의 구조방법
  ㉠ 구조자는 익수자의 안전보다 구조자의 안전을 우선시 하도록 함
  ㉡ 막대기, 튜브, 수건, 널빤지를 이용해 구조

(2) 출혈

① 비출혈
  ㉠ 원인 : 외상, 종양, 혈액질환, 순환기질환, 고혈압 등
  ㉡ 처치
    • 구강 호흡하도록 함(혈액의 기도 흡인 예방)
    • 콧등을 잡고 4분 이상 지혈
    • 출혈이 30분 이상 지속되면 병원으로 이동
    • 목으로 넘어가는 혈액은 뱉도록 함
    • 안정과 휴식을 취함
    • 출혈량이 많으면 고개를 숙이도록 함
    • 얼음 찜질로 혈관을 수축시킴
    • 코를 풀지 않도록 함

② 내출혈
  ㉠ 토혈과 객혈

분류	토혈	객혈
원인	소화기계 출혈	호흡기계 출혈
양상	• 구토물에 위내용물 포함 • 산성 • 오심과 구토, 속쓰림 동반	• 기침 동반 • 거품이 있는 선홍색 • 알칼리성

  ㉡ 내출혈 증상 : 혈압 감소, 빠른 맥박, 빠른 호흡, 불안, 갈증, 청색증
  ㉢ 간호처치
    • 금식 상태 유지
    • 구토하거나 기침 시 고개를 옆으로 취함
    • 호흡곤란 시 반좌위를 취함
    • 더운물 주머니는 적용 금함
    • 안정하고 휴식함
③ 뇌 손상
  ㉠ 뇌부종, 뇌압 상승, 직접적인 두부 손상, 무산소증
  ㉡ 두부 손상 시 원칙
    • 의식 수준 사정
    • 경추 손상 의심 시 부동 유지
    • 활력증후 측정
    • 지남력 관찰
    • 사지운동 및 감각기능 사정
    • 대광반사, 저산소증 관찰
  ㉢ 간호처치
    • 기도 유지
    • 두부가 움직이지 않게 고정
    • 의식수준, 반사수준, 동공 등 파악
    • 절대안정, 머리 상승
④ 복부 손상
  ㉠ 사고나 칼 등 날카로운 물건에 의한 복부 손상
  ㉡ 간호처치
    • 반듯하게 눕히고 내장 노출 시는 무릎을 세움
    • 쇼크에 대한 응급처치
    • 수술 예측 시 구강 섭취 금함
    • 깨끗한 수건으로 내장을 덮고 밀어 넣지 않음

09 이물질 제거

(1) 이물질에 의한 기도 폐쇄

① 증상
  ㉠ 의식상실, 심폐정지, 숨 쉬거나 말할 수 없음, 청색증, 거친 기침 등
  ㉡ 음식물을 잘 씹지 않고 삼킨 경우, 의치를 가진 대상자에게 쉽게 유발

② 이물질 제거 응급처치
  ㉠ 의식 없는 대상자는 심폐소생술 실시
  ㉡ 구강 속 이물질을 손가락으로 꺼냄
  ㉢ 의식이 있는 대상자는 하임리히 구명법 시행
  ㉣ 눈에 이물질이 들어갔을 때는 깨끗한 물로 세척
  ㉤ 눈에 이물질이 들어갔을 때는 중화하지 않고 비비지 않도록 함
  ㉥ 귀에 이물질이 들어갔을 때
   • 곤충 : 빛으로 비춤, 소독약 삽입으로 죽인 후 핀으로 꺼냄
   • 콩, 곡식 : 들어간 쪽의 귀를 밑으로 하여 뛰어 봄, 알코올로 콩을 수축시킴
   • 물 : 들어간 쪽의 귀를 밑으로 하여 뛰어 봄

10 대상자 운반법

(1) 운반법의 종류

① 안장법(가마 태우기) : 대상자를 두 사람에게 앉혀서 운반하는 방법
② 의자 운반법
  ㉠ 도보가 곤란한 대상자를 의자를 이용해 운반하는 방법
  ㉡ 응급상황이 아닐 때 사용하는 방법
③ 부축법
  ㉠ 의식이 있는 대상자에게 적용
  ㉡ 약간의 하지 문제가 있는 대상자 운반에 적용
  ㉢ 심장질환, 호흡곤란 대상자에게는 부적절
④ 끌기법
  ㉠ 응급상황에 적절한 대상자 운반법
  ㉡ 바닥이 고른 경우 발목 끌기하며 짧은 거리에 적용
  ㉢ 바닥이 고르지 못한 경우 어깨 끌기 적용
⑤ 들것 운반법
  ㉠ 가장 안전한 운반법
  ㉡ 의식이 없는 대상자 이동 시 가장 알맞음
  ㉢ 대상자가 편안하고 안전한 장점이 있음
  ㉣ 들것 운반법의 주의사항
   • 항상 평형을 유지하도록 함
   • 앞뒤 운반자의 동작이 통일되고 쉬워야 함
   • 들것과 대상자는 완전히 하나가 되도록 하여 어떤 경우도 떨어지면 안 됨
   • 무의식, 구토하는 대상자는 바르게 눕혀 고개는 옆으로 함
   • 운반이 마무리될 때까지 대상자의 상태를 관찰
   • 들것이 담요와 같은 것이면 대상자의 체중을 고려해야 함

(2) 운반법의 일반적인 원칙

① 운반 시 대상자에게 추가적인 손상이 없도록 함
② 운반 시 대상자가 흔들리지 않도록 함
③ 운반 전이라도 필요한 응급처치를 함
④ 구조자는 대상자와 가까이 위치하도록 함
⑤ 구조자는 신체역학의 원리를 이용해 대상자를 운반
⑥ 척추골절 운반 시 전신 부목을 함
⑦ 담요 등으로 보온하고 수시로 상태를 확인
⑧ 구조자의 힘에 부담이 되는 것을 무리하게 하지 않도록 함
⑨ 특별한 경우를 제외하고 들것에는 바로 누운 자세로 고정하여 운반

11 쇼크

(1) 쇼크의 구분

① 저혈량성 쇼크
  ㉠ 혈액이나 체액의 손실, 혈액량이 부족하여 초래
  ㉡ 출혈량 500cc : 차고 축축한 피부, 안절부절못함, 빈맥, 체온 감소
  ㉢ 출혈량 500~2,000cc : 차고 축축한 피부, 빈호흡, 빈맥, 저혈압, 창백함
  ㉣ 출혈량 2,000cc 이상 : 무반응, 감각 감소, 무뇨 등
② 심인성 쇼크
  ㉠ 심장 문제 발생 시 발생
  ㉡ 심근경색, 부정맥, 심장 수축 부전 등이 직접적인 쇼크를 일으킴
③ 분배성 쇼크(혈관성 쇼크)
  ㉠ 심인성 쇼크 : 심장 수축력에 문제가 생겨 발생
  ㉡ 저혈량성 쇼크 : 체액이나 혈액의 손실로 인해 발생
  ㉢ 분배성 쇼크 : 혈관성 쇼크라고도 하며 증상에 따라 다음의 세 가지로 구분
   • 아나필락틱 쇼크 : 두통, 기침, 호흡곤란, 후두부종, 지남력소실, 어지러움 등
   • 신경성 쇼크 : 서맥, 저혈압, 피부 건조
   • 패혈성 쇼크 : 얼굴 홍조(Warm Shock) → 얼굴 창백(Cold Shock), 체온 저하, 폐울혈, 혼수

(2) 쇼크의 응급처치

① 일반적인 증상 : 창백, 차고 축축한 피부, 약하고 빠른 맥박, 저혈압, 불안
② 변형된 트렌델렌버그씨 체위를 취함
③ 담요를 이용해 보온
④ 5분 간격으로 활력징후 측정
⑤ 불안에 대한 정서적 지지 간호
⑥ 출혈은 지혈, 골절은 고정
⑦ 대상자의 하지를 상승시킴
⑧ 구토하는 대상자의 고개는 옆으로 함(흡인 방지)

제1과목 기초간호학 개요　　　　　　　　　　　　　　　　　　　　　　　　　　　　| 이론편 |

12 응급처치의 구명단계

(1) 단계

기도 유지 → 지혈 → 쇼크 예방 → 상처 보호

(2) 구명단계별 간호처치

① **기도 유지**
　㉠ 기도 내 이물질 제거로 기도 개방
　㉡ 호흡곤란 시 상체를 올려주고, 구토 시 고개를 옆으로 함

② **지혈**
　㉠ 직접 압박
　　• 손을 이용하여 상처 부위를 직접 압박
　　• 손이 상처에 닿아 감염의 위험이 있으나 지혈을 우선으로 함
　　• 감염 시 항생제 치료
　㉡ 지압법
　　• 손을 이용하여 동맥 압박
　　• 하지 출혈 시 대퇴동맥 압박
　㉢ 지혈대
　　• 직접 압박이나 지압법으로 출혈이 멎지 않을 경우 사용
　　• 지혈대 적용 시간이 길어질 경우 말초 부분의 괴사로 절단의 위험이 있음
　　• 지혈대를 제거하는 것은 의사의 판단으로 의사가 풀도록 함
　　• 20분마다 풀어 휴식을 주고 다시 적용
　　• 출혈 부위를 심장보다 높임
　　• 지혈대는 상처 가깝게 묶음

③ **쇼크 예방**
　㉠ 창백, 식은땀, 현기증 등 허혈 상태
　㉡ 구토, 불규칙한 호흡, 차고 축축한 피부 등의 증상
　㉢ 하체를 높여주는 체위를 취함
　㉣ 휴식과 안정을 취함
　㉤ 체온이 내려가지 않도록 보온
　㉥ 상태가 심각하고 병원 이송 등 수술이 예측되면 구강 섭취 금함

④ **상처 보호**
　㉠ 상처 부위를 물로 세척
　㉡ 상처를 손으로 직접 만지지 않음
　㉢ 감염을 방지하기 위한 간호를 함
　㉣ 파상풍 위험이 있는 상처에 대해 숙지 : 분쇄된 상처, 결출 상처, 오염물질을 가지고 있는 상처, 조직 괴사가 보이는 상처 등

13 골절과 염좌, 탈구

(1) 골절의 종류와 증상

① **단순골절** : 뼈 자체가 부러져 연속성이 깨진 상태

② **복합골절** : 근육관 혈관, 신경 등 뼈 주위의 손상을 같이 동반한 골절

③ **골절의 증상** : 압통, 부종, 출혈, 기능 상실, 기형, 마비, 경련

(2) 골절의 응급처치

① 단순골절이 복합골절로 진행되지 않도록 예방(골절 부위 고정)

② 복합골절 부위의 출혈 방지를 위해 지혈대 사용(이 경우도 골절 부위 고정)

③ 골절 응급처치의 기본은 고정, 냉찜질, 골절 부위 상승

④ 부목 사용
　㉠ 복합골절을 예방하기 위해 적용
　㉡ 골절된 부위의 말단이 혈관을 눌러 순환을 차단하지 않도록 함
　㉢ 밖으로 돌출된 뼈는 넣지 않도록 함
　㉣ 창상의 경우 멸균 드레싱 후 부목 적용
　㉤ 부목 적용 부위의 맥박, 감각, 온도, 움직임, 색깔 등을 사정

(3) 부위에 따른 골절

부위	처치 내용
두개골	• 쇼크가 아니면 머리를 약간 높혀 눕힘 • 의식이 없으면 구강 섭취 금함 • 찢어진 곳이 있으면 붕대법 적용
비골	• 창상 시 멸균 거즈로 고정(부목은 적용하지 않음)
척추	• 전신 부목 적용, 단단한 침상 준비, 쇼크 예방 간호, 경추 고정
고관절	• 일어서지 않도록 하고 액와에서 발까지 부목 적용
쇄골	• 삼각건으로 고정
늑골	• 삼각건으로 고정
대퇴골	• 출혈로 인한 쇼크 예방, 긴 견인 부목 적용
골반	• 전신 부목으로 골반 안 장기 고정

제 3 장 아동간호

01 성장 발달

(1) 성장 발달의 정의

① **성장**
　㉠ 세포의 양과 크기가 증가하는 것
　㉡ 신체적 발달 의미
　㉢ 양적인 변화
　㉣ 체중 : 영양과 성장의 기준
　㉤ 머리둘레 : 뇌성장률의 기준

② **발달**
　㉠ 유기체가 그 생명활동에 있어서 환경에 적응하는 과정 : 기술과 능력의 점진적 변화

18

제1과목 | 기초간호학 개요

제1과목 기초간호학 개요

ⓒ 기술을 습득함에 따라 더 복잡한 기능을 익힘 : 질적인 변화
ⓓ 발달은 성장과는 다르게 끊임없이 계속됨

③ 성숙
완전히 성장하고 발달하게 되는 과정

(2) 성장 발달의 원리
성장과 발달은 다르지만 통합되어 있음

① 순서
  ㉠ 예측 가능
  ㉡ 순서에 따라 일관성 있는 패턴과 시간적 순서로 일어남

② 방향
  ㉠ 머리 → 다리(두미법칙)
  ㉡ 중심 → 말초(대칭적으로 발달)
  ㉢ 큰 부분 → 작은 부분
  ㉣ 일정한 방향성을 갖고 있음

③ 속도
  ㉠ 개인마다 차이가 있음
  ㉡ 급격한 시기가 있고 완만한 시기가 있음 : 영아기와 청소년기는 급성장 시기

④ 특징
  ㉠ 신체기관은 성장 발달하는 시기가 다름
  ㉡ 성장과 발달은 상호 관련됨
  ㉢ 환경적, 유전적 요인 등 여러 영향을 받아 점진적으로 발달
  ㉣ 분화성 : 성장할수록 특성화되고 숙련되어 감

(3) 성장 발달 단계

① **배아기(수정 후 3~8주)** : 유산이 많은 시기이므로 주의
② **태아기(8주~출생)** : 신체의 모든 기관이 지속적으로 성장과 발달하는 시기
③ **신생아기(출생~1개월까지)** : 저혈당에 빠질 위험이 있어 출생 직후 모유 수유 권장
④ **영아기(생후 1개월~1년)**
  ㉠ 제1의 성장 급동기 : 성장 속도가 매우 빠른 시기
  ㉡ 성감대 : 입(신뢰감 형성)
  ㉢ 수평적 발달, 자기중심적인 사고
  ㉣ 근육의 발달은 두미법칙으로 발달 : 머리 가누기 → 뒤집기 → 앉기 → 기기 → 걷기
  ㉤ 전신적 운동을 조절하는 근육은 큰 근육에서 작은 근육으로 분화 : 팔 → 손 → 손가락
  ㉥ 운동 조절 능력이 거의 없고 주로 반사운동을 하는 시기
  ㉦ 6개월 : 어머니를 식별, 낯가림, 분리 불안 있음
  ㉧ 영아 돌연사 증후군 주의
  ㉨ 유치가 나는 시기 : 6~7개월, 구강 위생 시작

⑤ **유아기(1~3세)**
  ㉠ 성감대 : 항문(자율성 형성)
  ㉡ 수직적 발달, 하지가 발달
  ㉢ 비뇨기계 성숙, 배변 훈련 시작
  ㉣ 타인과의 관계에서 거절증을 나타내거나 분리 불안 유지
  ㉤ 신체적 발달로 전신운동이 발달, 필요한 동작을 빨리 배움
  ㉥ 사회적 기준을 배우기 시작
  ㉦ 성인보다 유스타키오관이 짧고 넓어 귀가 감염되기 쉬워 중이염이 자주 발생
  ㉧ 2세 : 두 단어를 말함
  ㉨ 3세 : 다른 아이들과 의사소통이 가능해져 함께 놀기 시작
  ㉩ 1세 이후 : 가슴둘레 > 머리둘레
  ㉪ 뇌의 성장 : 24개월이면 뇌의 75% 완성

|영유아 성장과 발달|

시기	운동	특징

1개월	주먹을 쥐고 있음	• 신장 : 1년간 50% 성장
		• 체중
		  – 3~4개월 : 출생 시 체중의 2배
		  – 12개월 : 출생 시 체중의 3배
		• 머리둘레 : 두위 > 흉위
		(생후 1년이면 두위와 흉위 비슷함)
		• 골격 : 대부분 연골 상태
		• 소천문 : 6~8주에 폐쇄
		• 대천문 : 12~18개월에 폐쇄

2~3개월	목 가누기	
5개월	뒤집기, 손에 닿는 물건 잡기	
6개월	손에서 손으로 물건 옮기기, 혼자 앉기	
7개월	앉기	
8~9개월	기어 다님, 미숙한 집기 운동	
10개월	잡고 서기	
11개월	잡고 걷기	
12개월	걸음마	
2세	계단 오르기	
3세	세발자전거	

⑥ **학령전기(3~6세)**
  ㉠ 성감대 : 성기(주도성 형성)
  ㉡ 신체 발달은 완만해짐
  ㉢ 신체성장률은 감소하지만 전신운동능력이 현저하게 발달
  ㉣ 성인에 가까운 체형이 됨
  ㉤ 유치에서 영구치로 바뀌는 치아 교체기
  ㉥ 언어의 양적 발달 시기
  ㉦ 질병에 노출됨에 따라 점차적으로 능동적 면역이 생김
  ㉧ 사회화가 시작됨

02 신생아

출생 후 첫 4주까지의 시기

(1) 신생아 신체 특성

① **신장** : 생후 1년이 되면 출생 시 신장의 1.5배
② **체중**
  ㉠ 출생 시 체중 : 평균 3.4kg
  ㉡ 생후 3~4개월 : 출생 시 체중의 2배

ⓒ 생후 12개월 : 출생 시 체중의 3배

ⓓ 생리적 체중 감소 : 생후 3~4일까지 출생 시 체중의 약 10% 정도가 감소(약 8~9일 뒤에는 다시 회복)

③ **머리**

ⓐ 소천문, 대천문 : 완전히 골화되지 않고 일정 기간 막으로 남아 있음

• 소천문 : 6~8주에 폐쇄

• 대천문 : 12~18개월에 폐쇄

  – 천문의 팽창 : 두개 내압의 상승, 뇌수종, 뇌막염 등을 의심

  – 천문의 함몰 : 탈수를 의미

ⓑ 신생아 머리 (두위) > 가슴둘레 (흉위)

④ **피부**

ⓐ 피부에는 태지가 있으며 출생 1~2일이 지나면 자연스럽게 벗겨짐

ⓑ 미숙아는 만삭아에 비하여 솜털이 많음

ⓒ 피부는 약산성 보호막이 있어서 목욕 시 중성비누를 사용해야 함

(2) 신생아의 생리적 특성

① **순환계**

ⓐ 태아 순환에서 체순환으로 바뀜

ⓑ 출생 전 태아 순환

• 제대 정맥(1개) : 산소와 영양분이 풍부한 동맥혈을 태반에서 태아의 몸으로 운반

• 제대 동맥(2개) : 불필요한 노폐물과 이산화탄소가 흐르는 정맥혈을 모체로 보냄

ⓒ 출생 후 체순환 : 혈액에 산소를 공급하는 기관이 태반에서 폐로 대치되는 것

② **위장관계** : 위장계 중 가장 미숙한 장기는 간으로, 미숙한 간은 신생아 황달을 일으킴

Tip

❀ **신생아 황달이란**

신생아기에 혈중 빌리루빈 증가로 황달을 나타내는 질환

• 원인 : 간 기능 미숙으로 체내에 빌리루빈이 축적

• 생후 2~3일경에 나타났다가 약 7일 후에는 거의 없어짐

• 치료 : 보통 특별한 치료 없이 자연적으로 회복

• 저체중아 또는 미숙아인 경우에는 광선요법 사용

• 병적 황달 : 출생 24시간 이내에 발생

③ **면역**

ⓐ 혈액의 식작용은 있지만 감염을 국소화하는 염증반응은 미숙

ⓑ 태반을 통과하는 IgG으로 인해 출생 후 약 6개월은 어느 정도 면역력은 갖고 있음

ⓒ 임신 1기 말에는 태아가 IgM을 만듦

ⓓ 모유에는 IgA(면역글로블린)가 함유되어 모유 수유를 통해 수동면역을 얻음

④ **배설**

ⓐ 출생 8~24시간 이내의 태변 배출은 항문 개방을 의미

ⓑ 아기의 첫 대변 : 태변(새까맣고 점성이 있음)

⑤ **체온 조절 능력 미숙**

ⓐ 환경의 영향을 쉽게 받음

ⓑ 대사가 활발하며 피하조직과 근육이 얇고 땀샘의 발달이 불충분함

⑥ **수분과 전해질 균형**

ⓐ 신생아기에는 수분교환율, 신진대사율이 체중에 비해 2배 더 높음

ⓑ 탈수나 수분 중독증에 걸리기 쉬움

⑦ **내분비계**

ⓐ 항이뇨 호르몬, 바소프레신의 분비량이 제한적(탈수에 취약)

ⓑ 가성월경 : 정상적이며 모체 호르몬이 감소하면서 생김(여아)

⑧ **신경계**

ⓐ 빨기 반사 : 물체에 입술을 대면 빠는 동작을 함

ⓑ 포유 반사 : 입 주위나 뺨을 자극하면 머리를 자극 방향으로 돌림

ⓒ 바빈스키 반사 : 발바닥의 바깥쪽을 비비면 엄지발가락은 위로 치켜지고 다른 발가락은 부채꼴로 벌어지는 반사 현상

ⓓ 긴장성 반사 : 영아가 누워있을 때 얼굴을 돌린 쪽의 손발은 펴고 반대쪽 손발은 구부리고 있음

ⓔ 모로 반사 : 큰소리가 나거나 머리나 몸의 위치가 갑자기 변하게 될 때 아기가 팔과 발을 벌리고 손가락을 밖으로 펼쳤다가 무엇을 껴안듯이 다시 몸 쪽으로 팔과 다리를 움츠리는 동작

03 신생아 간호

(1) 신생아 사정

① **아프가 점수**

ⓐ 신생아의 자궁 외 생활에 대한 즉각적인 반응 정도를 평가하는 방법

ⓑ 심박수, 호흡, 자극에 대한 반응, 근력, 피부색의 5가지 항목 평가

② **신생아의 활력징후**

ⓐ 체온 : 평균 36.5~37.5℃, 체온 조절 능력이 미숙

ⓑ 혈압 : 70/40mmHg, 성인보다 낮음

ⓒ 호흡 : 평균 35~50회/분, 복식 호흡이 특징, 불규칙함

ⓓ 맥박 : 평균 120~140회/분, 불규칙함

③ 영유아 활력징후 측정법
　㉠ 수면 시나 안정된 상태에서 측정
　㉡ 가장 먼저 호흡을 측정 : 가슴과 배의 움직임을 헤아림
　㉢ 맥박 : 심첨부(제5늑간)에 청진기를 대고 1분간 측정
　㉣ 체온 : 직장이나 액와 체온계로 측정
　㉤ 우는 아이는 활력징후를 정확히 측정할 수 없음

(2) 신생아 간호

① 신생아 간호 돕기
　㉠ 기도 유지 : 출생 직후에는 기도 유지가 가장 중요
　㉡ 체온 유지 : 옷이나 담요로 체온이 상실되지 않도록 보온 유지
　㉢ 눈 간호 : 임균성 안염 등을 예방하기 위해 질산은 점적
　㉣ 비타민 K 투여
　㉤ B형 간염 예방접종 : 보통 출생 직후에 접종
　㉥ 제대 간호
　　• 제대는 떨어져 나올 때(7~10일)까지 건조하게 유지
　　• 제대 감염 증상 : 홍반, 악취, 농성 분비물 유무 관찰
　㉦ 목욕
　　• 알칼리성 비누, 오일, 로션 등은 피부의 산도를 변화시키기 때문에 사용 금지
　　• 수유 전후 30분은 하지 않음
　　• 물의 온도는 40℃ 전후로 하고 체온계가 없으면 팔꿈치로 측정
　　• 머리부터 발쪽으로 씻김(눈을 가장 먼저 씻김)
　　• 눈은 내안각에서 외안각으로 씻김

② 모유와 우유 비교
　㉠ 단백질은 모유보다 우유에 많음
　㉡ 수분과 칼로리는 같음
　㉢ 모유의 장점
　　• 불포화 지방산 함유
　　• IgA(면역글로블린)를 함유하고 있어 감염 예방에 효과적
　　• 자궁 수축 촉진, 배란 억제
　　• 위생적이고 소독할 필요가 없음
　　• 소화 흡수가 잘되어 태변 배출을 촉진시킴
　　• 안전하고 경제적임
　　• 모유는 유당을 함유하고 있어 비피더스균의 성장을 촉진해 장의 활동을 도움

③ 초유
　㉠ 보통 우유에 비해 단백질 염류가 풍부
　㉡ 영양가 : 보통 우유의 2~3배
　㉢ 초유의 염분은 태변 배설을 촉진
　㉣ 초유의 IgA는 신생아의 감염을 예방하고 보호
　㉤ 성숙유에 비해 단백질, 비타민 A, 비타민 E가 더 많음

④ 모유 수유 방법
　㉠ 수유 전에 손을 씻음
　㉡ 모유를 먹일 때 유방을 물로 씻음(비누 사용 금지)
　㉢ 유방이 아기의 코를 막지 않도록 주의
　㉣ 양쪽 유방을 교대로 하여 충분히 먹임
　㉤ 수유 후 반드시 트림 시킴

⑤ 유즙 분비 촉진을 위한 방법
　㉠ 3시간 간격으로 규칙적인 수유를 함
　㉡ 수분을 3,000cc 이상 섭취
　㉢ 영양가가 풍부한 음식을 선택하고 열량 섭취량을 늘림
　㉣ 유방 마사지

04 고위험 신생아

(1) 미숙아
출생 체중에 상관없이 임신 37주 이전에 출생한 신생아

(2) 과숙아
출생 체중과 상관없이 임신 42주가 지나서 출생한 신생아
① 솜털이 거의 없고 태지 부족
② 머리카락이 길고 풍성함
③ 태변이 착색되거나 흡입하는 경우가 있음
④ 피하지방이 적어 피부가 쭈글쭈글해 보이며 야윈 모습
⑤ 피부는 창백함

(3) 저체중아
제태 기간에 상관없이 출생 체중이 2,500g 이하인 신생아

(4) 고위험 신생아 간호 돕기

① 호흡 지지
　㉠ 고위험 신생아의 1차 목적은 호흡을 확립하고 유지하는 것
　㉡ 기도 흡인을 예방하기 위해 고개를 옆으로 돌려줌
　㉢ 필요시 산소 공급

② 체온 유지
　㉠ 체온이 저하되지 않도록 보온 유지
　㉡ 실내온도는 22~26℃가 적합
　㉢ 보육기의 온도는 30~32℃, 습도는 55~65% 유지
　㉣ 몸체에 비해 머리가 커서 열 손실이 많음(모자를 씌움)
　㉤ 체온 유지를 위해 3~4시간마다 체온 측정

③ 감염 예방
　㉠ 면역글로블린 생성능력과 모체로부터 받는 면역체의 결여로 감염에 취약
　㉡ 감염을 예방하기 위해 다른 간호 단위와 격리하여 운영

④ 수분 공급
　㉠ 고위험 신생아들은 수분 손실에 취약하므로 보충적 비경구

수액을 투여

ⓛ 섭취량과 배설량을 정확하게 측정

⑤ **영양**

   ⓖ 미숙아는 흡인의 위험이 있음

   ⓛ 충분한 열량을 공급함

⑥ **열량 보존** : 영아의 에너지를 성장 발달에 이용할 수 있도록 자극이 없는 환경을 만들어주는 것

⑦ **목욕**

   ⓖ 체중이 2,000g 이하의 신생아는 부분 목욕을 해줌

   ⓛ 체온 저하를 막기 위해 목욕은 5~10분 내로 신속하게 진행

⑧ **주의사항**

   ⓖ 체중을 측정하는 경우 인큐베이터 내부에서 측정

   ⓛ 고농도의 산소를 지속적으로 주입 시 수정체 후부 섬유증식증이 발생할 수 있음

(5) 신생아와 관련된 건강문제

① **과빌리루빈 혈증**

   ⓖ 생리적 황달

      • 신생아기에 혈중 빌리루빈 증가로 황달을 나타내는 질환

      • 원인 : 간 기능 미숙으로 체내에 빌리루빈 축적

      • 생후 2~4일경에 나타나는 황달로 일주일 정도 지나면 자연 소실

   ⓛ 병적 황달 : 24시간 이내에 황달 발생

   ⓒ 광선치료

      • 영아의 노출된 피부에 빛을 쬐여 빌리루빈의 구조를 변화시켜 배설되기 쉬운 형태로 만드는 치료법

      • 안대 착용(각막 손상 예방)

      • 고체온증 관찰

      • 옷을 벗기고 체위 변경을 자주 해줌(기저귀는 벗기지 않음)

      • 섭취량과 배설량 측정하고 수분 공급량 늘림

② **수정체 후부 섬유증식증(미숙아 망막증)**

   ⓖ 신생아 실명의 주된 원인

   ⓛ 고농도의 산소가 망막혈관의 경련을 초래하여 망막혈관 혈액의 누출을 가져옴

   ⓒ 망막이 박리되어 시력장애를 초래

   ⓔ 예방법 : 산소농도는 40% 정도로 하고 동맥의 산소 분압은 50~70mmHg 이하로 유지

05 아동의 주요 증상에 대한 간호

(1) 탈수

① **탈수의 징후**

   ⓖ 대천문 함몰(신생아, 영아)

   ⓛ 피부 건조

   ⓒ 빈맥

   ⓔ 칭얼거리거나 기분 변화 심함

   ⓜ 피부 긴장도 저하

   ⓗ 소변량 감소

② **간호**

경구로 수분을 공급하거나 경구 섭취가 어려울 경우 수액을 적극적으로 실시

(2) 설사

① **설사 환아 간호**

   ⓖ 설사로 인한 탈수 가능성이 있으므로 자세히 관찰

   ⓛ 매일 체중 측정

   ⓒ 변기 사용 전후에 손 씻기를 하도록 교육

   ⓔ 고섬유식이 공급

(3) 발열

① **아동 체온의 특징**

   ⓖ 아동은 37.5℃ 이상을 발열로 간주

   ⓛ 주변 환경에 따른 체온 변화가 잦음

② **간호**

   ⓖ 알코올 목욕

      • 50% 알코올을 사용

      • 얼굴을 제외한 전신을 닦아줌

      • 머리에는 얼음 주머니를 해주고 발에는 더운물 주머니를 제공

   ⓛ 미온수 목욕

      • 피부를 물로 닦아내는 것

      • 증발 기전을 이용하여 체온을 하강시키는 효과가 있음

      • 이마, 겨드랑이, 서혜부를 물수건으로 닦아줌 (복부는 제외하고 닦아야 함)

   ⓒ 해열제 투약 : 소아발열 시 아스피린은 원칙적으로 금기

(4) 경련

① 경련 시 분비물이 흡인되지 않도록 측와위를 취해줌

② 환자에게 가는 자극을 되도록 줄이도록 함 (경련환자의 방은 어둡게 유지)

③ 낙상사고 등의 부상을 입지 않도록 침상 난간을 올려주고 안전한 환경을 제공

(5) 구토

① 전해질을 많이 함유한 소화액 상실로 탈수가 될 수 있음

② 기도 흡인을 예방하기 위하여 고개를 옆으로 돌려줌

③ 먹은 약을 토한 경우 의사로부터 다시 처방을 받고 먹임

④ 약을 먹은 직후에 토했다면 약 10분 정도 후에 주도록 함

⑤ 약을 먹은 후 20~30분이 지났다면 다시 주지 않음 (약물이 흡수되었을 가능성이 크기 때문)

06 아동 감염증

아동은 면역 기전이 불완전하여 감염되기 쉬움

(1) 홍역
① **원인균** : 홍역 바이러스(급성 유행선 전염병이며 전염성이 강함)
② **감염 경로** : 흡입 감염(공기주의)
③ **증상** : 결막염, 발열, 발진, 콧물에 기침, 코플릭 반점이 있음
- 코플릭 반점 : 환자의 잇몸이나 볼 안쪽에 붉은 테를 두른 흰점

④ **합병증** : 중이염, 폐렴이나 뇌염
⑤ **간호**
  ㉠ 발열 때문에 체력 소모가 심하므로 수분을 공급하고 안정을 취함
  ㉡ 중조수 또는 황산마그네슘 목욕으로 소양증을 완화시킴
  ㉢ 중이염으로 인해 분비물이 있는 경우 환측이 밑으로 가게 하여 배출을 도움
  ㉣ 진정제, 항생제 투여
  ㉤ 산소와 함께 충분한 습도 유지
  ㉥ 열이 내리고 3일이 지날 때까지 등원을 중지
  (제2급 법정 감염병)

(2) 수두
① **원인균** : 수포성 대상포진 바이러스
② **감염 경로** : 흡입 감염(공기주의), 직접 접촉
③ **증상** : 발열과 동시에 홍반을 동반한 구진, 수포가 생김
④ **합병증** : 폐렴, 뇌염 등
⑤ **간호**
  ㉠ 모든 수포에 가피가 형성되면 등원해도 됨(제2급 법정 감염병)
  ㉡ 2차 감염을 예방하기 위해 손에 장갑을 끼워주고 손톱을 짧게 유지
  ㉢ 칼라민 로션 도포, 아시클로버(항바이러스제) 투약

(3) 풍진
① **원인균** : 풍진 바이러스
② **감염 경로** : 비말 감염
③ **증상** : 가벼운 감기 증상, 림프절종, 발진, 발열
④ **합병증** : 임산부가 풍진에 감염되면 태아가 선천성 풍진 증후군에 걸릴 가능성 있음
  ㉠ 선천성 풍진 증후군 : 임신 16주 이내에 풍진에 걸리는 경우이며 태반을 통해 태아 조직을 감염
  ㉡ 신생아에게 선천성 백내장, 난청, 심장 기형 등을 일으킴
⑤ **간호**
  ㉠ 임부와의 접촉을 금함
  ㉡ 발진이 없어지면 등원 가능(제2급 법정 감염병)

(4) 유행성 이하선염
① **원인균** : 유행선 이하선염 바이러스
② **감염 경로** : 비말 감염, 직접 접촉
③ **증상** : 발열, 식욕부진, 두통, 이하선(귀밑샘) 종창
④ **합병증** : 고환염, 난소염
⑤ **간호**
  ㉠ 환부에 냉습포를 대줌
  ㉡ 고환염 발생 시 찬물 찜질과 얼음 찜질이 좋음
  ㉢ 유동식을 제공하고 시지 않은 음식 공급
  ㉣ 귀 밑의 부어 오른 것이 가라앉을 때까지 등원 중지
  (제2급 법정 감염병)

제 4 장 모성간호

01 여성 생식기

(1) 외부 생식기
① 소음순
② 대음순
③ **바르톨린샘** : 성적 자극 시 다량의 점액물질을 배출
  → 알칼리성 분비물은 정자에게 좋은 환경 제공
④ **음핵** : 남성의 음경과 상동기관
⑤ 회음

(2) 내부 생식기
① **질**
  ㉠ 정자가 들어오고 태아가 나가는 통로
  ㉡ 질 점막은 산성으로 되어 있어 자궁으로 세균이 침입하는 것을 예방
② **자궁**
  ㉠ 월경의 장소
  ㉡ 수정란을 자궁 내막에 착상시켜 임신 유지
  ㉢ 태아가 자라는 곳
③ **난관(나팔관)**
  ㉠ 난자를 난소로부터 자궁으로 운반하는 역할
  ㉡ 팽대부 : 수정이 이루어지는 위치
④ **난소**
  ㉠ 난자를 발육시킴
  ㉡ 내분비 기능(에스트로겐, 프로게스테론 분비)

02 여성의 생리주기

(1) 난소 호르몬

① **난포 호르몬(에스트로겐)** : 여성의 생식기와 유방을 발달시키는 여성 호르몬
  ㉠ 자궁 근육의 증대
  ㉡ 경관의 점액 분비, pH를 증가시킴
    (정자가 통과하기 좋은 상태를 만듦)
  ㉢ 유방과 유선 조직 증대

② **황체 호르몬(프로게스테론)** : 태아의 착상과 임신 유지를 위한 모성 호르몬
  ㉠ 자궁 경관의 점액 점성도가 높아짐
  ㉡ 체온 상승 : 기초 체온을 측정함으로써 배란 시기를 알 수 있음
  ㉢ 자궁 내막 유지 : 수정란의 착상과 임신 유지를 위한 준비
  ㉣ 옥시토신 분비를 억제하여 자궁의 수축성을 감소
  ㉤ 평활근 이완
    • 연동 운동 감소 : 변비 초래
    • 방광, 요도의 혈관 확장, 정체(정맥류, 하지부종)

Tip

◉ 여성의 생리주기
① 뇌하수체에서 난포 자극 호르몬 FSH를 분비(난포의 성숙을 지시)
② 난포 자극 호르몬 FSH : 난포를 성숙시킴
③ 성숙된 난포에서는 난포 호르몬(에스트로겐) 분비 → 에스트로겐 농도가 뇌하수체로 다시 전달
④ 뇌하수체는 에스트로겐 수치를 통해 난포가 성숙됨을 판단 → LH 황체화 호르몬을 분비
⑤ 난자가 난소에서 복강 내로 배출(배란)
⑥ 난자를 배출한 난포는 황체로 모습을 바꿈 → 황체 호르몬(프로게스테론)을 분비
⑦ 프로게스테론은 배란 후 2주간 계속 분비(황체의 수명은 2주) → 착상 준비를 지속시킴
⑧ 황체의 수명이 끝나면 자궁내막을 유지하는 프로게스테론이 분비가 안 됨 → 자궁 내막이 탈락되어 월경이 일어남
※ ①부터 ⑧까지 반복되는 것 → 생리주기

---

03 태아의 발달과 성숙

(1) 생식 세포의 성숙

① **난자**
  난소에서 생성되며 생존 기간은 12~24시간

② **정자**
  ㉠ 고환에서 생성되며 생존기간은 자궁 내에서 3일(48~72시간)
  ㉡ 난자와 정자는 각각 23개의 염색체를 가지고 있음
  ㉢ 정자 성염색체는 태아의 성을 결정

③ **배란**
  ㉠ 난소에서 성숙한 난자가 배출되는 현상
  ㉡ 배란일 : 월경 전 12~16일

---

④ **월경** : 두꺼워졌던 자궁 점막이 떨어져 나가면서 출혈과 함께 질을 통해 배출되는 생리적인 현상

⑤ **수정과 착상**
  ㉠ 수정 : 난관의 팽대부에서 난자와 정자가 결합
  ㉡ 착상 : 수정된 후 약 7일 정도 지나면 자궁 내에 착상

(2) 태아의 부속기관

① **난막** : 자궁에서 태아와 부속물을 싸고 있는 막

② **양수**
  ㉠ 무색 투명한 액체로 태아를 보호
  ㉡ 태아와 난막을 분리시킴 : 태아가 자랄 수 있는 공간을 제공
  ㉢ 일정한 온도 유지, 노폐물 저장고
  ㉣ 분만 시 자궁 경관 개대를 도움
  ㉤ 양수 천자를 통하여 태아의 기형 또는 질병 상태를 알아낼 수 있음

③ **제대(탯줄)** : 태아와 태반을 연결한 것
  ㉠ 모체로부터 태아에게 산소, 혈액 및 영양을 운반(제대 정맥)
  ㉡ 태아로부터 생긴 노폐물을 모체로 옮겨줌(제대 동맥)

④ **태반**
  ㉠ 모체측의 탈락막과 융모막이 하나가 되어 태반을 구성
  ㉡ 태반이 완성되는 시기 : 14~16주
  ㉢ 태아와 모체의 자궁벽을 연결

Tip

◉ 태반의 기능
① 호흡작용(가스교환) ② 노폐물의 배설작용
③ 영양 공급 ④ 내분비의 작용

---

04 임신 시 신체의 변화

(1) 생식기의 변화

① **자궁의 변화** : 자궁이 커짐에 따라 자궁 저부의 위치가 달라짐
  ㉠ 임신 주수 측정 가능
  ㉡ 임신 36주 : 자궁 저부가 가장 높이 올라와서 검상돌기에 위치
  ㉢ 임신 38주 : 분만 준비로 34주 수준으로 다시 하강

② **자궁 경부의 변화** : 자궁 경관이 부드러워짐(굳델 징후)

③ **질의 변화** : 질의 혈관들은 혈액 공급의 과대현상으로 자줏빛 색깔이 됨(채드윅 징후)

④ **난소** : 배란 중단

⑤ **유방** : 전초유(16주), 몽고메리 결절

(2) 순환기계의 변화

① 모체 순환과 태반 순환이 가해져서 부담이 커짐

② 증가된 혈량으로 인하여 심장 부담

③ 생리적 빈혈을 초래(혈장 증가량 〉 혈구 증가량)

(3) 신장계의 변화

혈액 순환량의 증가와 방광의 탄력성 감소로 빈뇨가 나타남

(4) 위장계의 변화

① HCG 호르몬의 영향으로 오심, 구토 등 입덧
② 위의 염산 분비 감소, 가슴앓이
③ 변비(장운동 저하로 인하여 생김)

(5) 신경계의 변화

① 요통과 다리의 통증
② 자궁이 커져서 골반 신경이 눌림

(6) 근골격계의 변화

① 복직근 이개
② 잇몸 비대, 과충혈
③ 임신 중에는 발치하지 않음

(7) 피부계의 변화

① 색소 침착
② 땀샘과 피지선의 활동이 활발
③ 임신 중앙선(흑선), 피부 두께와 피하지방 증가

(8) 내분비계의 변화

① 태반은 임신 동안 중요한 내분비선으로 기능을 함
② 갑상선의 비대가 있으며 부갑상선 기능 항진증이 보임
③ 부신의 알도스테론 분비 증가
④ 인슐린은 임신 중후기에 증가

(9) 대사의 변화

① 체중 증가와 대사 증가로 영양의 요구가 증가
② 임신 후반기에는 나트륨 배설 감소로 부종이 생김

05 임신의 진단

(1) 추정적 징후

① 첫 태동(16~20주)
② 태아의 윤곽 촉진
③ HCG 검사 결과(양성)
④ 복부의 증대

(2) 확정적 징후(절대적)

① 태아 심음 청취(생후 10~12주 이후부터 가능)
② 태동(촉진자에 의한 태아 움직임)
③ 초음파에 의한 태아 확인

(3) 분만예정일 산출법(네겔레 법칙)

① 월 : 최종월경 달에 +9 또는 -3
② 일 : 최종월경 첫날에 +7
③ 분만예정일 : 최종월경 첫날 +280일(40주)

06 산전 관리

(1) 산전 관리의 내용

① 건강력 조사
② 신체검진
③ 일반검사
  ㉠ 소변검사 : 포도당, 단백뇨, 감염 여부 확인
  ㉡ 혈액검사(ABO Rh 상태, 헤모글로빈, 매독)
  ㉢ X-ray 촬영(임신 3개월 내 금지)
④ 정기검사 : 혈압, 체중, 소변검사

(2) 임산부의 주의사항

① 균형 잡힌 식사
  ㉠ 고단백, 저지방 식이
  ㉡ 치아 보호를 위하여 칼슘 섭취
  ㉢ 섬유소(야채, 과일), 수분 섭취(3,000cc 이상) 권장
  ㉣ 임신 말기 : 나트륨 제한
② 완화제의 장기간 사용 금지, 임신 말기에 통목욕 금지
③ 적절한 운동과 하지 부종 시 다리 상승
④ 임산부가 매독에 감염된 경우 발견 즉시 치료
⑤ 충분한 수면(하루 8~9시간)과 휴식(낮잠 1시간 정도)을 권장
⑥ 유방 세척 시에는 중성 비누와 물을 사용
⑦ 정맥류의 자가 간호
  ㉠ 취침 시 다리를 상승시킴
  ㉡ 탄력 양말(스타킹)이나 붕대를 사용
  ㉢ 몸을 조이는 의복을 피하며 가볍게 걷는 운동을 함
  ㉣ 다리를 꼬는 자세는 피함

07 임신 중 출혈성 합병증

(1) 임신 전반기의 출혈성 합병증

① **절박 유산**
  ㉠ 혈성 질 분비물이나 점상 출혈이 임신 초기에 있음
  ㉡ 경관은 닫힘(적절히 치료받으면 임신 지속 가능)
② **불가피 유산**
  ㉠ 출혈이 많고 통증이 매우 심하며 자궁 경관은 개대됨
  ㉡ 안정요법이나 투약으로 임신을 지속시킬 수 없음
③ **습관성 유산** : 정상 분만 과거력 없이 3회 이상 자연 유산을 반복
④ **계류 유산** : 태아가 사망한 채로 자궁 내에 수 주간 잔류되어 있는 유산

⑤ **완전 유산** : 자궁 안에 있던 임신 조직이 완전히 나오는 것

⑥ **불완전 유산**
  ㉠ 태반·난막 등이 자궁강 내에 잔류되어 있는 경우
  ㉡ 감염에 주의해야 함

⑦ **자궁외 임신**
  ㉠ 수정란이 원래 착상되어야 하는 자궁 내막 이외의 다른 부위에 착상하는 것
  ㉡ 원인 : 임질균, 클라미디아 등 감염으로 난관이 좁아진 경우
  ㉢ 호발 부위 : 난관
  ㉣ 증상 : 칼로 찌르는 듯한 급작스러운 통증, 무월경, 비정상적 출혈 등
  ㉤ 치료
    • 자궁외 임신의 주된 문제 : 출혈(수혈 준비)
    • 난관 절제술, 난관 보존술

⑧ **포상기태**
  ㉠ 태반의 융모막융모가 어떤 원인으로 수포성 변성을 일으켜 작은 낭포를 형성하는 것
  ㉡ 증상 : 간헐적 또는 지속적인 질 출혈, 과도하게 큰 자궁, 정상 임신 때보다 HGG 수치 상승, 자궁 파열, 복부 경련 등
  ㉢ 치료 및 간호
    • 필요시 소파술 및 자궁 적출술
    • 1년 동안 피임
    • 흉부방사선 실시(X-ray)
    • 화학요법 : 융모상피암으로 진단되거나 융모성선 호르몬이 다시 상승할 때

⑨ **자궁 경관 무력증**
  ㉠ 선천적 또는 외상으로 경관이 약해져 태아를 반복적으로 잃어버리게 되는 것
  ㉡ 통증 없이 자궁 경부가 부드러워짐
  ㉢ 원인 : 과거 분만 시 받은 경관 열상, 자궁 경관의 선천적 기형, 소파술로 인한 경관의 상처
  ㉣ 증상 : 통증 없이 태아 및 부속물 배출
  ㉤ 치료 : 경관의 개대와 이완을 예방하기 위한 외과적 수술 (쉬로드카 수술, 맥도날드 수술)

(2) 임신 후반기 출혈성 합병증

① **전치 태반**
  ㉠ 태반이 자궁 출구에 매우 근접해 있거나 출구를 덮고 있을 때를 말함
  ㉡ 원인
    • 다임부 또는 노산일수록 증가
    • 자궁 수술 후 상처 부위에 잘 생김
  ㉢ 증상 : 임신 7개월 이후의 무통성 질 출혈
  ㉣ 치료
    • 출혈을 관찰하고 태아가 생존력이 있을 때까지 임신을 유지(절대안정)
    • 보통 응급상태 이외에는 36주까지 분만을 연기, 내진 금지
    • 조기 진통 예방을 위한 자궁이완제($MgSO_4$) 사용
    • 제왕절개 분만

② **태반 조기 박리**
  ㉠ 태반의 일부 또는 전체가 태아의 만출 이전에 자궁에서 분리되어 떨어지는 것
  ㉡ 원인 : 자궁의 나선동맥의 변성, 자궁 종양이나 기형, 자간증, 자간전증 임부에게 많이 발생
  ㉢ 증상 : 암적색 질 출혈, 지속적인 심한 복통(처음에는 날카로운 통증), 자궁의 긴장력이 증가하여 강직 상태가 됨(자궁이 나무판자처럼 변함), 저혈량 쇼크, 파종성 혈관 내 응고장애 등
  ㉣ 치료
    • 수혈 및 수액의 공급
    • 트렌델렌버그 체위
    • 제왕절개술, 침상 안정, 산소 공급

08 임신중 고혈압성 장애

(1) 임신성 고혈압
임신 20주 이후에 고혈압이 발견되고 출산 후에 정상화되는 경우

(2) 자간전증
고혈압과 함께 소변에서 단백 성분이 나오며 부종이 있음

(3) 자간증
단백뇨와 고혈압을 일으키는 전자간증이 경련, 혼수 상태로 발전하는 것

(4) 임신중독증 치료 및 간호
① 임신성 고혈압의 가장 중요한 처치는 자간전증의 예방과 조절
② 활동을 제한하고 침상 안정 유지 : 좌측위가 좋음
③ 고단백·저염식 섭취
④ 매일 체중을 측정하고 부종 관찰
⑤ 4시간마다 혈압 측정
⑥ 항경련제(황산마그네슘), 진정제, 항고혈압제 등을 투여

09 정상분만

(1) 분만의 3요소(3P)
① 태아(Passenger)
② 산도(Passageway)
③ 만출력(Power)

(2) 분만기의 변화
① 골반 및 치골 결합의 연결 부분이 느슨해짐
② 자궁 경관의 연화를 확인할 수 있음
③ 분만 전구 증상이 나타남

(3) 분만 전구 증상
① 태아 하강감
② 가진통
③ 이슬
④ 체중 감소
⑤ 양막 파열(파수)
⑥ 자궁 경부의 거상

(4) 분만과정
① **분만 제1기(개대기)** : 진진통 시작~자궁구가 완전히 열릴 때까지(10cm)
  ㉠ 분만 1기 소요시간
   • 초산부 : 평균 14시간
   • 경산부 : 평균 6시간
  ㉡ 경부거상
   • 진통의 결과로서 자궁 경부가 짧아지면서 얇아지고 종잇장처럼 들어 올려가는 과정
   • 초산부 : 거상된 후 개대
   • 경산부 : 거상과 개대가 동시에 진행
  ㉢ 회음부 삭모 : 감염 예방
  ㉣ 관장 : 산도 오염 방지, 자궁 수축 촉진
  ㉤ 1기에 힘 주기는 조기 파수의 원인이 되므로 금지
  ㉥ 배뇨 : 2~3시간마다 배뇨
  ㉦ 진통을 촉진하기 위해 실내를 걷도록 함
② **분만 제2기(태아 만출기)** : 자궁경관 완전 개대~태아만출이 끝나는 시기까지
  ㉠ 파수 : 파수 후 가장 먼저 관찰할 것 → 태아 심음 청취(정상범위 - 120~160회/min)
  ㉡ 배림
   • 자궁의 수축이 있을 때는 아두가 양 대음순 사이로 보임
   • 수축이 멈추면 안 보임
  ㉢ 발로
   • 자궁 수축이 없어도 태아의 머리가 양 대음순 사이로 노출되어 있는 상태
   • 발로 이후에는 복압을 멈추고 이완
  ㉣ 자궁 수축 시 힘을 주고 이완기 때 심호흡을 하도록 함
  ㉤ 발로 시 회음 절개술
  ㉥ 신생아 간호
   • 기도 유지가 가장 우선
   • 구강 흡인을 통한 분비물 제거
   • 제대 관리, 체온 유지
   • 아프가 점수 측정 : 심장박동수, 호흡, 근육 긴장도, 반사반응, 피부색
   • 눈 간호 : 임균성 안염을 예방하기 위해 질산은 점적

> **Tip**
> ◎ 분만 기전
> 진입 → 하강 → 굴곡 → 내회전 → 신전 → 외회전 → 태아 만출

③ **분만 제3기(태반 만출기)** : 태아만출~태반만출까지
  ㉠ 활력징후와 출혈 유무를 관찰
  ㉡ 자궁 수축 상태, 태반 박리 징후를 주의 깊게 관찰
  ㉢ 태반의 결손 유무를 확인
④ **분만 제4기(회복기)** : 태반 만출~산욕 2시간까지
  ㉠ 자궁 저부의 위치(자궁 수축)와 출혈 상태 확인
  ㉡ 방광 팽만 증상 사정
  ㉢ 혈압과 맥박을 측정
  ㉣ 회음부 간호
   • 좌욕, 얼음 주머니(동통과 부종에 효과적)
   • 열요법(수술 24시간 후부터)
  ㉤ 오로(냄새, 색깔, 양)를 평가
  ㉥ 안정을 취함

10 고위험 분만

(1) 산과적 수술
① 제왕절개
  ㉠ 산모의 복부를 절개한 후 자궁을 절개하고 태아를 분만하는 수술법
  ㉡ 고전적 제왕절개 : 자궁체부를 수직 절개해 실혈량이 컸음
  ㉢ 자궁하부 제왕절개(최근) : 자궁 하부를 가로로 절개하는 방법으로 실혈량이 낮고, 반흔이 적으며 파열 가능성이 줄어듦
② 겸자 분만
  ㉠ 자연 분만이 어려울 때 분만 집게로 태아의 머리를 집어서 끌어내는 분만
  ㉡ 합병증
   • 자궁 파열, 질과 자궁 경부 열상(산모 측)
   • 태아의 두개 내 출혈과 뇌 손상, 안면 신경 마비, 제대 압박
③ 흡인 만출술
  ㉠ 만출력에 문제가 있는 경우 흡인기를 이용하여 태아 만출을 돕는 방법
  ㉡ 겸자 분만보다 산모와 태아의 손상이 적음
  ㉢ 아두에 뇌혈종, 뇌출혈, 산류의 위험성 있음

제1과목 기초간호학 개요 | 이론편 |

⑪ 산욕기 간호

산욕기는 분만 후부터 6주간

(1) 생식기계의 변화

① **자궁의 변화**
- ㉠ 자궁은 태반 만출 직후부터 단단한 조직으로 변함
- ㉡ 자궁 내막의 재생이 이루어지는 회복 과정에 따라 오로가 분비됨

② **자궁 저부** : 분만 후 매일 1cm씩 낮아짐
- ㉠ 분만 후 첫날 : 제와부 1cm 아래에서 자궁 저부가 촉지
- ㉡ 분만 후 1~12일 후에는 복벽에서 촉진할 수 없음

③ **오로** : 자궁 내막의 재생이 이루어지는 회복과정에 따라 분비되는 분비물
- ㉠ 적색 오로(산후 1~3일 정도 지속) → 갈색 오로(산후 4~10일 사이에 분비) → 백색 오로(산후 10일 이후~3주)
- ㉡ 감염을 의미하는 오로 유무 관찰
  - 오로가 6주 이상 지속될 경우
  - 오로에 냄새나 거품이 있는 경우

(2) 산욕기 간호

① 분만 24시간 이후 38℃ 이상은 감염을 의미
② **회음부 간호** : 냉요법, 온요법, 좌욕, 케겔운동
③ **산후통**
- ㉠ 분만 후 시간이 지나면 자궁 수축이 약해졌다가 때때로 수축함
- ㉡ 산후 일주일가량 아랫배가 아픈 증상
  - 간호 중재 : 방광 마사지, 자궁 저부 마사지, 진통제

제 5 장 간호관리

01 간호의 역사

(1) 한국 간호

① **광혜원** : 우리나라 최초의 서양식 의료기관
② **보구여관** : 1903년 정동의 부인병원 보구여관에서 우리나라 간호교육이 시작됨
③ **한국 간호조무사 협회(후에 대한 간호조무사 협회)** : 1973년 창립

(2) 세계 간호

① **원시시대의 간호** : 본능적인 보호 기능이 간호의 기본이며 가정 중심의 간호가 이루어짐
② **고대의 간호** : 박애 정신이 간호의 기본이며 방문 간호가 시작됨
③ **중세의 간호** : 간호의 전성기이며 수녀와 귀부인들이 간호 사업에 일생을 바침

④ **근대의 간호** : 문예부흥과 간호사업 및 종교개혁
- 나이팅게일 : "질병을 간호하는 것이 아니고 사람을 간호한다."(전인간호)

(3) 현대 간호

① **특징** : 대상자 위주, 전인간호, 재활간호
② **발달순서** : 자기간호 → 가족간호 → 종교적 간호 → 직업적 간호 → 현대간호

02 간호의 개념

(1) 간호의 개념

① **전인간호** : 대상자의 모든 욕구를 충족시켜 주기 위해 제공되는 포괄적 간호
② 인간을 중심으로 개별적 간호를 함
③ 대상자가 스스로의 건강문제를 발견하도록 도와줌
④ 대상자의 간호 요구가 무엇인지 발견함

(2) 간호의 역할과 구성요소

① 사랑과 보호를 간호의 본질로 하여 간호함
② 대상자 스스로가 삶을 건강하게 영위할 수 있도록 도움
③ 간호의 범위를 대상자의 신체적, 정신적, 사회적으로까지 포함하여 간호함
④ 간호의 요소는 기술, 지식, 사랑

(3) 간호 윤리

① 간호조무사의 업무 범위를 확실하게 알고 성실하게 임해야 함
② 과실과 태만으로 대상자에게 좋지 않은 결과를 제공한 경우 책임이 있음
③ 간호 사고를 예방하는 데 최선을 다해야 함
④ 환자와 간호조무사의 관계는 직업적 관계를 넘지 않도록 함
⑤ 충분한 휴식으로 업무에 지장이 없도록 함
⑥ 항상 단정하고 깨끗한 용모를 유지하도록 함
⑦ 업무지 외에서 간호복 착용을 하지 않도록 함
⑧ 명랑하고 친절한 태도를 유지하도록 함
⑨ 환자의 중대한 사항에 대해 개인의 의견은 삼가고 의료진과 연결
⑩ 진료와 간호에 지장이 없도록 물품 준비와 환자 점검
⑪ 환자의 호소를 미루지 않고 상황을 반드시 전달
⑫ 업무적인 자질 향상과 인격 함양을 위해 서로 노력
⑬ 타부서와 직업적으로 존중하며 예의를 지킴

(4) 나이팅게일 서약문

① 나는 일생을 의롭게 살며 전문간호직에 최선을 다할 것을 하느님과 여러분 앞에 선서합니다.
② 나는 인간의 생명에 해로운 일은 어떤 상황에서나 하지 않겠습니다.

28

제1과목 | 기초간호학 개요

③ 나는 간호의 수준을 높이기 위해 전력을 다하겠으며, 간호하면서 알게 된 개인이나 가족의 사정은 비밀로 하겠습니다.
④ 나는 성심으로 보건의료인과 협조하겠으며, 나의 간호를 받는 사람들의 안녕을 위하여 헌신하겠습니다.

03 간호 전달 체계 유형

(1) **기능적 간호** : 분업에 따라 특정한 업무만 하는 간호
(2) **팀 간호** : 환자 중심의 간호
   팀 = 수간호사 + 일반간호사 + 간호보조인력
(3) **일차 간호** : 24시간 정해진 환자에게 총체적인 간호를 제공
(4) **모듈방법** : 일차 간호 + 팀 간호
(5) **개별 간호** : 간호사 1명, 환자 1명

제 6 장 성인 해부

01 질병과 인체 반응

(1) 방어기능

① **백혈구** : 식작용, 발열 촉진, 조직의 재생 작용
② 백혈구를 생성하는 림프절과 비장, 골수 등은 감염을 예방함
③ 망상 내피 세포는 이물질을 제거하고 항체를 형성

(2) 염증

① 인체가 손상을 입었을 때 체내에서 발생하는 방어적 반응
② 부종과 발열, 충혈 및 통증의 증상으로 나타남

(3) 면역

① **자연 면역(선천 면역)** : 모체로부터 체내에 받은 면역
② **획득 면역(후천 면역)**
   ㉠ 후천적으로 형성된 면역
   ㉡ 질환을 앓은 후 얻은 면역과 백신을 통해 얻은 인공면역으로 나뉨

> **Tip**
> ❋ **능동 면역** : 스스로 면역이 형성
> • 자연 능동 면역 : 여러 질환에 감염된 후 형성된 면역
> • 인공 능동 면역 : 항원이 인공적으로 체내 투입되어 형성된 면역
>
> ❋ **수동 면역** : 타 숙주로부터 형성된 면역을 받아 형성된 면역
> • 자연 수동 면역 : 모체로부터 전달받은 면역
> • 인공 수동 면역 : 다른 사람이나 동물의 면역 혈청을 통해 얻은 면역

02 질병 치료 중재의 종류

(1) **수술** : 건강문제의 원인 부위를 제거하거나 교정
(2) **방사선** : 주로 종양의 크기를 줄이거나 제거하는 데 사용
(3) **물리치료** : 냉이나 열, 광선 등 물리적 방법으로 치료하는 방법
(4) **침상안정** : 운동의 범위를 줄이고 안정을 위하는 방법
(5) **심리치료** : 건강문제에 영향을 주는 심리적 요소를 관리하고 제거
(6) **식이요법** : 대상자의 식이를 조절하여 질병 치료를 도움
(7) **약물치료** : 질병 치료를 주목적으로 투여되는 치료

03 만성질환

(1) 만성질환의 특징

① 3개월이 넘어도 회복에 어려움이 있는 질병
② 30일 이상 입원한 경우의 질환

(2) 만성질환의 예방

① **1차 예방** : 예방접종이나 평소 건강관리를 통해 질병 자체를 예방
② **2차 예방** : 정기검진을 통해 질병을 조기 발견하여 치료
③ **3차 예방** : 발생한 질병의 치료과정으로 더 이상의 부작용을 최소화

04 골격계의 구조와 기능

(1) 골격계의 구조

① **골막** : 뼈를 보호하며 재생
② **골수** : 혈구 생성
③ **골조직** : 단단한 실질 조직

(2) 뼈의 주요기능

① 혈구 생성
② 내부 장기 보호
③ 인체 지지
④ 인체에 필요한 무기질 등을 저장

(3) 골격계의 건강문제

병명	정의	증상	치료
골다공증	뼈의 양이 감소하고 강도가 약해진 상태	무증상, 골절	운동, 생활습관 개선, 약물치료
골절	뼈의 연속성이 깨진 상태	통증, 부종, 멍, 변형, 종창	수술적 치료(고정), 비수술적 치료(도수정복, 석고 부목, 보조기, 견인)
염좌	관절을 지지해주는 인대의 크기 확장, 인대의 찢어짐	부종, 발적, 운동성 감소, 체중을 지지할 수 있는 힘 감소	냉찜질, 온찜질로 부위의 안정, 진통제 등 약물치료

05 호흡기계의 구조와 기능

(1) 호흡기계의 구조

① 기도 ② 비강 ③ 인두 ④ 편도 ⑤ 후두 ⑥ 횡격막 ⑦ 기관
⑧ 기관지 ⑨ 폐

(2) 호흡기계의 기능 : 산소와 탄산가스 교환

(3) 호흡기계의 건강문제

병명	정의	증상	치료
기관지염	기관지벽에 생긴 염증	기관지 점막 부종, 점액분비, 기침, 객담	휴식, 안정, 수분섭취, 산소요법, 약물요법, 습도유지
폐기종	폐포벽의 파괴와 공기 공간 확장	호흡곤란, 식욕부진, 체중감소, 술통 모양의 흉곽, 곤봉 손가락	약물요법
기관지천식	자극에 대한 기도의 과민성, 염증반응으로 호흡곤란이 나타나는 질환	호흡곤란, 기침, 천명음, 기도염증과 점막부종, 분비물 증가	유발요인 제거, 약물요법, 수액공급, 체위배액, 정서적 지지
만성폐쇄성폐질환	기관지의 공기흐름이 폐쇄된 호흡기 질환	호흡곤란	금연, 영양유지, 약물
기관지확장증	기관지의 비정상적인 확장	만성기침, 각혈, 화농성객담, 호흡곤란	원인제거, 분비물제거, 약물요법
폐렴	폐실질조직의 염증	빈맥, 기침, 흉통, 청색증, 호흡곤란, 빈호흡	휴식, 약물, 체위배액, 습도유지
폐종양	흡연, 환경오염	기침, 각혈, 천명음	수술, 항암, 방사선요법
무기폐	허탈로 인한 폐용적 상실	호흡곤란, 빈호흡, 빈맥, 발열, 청색증	체위배액, 기관지경, 약물, 심호흡

06 소화기계 구조와 기능

(1) 소화기계의 구조

① 구강 ② 인두 ③ 식도 ④ 위 ⑤ 소장 ⑥ 대장 ⑦ 항문

(2) 소화기계의 기능

저작운동, 연동운동, 분절운동 등 음식물의 섭취부터 흡수 및 배설의 기능을 담당

(3) 소화기계의 건강문제

병명	정의	증상	치료
위궤양	위점막의 손상	복통, 빈혈, 구토, 속쓰림	약물, 금연, 유발인자 제거
충수염	충수의 염증	오심, 구토, 소화불량, 우하복부 통증	외과적 수술, 금식, 항생제
위암	위 점막 조직의 종양	무증상, 소화불량, 오심, 구토, 체중감소, 복통	수술, 항암, 방사선, 통증완화, 식이요법
위천공	위에 발생한 구멍	극심한 상복부 통증	즉각적 수술
치질	항문 주위에 발생한 외과적 질병	통증, 출혈	수술, 통증완화, 변비예방
대장암	대장에 발생한 종양	변비와 설사의 교대, 식욕부진, 체중감소, 빈혈, 혈변	수술, 항암, 방사선

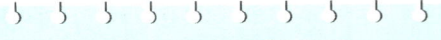

Tip

❈ Dumping Syndrome, 급속 이동 증후군

음식물의 많은 양이 빠른 속도로 이동하는 과정에서 발생하는 생리적 증상들로 위절제 수술 후에 올 수 있는 소화기계 문제이다.

식후에 오심, 구토, 현기증, 발한, 빈맥, 심계항진 등 혈관운동장애에 의한 증세들이 주로 나타난다. 예방을 위해 소량씩 자주 식사하도록 하며 수분이 적고 고단백, 고지방, 저탄수화물의 식이를 권장한다. 음식물 이동의 속도를 늦추기 위해 식사 시 자세는 횡와위나 측위가 좋고 식후 누워있는 자세도 도움이 된다.

07 비뇨기계의 구조와 기능

(1) 비뇨기계의 구조

① 신장 ② 요관 ③ 방광 ④ 요도

(2) 비뇨기계의 기능

① 소변의 분비와 배설
② 인체의 노폐물 제거
③ 체액과 전해질 평형
④ 삼투압 조절, 혈압 조절
⑤ 적혈구 생성인자 생산
⑥ Ca와 P, 산과 염기의 평형
⑦ 항상성 유지

(3) 비뇨기계의 건강문제

병명	정의	증상	치료
신우신염	신장에 발생한 감염	오심, 구토, 발열	휴식과 안정, 항생제
방광염	방광에 발생한 염증질환	혈뇨, 빈뇨, 긴박뇨, 발열, 배뇨 시 작열감	수분섭취, 휴식과 안정, 좌욕
사구체신염	사구체에 염증 반응이 생겨 발생한 신질환	핍뇨, 혈뇨와 갈색의 소변, 부종, 발열, 권태감, 옆구리 통증	휴식과 안정, 수분제한, 저염, 저단백, 이뇨제
만성신부전증	신장의 기능 감소	가려움, 식욕부진, 구토, 전신허약, 우울	혈압조절, 약물요법, 투석, 식이요법, 신장이식

(4) 비뇨기계와 관련된 용어

① **요정체** : 만들어진 소변이 밖으로 배출되지 못하는 상황
② **빈뇨** : 소변 보는 횟수가 잦은 상태
③ **핍뇨** : 1일 소변량이 500cc 이하로 소변량이 적은 경우
④ **무뇨** : 소변이 생성되지 않는 상태
⑤ **요실금** : 배뇨 조절이 어려워 불수의적으로 소변이 나오는 상태
⑥ **당뇨** : 당이 섞여 나오는 소변

08 혈액계의 구조와 기능

(1) 혈액의 구조

① **적혈구**
  ㉠ 핵이 없고 오목한 원반 모양
  ㉡ 수명은 약 120일
  ㉢ 산소 공급, 체액의 전해질, pH, 점성도, 혈액의 색깔을 좌우

② **백혈구**
  ㉠ 적혈구보다 크고 골수와 림프절에서 형성
  ㉡ 주 기능은 식균작용과 면역기능
  ㉢ 혈액 농도의 정상치는 5천~1만 개

③ **혈소판**
  ㉠ 핵과 색깔이 없는 원반 모양
  ㉡ 수명은 약 1주일
  ㉢ 주 기능은 혈액 응고

④ **혈장**
  ㉠ 단백질(7%), 수분(90%)으로 구성
  ㉡ 기타 영양분, 노폐물, 산소, 이산화탄소, 호르몬 등이 녹아 있음

(2) 혈액의 기능

혈액은 적혈구, 백혈구, 혈소판 등 혈액 세포와 이들을 보유하고 있는 액체 성분, 즉 혈장으로 구성되며 체중의 약 8%에 해당한다. 산소와 영양소를 각 조직과 기관으로 공급하며 체온조절을 하고 세균 등에 대응하는 식균작용 및 항체 생성을 한다. 그 밖에도 산도(pH) 조절, 혈액 응고 등의 기능이 있다.

(3) 혈액계의 건강문제

병명	정의	증상	치료
빈혈	혈액의 산소운반 능력이 부적당한 상태	피로, 창백, 두통, 어지러움, 오심, 심계항진, 무력감 등	약물, 수혈, 골수이식
혈우병	혈액 내 응고인자가 부족한 질환	출혈	수혈, 출혈 예방
백혈병	백혈구에 발생한 암	백혈구 증가, 창백, 체중 감소, 발열	역격리, 골수이식, 화학요법, 방사선요법

(4) 수혈을 즉시 중지해야 하는 경우

① 비정상적인 바이탈 사인 수치
② 두드러기 등 알레르기 반응
③ 가슴 답답함 호소와 호흡곤란
④ 발열

(5) 빈혈의 종류

병명	용혈성 빈혈	철결핍성 빈혈	재생불량성 빈혈	악성 빈혈
정의·원인	적혈구 파괴	철 부족, 영양상태 불량	골수기능 저하	만성적 빈혈 (비타민 B_{12} 부족)
증상	황달, 구토, 진한소변, 비장 팽만	숟가락 모양 손톱	창백, 두통, 어지러움, 전신쇠약, 발열, 잇몸 출혈, 멍	경미한 경우 증상 없음, 혀의 통증, 식욕부진, 체중감소, 피로감, 경련 등
치료	약물요법, 비장절제술, 골수이식	철분의 흡수를 위한 비타민 C 보충	수혈	비타민 B_{12} 주사, 수혈

09 순환기계의 구조와 기능

(1) 순환기계의 구조

① 심장 ② 삼첨판 ③ 이첨판(승모판) ④ 좌심실 ⑤ 심낭
⑥ 관상동맥 ⑦ 판막

(2) 순환기계의 건강문제

병명	정의	증상	치료
고혈압	혈관벽에 부딪히는 혈액의 압력이 상승된 상태	무증상, 두통, 어지러움, 흉통, 빈맥, 피로감	식이요법, 금연, 금주, 체중관리, 운동요법, 약물요법
심근경색	관상동맥이 좁아지거나 막혀 심근에 발생한 괴사	흉통, 호흡곤란, 실신, 심장마비	절대안정, 심혈관성형, 스텐트 삽입, 혈전용해술, 약물요법
협심증	심근에 산소요구량이 높아지면서 발생하는 흉부통증	흉통, 호흡곤란	니트로글리세린, 안정과 휴식, 약물요법

(3) 순환기계와 관련된 증상

① **흉통(Chest Pain)** : 가장 흔한 심장질환 증상

② **호흡곤란(Dyspnea)** : 호흡하기 힘들어 환기 증가가 필요한 상태

③ **심계항진(Palpitation)** : 비정상적인 심박동을 자각하는 상태

④ **현기증(Dizziness) 및 기절(Syncope)** : 일시적인 의식상실

⑤ **부종(Edema)** : 심부전에 의한 부종 발생

⑥ **기침(Cough)** : 좌심부전, 승모판 협착증 시 발생

⑦ **각혈(Hemoptysis)** : 혈액이 기침으로 나오는 상태

⑧ **오심·구토(Nausea·Vomiting)** : 소화기 증상이나 심장장애에 기인하는 경우가 있음

⑨ **피부변화(Skin Change)** : 산소 운반 감소로 색깔, 온도, 탄력성에 나타나는 변화

> **Tip**
> ◎ 수술 후 올 수 있는 순환기계 합병증 : 혈전성 정맥염
> ◎ 예방 : 수술 전 다리운동, 조기이상을 교육하고 수술 후 시행하도록 돕는다.

10 내분비계의 구조와 기능

(1) 내분기계의 구조와 기능

내분비계는 신경계와 함께 여러 기관의 기능을 조절하고 세포의 항상성을 유지하는 필수기관으로 뇌하수체, 갑상선, 부갑상선, 부신, 췌장의 랑게르한스섬, 성선, 송과선, 흉선을 포함하고 있다.

(2) 호르몬의 기능

① 성장과 발달 조절

② 스트레스 요인에 대한 대응 반사 시작

③ 수분과 전해질 균형 조절

④ 생식과정을 조절

⑤ 모든 대사율, 에너지 저장, 전환, 방출 조절

(3) 호르몬의 종류

① **성장 호르몬**

㉠ 아미노산을 흡수를 증가시켜 세포 성장 자극

㉡ 성장기에 많이 분비되다 감소되지만 평생 분비됨

② **갑상선 자극 호르몬** : 갑상선의 성장과 발달 촉진

③ **부신피질 자극 호르몬** : 호르몬의 합성과 분비 촉진

④ **여포(난포) 자극 호르몬**

㉠ 여성의 난소를 성장, 발육

㉡ 난소를 자극하여 여성 호르몬인 에스트로겐의 분비 증가

㉢ 남성은 정자형성과 성숙 촉진(정자의 완전 성숙에는 테스토스테론이 필요함)

⑤ **황체 형성 호르몬** : 여성에게 배란 유발, 남성에게 남성 호르몬인 안드로겐 분비 촉진

⑥ **프로락틴(Prolactin)** : 유선 발육과 임신 중 유방의 발달을 촉진하여 출산 후 유즙 분비를 도움

⑦ **엔돌핀(Endorphin)**

㉠ 내인성 진통효과를 갖는 뇌하수체 전엽 호르몬

㉡ 운동, 스트레스 자극에 반응하여 분비 증가

⑧ **옥시토신(Oxytoxin)**

㉠ 뇌하수체 후엽에서 분비되는 호르몬

㉡ 임신 시 자궁의 근육층을 강하게 수축시키고 유방근을 수축시켜 유즙 분비 촉진

⑨ **인슐린(Insulin)**

㉠ 세포막에서 세포 내로 포도당의 이동 증가

㉡ 지질, 단백질, 탄수화물의 대사 관여

㉢ 다른 호르몬의 협조자 역할

㉣ 혈당치 감소

> **Tip**
> ◎ 당뇨환자 발 관리 (DM-foot)
> • 세심하게 발 상태를 관찰하고 체크한다.
> • 감각이 저하되어 있음을 이해하고 화상과 동상에 주의하도록 한다.
> • 발톱을 깎을 때는 밝은 곳에서 일자로 깎으며 상처 나지 않게 한다.
> • 혈액순환에 장애를 미치는 담배는 피우지 않는다.
> • 발 마사지를 통해 발의 혈액순환을 돕는다.
> • 작은 상처, 티눈, 굳은살 등은 발견되는 즉시 조기 치료하고 관리한다.
> • 매일 발의 위생에 신경 쓰고 건조해지지 않도록 한다.
> • 맨발인 상황이 없도록 한다.

11 뇌혈관계의 구조와 기능

(1) 뇌혈관계의 구조

① **내경동맥**

㉠ 전뇌동맥 : 전두엽과 두정엽 등에 혈액 공급

㉡ 중뇌동맥 : 전후엽, 두정엽, 측두엽 등에 혈액 공급

② **추골동맥**

㉠ 기저동맥 : 뇌간에 혈액 공급

㉡ 후뇌동맥 : 소뇌, 측두엽, 후두엽, 와우기관과 전정기관에 혈액 공급

③ 뇌신경
  ㉠ 제1뇌신경 : 후각신경
  ㉡ 제2뇌신경 : 시각신경
  ㉢ 제3뇌신경 : 동안신경
  ㉣ 제4뇌신경 : 활차신경
  ㉤ 제5뇌신경 : 삼차신경
  ㉥ 제6뇌신경 : 외전신경
  ㉦ 제7뇌신경 : 안면신경
  ㉧ 제8뇌신경 : 청각신경
  ㉨ 제9뇌신경 : 설인신경
  ㉩ 제10뇌신경 : 미주신경
  ㉪ 제11뇌신경 : 부신경
  ㉫ 제12뇌신경 : 설하신경

(2) 뇌혈관계의 건강문제

병명	원인	증상	치료
뇌졸중	고혈압, 당뇨, 동맥경화증과 같은 선행질환, 가족력, 콜레스테롤, 흡연, 음주, 비만 등에 의한 뇌혈관의 순환장애	저림, 어둔한 발음, 심한 두통, 어지러움, 의식혼미, 시력장애, 마비증세	의식사정, 기도유지, 약물요법, 수술요법, 재활간호
뇌내출혈	고혈압(주된 원인), 외상, 혈관기형, 출혈관련 약물복용, 뇌종양	두통, 마비, 시야장애, 행동장애	혈압조절, 수술요법

(3) 의식수준 단계

① **명료(Alert)** : 의식이 명료하게 깨어있는 상태
② **기면(Drowsy)** : 졸린 상태로 질문이나 자극에 눈을 뜨나 곧 잠드는 상태
③ **착란(Confusion)** : 혼돈 상태로 지남력 장애가 발생하는 상태 (장소, 시간, 사람)
④ **혼미(Stupor)** : 큰 자극에만 반응하는 상태
⑤ **반혼수(Semicoma)** : 큰 동통 자극에 표정을 보이고 알 수 없는 소리를 내기도 하는 상태
⑥ **혼수(Coma)** : 반응이 전혀 없는 상태

(4) 뇌혈관계 질환의 예방수칙

① 음주와 흡연 같은 잘못된 생활습관을 바로잡는다.
② 정상 체중을 유지하기 위해 노력한다.
③ 꾸준히 규칙적으로 운동한다.
④ 기름진 음식보다 신선한 채소와 과일을 충분히 섭취한다.
⑤ 알 수 없는 두통이 지속될 경우 즉시 전문의를 찾아 원인을 파악한다.

12 피부계의 구조와 기능

(1) 피부계의 구조

① **표피(Epidermis)** : 혈관과 신경이 없는 얇은 막
② **진피(Dermis)**
  ㉠ 땀샘과 모낭이 있고 피부의 생리적인 기능이 일어나는 부분
  ㉡ 혈관과 신경이 분포되어 감각작용이 일어나는 부분
  ㉢ 부위별로 표피층의 두께보다 20~40배 더 두꺼움
③ **피하조직(Subcutaneous Tissue)**
  ㉠ 남자보다 여자에게 더 많음
  ㉡ 둔부와 복부에 많음

(2) 피부계의 기능

비타민 D를 합성하는 피부는 인체의 표면을 덮어 인체 내부를 보호하고 체온을 조절하며 노폐물을 배설하고 분비한다. 또한 외부 자극에 동통, 온도, 압력 등을 수용한다.

(3) 피부계의 건강문제

병명	원인	증상	치료
욕창	압력에 의한 혈액순환장애	발적, 부분적 피부손상, 물집, 궤양, 괴사	압력 제거, 피부 청결, 충분한 영양, 공기침대·물침대 사용, 항생제
대상포진	바이러스(바리셀라)	수포, 통증, 압통, 발진	약물치료, 합병증 예방을 위한 치료
접촉성 피부염	자극물질	발적, 소양증, 수포, 부종	약물요법, 자극물질 제거, 서늘한 환경

제 7 장 기초 영양

01 영양소와 수분

(1) 단백질

① 특징
  ㉠ 재생, 조직 생성과 유지, 에너지 발생
  ㉡ 신체에서 합성되지 않아 음식을 통해 섭취해야 함
  ㉢ 아미노산으로 분해된 후 소장에서 흡수
  ㉣ 생체를 구성하는 주성분
  ㉤ 질병과 감염에 저항할 수 있게 도움
  ㉥ 구성단위 : 아미노산

(2) 탄수화물

① 특징
  ㉠ 뇌의 기능 유지
  ㉡ 흡수율이 높음

ⓒ 소화된 탄수화물은 글리코겐의 형태로 간과 근육에 저장

ⓔ 유형

- 다당류 : 섬유소, 덱스트린, 글리코겐, 전분
- 단당류 : 포도당(탄수화물의 최종 분해물), 과당, 갈락토오스
- 이당류 : 맥아당, 유당, 자당

|섬유소|

분류	물에 녹지 않는 불용성 섬유소	물에 녹는 수용성 섬유소
음식	채소, 현미, 보리	과일, 해조류, 콩
특징	장 운동이 촉진되어 배변이 쉬움 (변비 예방)	혈당수치와 콜레스테롤 수치 감소

(3) 지방

① 특징

ⓐ 지용성 비타민인 비타민 A, D, E, K의 흡수 도움

ⓑ 포만감을 줌

ⓒ 체온 유지

ⓓ 충격 흡수, 장기 보호

ⓔ 필수 지방산 : 신체 성장, 피부 보호, 담즙산 배설 촉진, 콜레스테롤 감소

(4) 비타민

① 주요 기능

ⓐ 성장 촉진, 신경 안정, 건강 유지, 신체 기능을 위해 소량 필요한 영양소

ⓑ 수용성 비타민은 배설되므로 매일 보충해야 함

ⓒ 지용성 비타민은 인체 내 저장됨

② 수용성 비타민

Vitamin (수용성)	주요기능	결핍증
B₁ (티아민)	신경계 증상, 소화	각기병
B₂ (리보플라빈)	헤모글로빈형성, 눈의 빛에 대한 적응	구각염, 빈혈, 구강과 비강 주변 염증
B₆ (피리독신)	적혈구 형성	피부염, 빈혈, 신경장애
B₁₂ (코발라민)	조혈작용	악성빈혈
B₃ (니아신)	콜레스테롤 저하	펠라그라 (피부염, 경련, 설사, 치매 등)
C (아스코르빈산)	감염저항력, 상처치유, 철분제제흡수, 뼈 재생	괴혈병

③ 지용성 비타민

Vitamin (지용성)	주요기능	결핍증
A	시력 증진, 체모와 피부, 점막의 통합 증진, 안구건조증 예방	야맹증, 안구건조증, 각막연화증, 피부각화증
D	칼슘과 인 흡수	구루병, 골연화증, 골다공증
E	적혈구 형성, 필수 지방산 보호, 정상적 생식 기능	빈혈, 적혈구 용혈
K	혈액 응고	출혈성 질환

(5) 무기질

① **칼슘** : 혈액 응고 기능, 결핍 시 구루병, 골연화증, 골다공증

② **인** : 칼슘과 함께 뼈 구성의 기능, 결핍 시 골절, 골연화증

③ **나트륨** : 전해질 균형 유지의 기능, 결핍 시 구토, 설사, 저혈압

④ **칼륨** : 전해질 균형 유지, 근육의 수축과 이완의 기능, 결핍 시 근육 약화, 심근, 내장근, 골격근 약화

⑤ **마그네슘** : 효소의 활성화, 신경활동의 기능, 결핍 시 신경질환

⑥ **철** : 헤모글로빈 구성의 기능, 결핍 시 빈혈, 두통

⑦ **요오드** : 티록신(갑상선호르몬)의 주성분이며 결핍 시 크레티니즘, 점액 수종

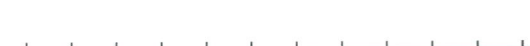

Tip

❀ **수분**

- 영양소 운반, 노폐물 배설, 체온 조절, 삼투압 유지, 뼈의 마찰 방지
- 생명 유지에 음식물보다 더 중요
- 인체 내 수분의 양은 체중의 2/3
- 수분 결핍 시 탈수, 사망에 이를 수 있음
- 탈수 : 갈증, 마른 입술, 맥박 상승, 체온 상승

02 병원 식이의 종류

종류	내용
일반식	• 음식에 특별한 제한이 없는 대상자에게 제공
경식	• 소화기능은 정상이나 저작기능이 어려운 대상자에게 다져진 음식 제공
연식	• 소화기능에 문제가 있거나 식욕저하 대상자에게 제공 • 섬유질이 많지 않고 향신료를 뺀 음식 • 질감이 죽과 같이 부드러움
유동식	• 연하기능이 저하된 대상자에게 제공 • 영양이 농축된 미음과 같은 액체 음식 • 위관영양에 적합
맑은유동식	• 맑은 국, 물, 맑은 주스, 보리차, 커피 등

질환별 치료 식이

질환	제한 식이
간질환	• 고단백, 고열량, 고비타민 섭취, 저염 식이
만성신부전	• 단백질, 염분, 수분, 포타슘, 인 • 혈액투석 시 : 포타슘과 인 제한, 수분과 염분 제한
순환기질환	• 술과 담배, 카페인, 나트륨과 칼륨
당뇨	• 술, 담배, 카페인, 알코올, 콜레스테롤, 단순당(설탕, 껌, 젤리, 초콜릿 등)
고지혈증	• 알코올, 콜레스테롤, 당질, 삼겹살, 갈비, 버터, 치즈, 우유, 초콜릿

03 영양장애 간호

(1) 오심
① 울렁거림, 구토할 듯한 느낌
② 간호
  ㉠ 증상 시 구강 섭취 제한
  ㉡ 심호흡과 이완으로 안정
  ㉢ 오심의 원인 제거
  ㉣ 불쾌한 요인 제거

(2) 구토
① 위장관 내용물이 구강을 통해 배설
② 간호
  ㉠ 구강으로의 수분, 음식 섭취 중지
  ㉡ 구토 후 구강 간호 실시
  ㉢ 구토물로 인한 흡인 예방 간호
  ㉣ 구토 증상을 완화시킬 수 있는 환경 조성(환기, 조명, 온도, 습도, 소음 등)

(3) 가스
① 장에서 생성되며 트림이나 직장을 통해 방출
② 간호
  ㉠ 껌과 탄산 제한, 금연 교육
  ㉡ 걷기, 운동 권장
  ㉢ 정신적 긴장 시 구강 섭취 제한
  ㉣ 식사 시 웃거나 말하는 것 제한

(4) 식욕부진
① 음식에 대한 관심, 요구가 저하된 상태
② 간호
  ㉠ 대상자가 좋아하는 음식 사정
  ㉡ 식사 시간 전후로 처치와 간호 피함
  ㉢ 식사 전 구강 간호 제공
  ㉣ 소량의 음식으로 섭취 도움
  ㉤ 음식을 보기 좋게 제공

제 8 장 기초 치과

01 구강생리

(1) 치아 형성
① **유치** : 생후 7~8주 형성되어 2~3세에 유치 20개가 완성
② **영구치** : 태생 후 20주 형성되어 15~16세에 영구치 28개가 완성

(2) 치아 기능
미각, 발음, 연하, 소화, 심미기능, 저작

(3) 치아 조직

명칭	내용
에나멜질 (법랑질)	• 인체 조직에서 가장 단단, 무색, 치아의 맨 바깥, 씹는 기능, 불소가 침착되는 부위, 도자기와 비슷
상아질	• 법랑질보다 약함, 충치 발생 시 쉽게 썩음, 충격 완화(신경보호), 감각(통증)이 느껴지는 부위
백악질	• 치아를 악골에 고정함, 치근의 겉표면, 뼈의 치밀골에 해당
치수	• 신경 – 혈관 – 임파관으로 구분, 치아에 영양 공급
치주인대 (치근막)	• 치아를 치조골에 고정, 치아의 부딪히는 감각이 신경에 전달됨
치은(잇몸)	• 잇몸뼈와 치아를 싸고 보호
치근	• 잇몸뼈 안에 있는 치아

02 치과 기구

(1) 치과 표준 기구
① **탐침(익스플로러)**
  ㉠ 뾰족하며 깊은 손상 부위 검사
  ㉡ 충치 발견, 약제 제거, 보철물의 정확도 검사, 치은염 정도 검사
② **치경** : 어두운 곳을 반사시켜 구강 내부의 시야를 넓혀줌
③ **핀셋(커튼 플라이어)** : 구강 내부로 재료를 삽입하거나 제거하는 기구

(2) 치과 표준 장비
① **유니트 체어**
  ㉠ 핸드피스가 있는 가장 중요한 장비, 환자가 앉아 눕는 곳
  ㉡ 전기 엔진, 무영등, 치료 트레이, 쓰리웨이 실린지(공기와 물 사출기) 등이 부속되어 있음
  ㉢ 캐비트론 : 치석 초음파 제거기
  ㉣ 진공흡입기(석션) : 구강내부의 침이나 혈액 등을 제거하는 장비
  ㉤ 무영등
    • 구강내부를 비춰주는 등으로 진료자의 시야를 넓히며 그림자가 지지 않음

- 빛이 환자의 눈에 직접 비치치 않도록 주의

② **스툴**

　㉠ 의사와 간호조무사가 진료를 위해 앉는 의자

　㉡ 간호조무사의 의자는 의사의 의자보다 높게 함

　㉢ 의사 의자의 높이는 환자 구강과 의사 팔꿈치 높이가 같도록 조절

③ **콤프레서**

　㉠ 하이스피드 : 핸드피스를 움직이도록 하는 힘을 제공

　㉡ 보존치료, 보철치료, 발치 시 이용

④ **센트럴 버큠**

　㉠ 석션하는 힘을 제공하는 장비

　㉡ 석션팁은 1회용으로 사용, 재사용하지 않음

⑤ **엑스선 촬영기**

　㉠ 방사선 촬영기

　㉡ 치아의 문제인지 주위 조직의 문제인지를 진단

⑥ **파노라마, 세팔로 엑스선 촬영기**

　㉠ 한 장에 모든 치아와 조직 촬영

　㉡ 부정교합 치료의 계획에 필요

⑦ **고압 증기 멸균기** : 120℃의 증기에 20~30분간 멸균, 비교적 짧은 시간 소요

⑧ **아말감메타**

　㉠ 충치 치료 시 은합금과 수은 혼합

　㉡ 주로 이용되는 충전방법(아말감 충전은 은 함유율 65%)

⑨ **진료 준비 접시** : 시술 순서에 따라 왼쪽에서 오른쪽으로 배열하여 준비

03 구강외과학

치과에서 이루어지는 마취는 주로 국소마취임

(1) 발치 후 주의사항

① 금연과 금주

② 양치질은 가볍게 함

③ 구강 내 솜은 한 시간 후 제거

④ 당일 목욕은 삼가

⑤ 통증 시 얼음 찜질

04 치과 간호조무사의 업무

(1) 기본업무

① **진료의자 위치선정**

　㉠ 간호조무사의 의자가 의사의 의자보다 높음

　㉡ 환자의 구강 높이와 의사의 팔꿈치 높이가 같음

　㉢ 기구에 손이 닿을 수 있는 거리

　㉣ 의사와 환자의 위치가 정해진 뒤 간호조무사가 자리 잡음

② 솜과 거즈로 타액을 흡수시킴

③ 진공흡입기 조정(가장 기본 임무)

④ 간호조무사는 환자의 머리 쪽에 서며 무영등 조절

⑤ 치아 세척, 건조

⑥ 처방에 따른 구강 점막 소독

⑦ 진료 시 기구 교환

　㉠ 사용 부위는 환자의 구강 내를 향하도록 함

　㉡ 의자 진료에 방해되지 않도록 교환, 전달

⑧ 사용한 모든 기구를 소독실로 보냄

⑨ 솜과 거즈를 이용해 타액을 흡수시킴(방습법)

　㉠ 간이 방습법

　　• 상악 : 치열과 협벽과의 사이에 적용

　　• 하악 : 혀 아래 삽입

　㉡ 러버댐 방습법

　　• 고무 시트를 통해서 치료할 치아만 노출시키는 방법

　　• 가장 효과적인 격리 방습법

05 치과 기구의 소독과 멸균

(1) 소독 : 아포를 완전히 파괴하지 못함

(2) 멸균 : 아포를 포함해 모든 미생물을 완전히 파괴함

① **비드 멸균법** : 200~280℃의 온도에 멸균, 신경치료 기구에 적합

② **고압 증기 멸균** : 120℃의 온도에서 멸균하며 가장 많이 사용되는 멸균법

③ **불꽃 소독** : 치과에서 사용되는 유일한 소독법

제 9 장 기초 한방

01 한방 간호

(1) 의녀제도

① 조선시대 여자 의원제도로 부인들의 질병을 담당

② **제생원**

　㉠ 의녀제도를 처음 설치한 곳

　㉡ 행려, 빈민, 미아 보호의 역할을 한 곳

(2) 경락과 경혈

① **음양오행** : 목(木), 화(火), 토(土), 금(金), 수(水)

② **오축** : 소, 말, 돼지, 양, 닭

③ **오장육부**

　㉠ 오장 : 심, 간, 폐, 신, 비

　㉡ 육부 : 위, 소장, 대장, 방광, 담, 삼초

④ 전승의학의 진단법

진단법	내용
맥진	요골동맥의 측맥파를 기록하는 진단법
망진	눈이나 얼굴에 나타나는 상태로 진단하는 방법
절진	손으로 맥을 짚어 진단하는 방법
문진	질문을 통해 진단하는 방법

02 투약 간호

(1) 복약 간호

① **복약 시기**
  ㉠ 식사 전 : 간, 신장, 위 등 흉격 하부에 있는 질병
  ㉡ 식사 후 : 안질, 인후, 두통 등 흉격 상부에 있는 질병
  ㉢ 취침 전 : 구충제, 변비, 진정제 등

② **탕제 복약 지도**
  ㉠ 따뜻하게 제공함을 원칙으로 함
  ㉡ 급성질환에 사용하며 부작용 시 용량을 가감할 수 있음
  ㉢ 복용 횟수는 1일 3회가 일반적임
  ㉣ 제형 종류에 따른 약물의 특성을 알도록 함

③ **제형의 종류와 특성**
  ㉠ 정제 : 알약의 형태
  ㉡ 좌제 : 질, 항문 등 체강으로 삽입하여 치료하는 제제
  ㉢ 고제 : 달이기를 반복하여 진하게 농축한 것에 당 성분을 넣어 만든 반유동 상태
  ㉣ 환제 : 분쇄된 약물에 물이나 기타 결합체를 결합시켜 환약을 만드는 것
  ㉤ 산제 : 가루약의 형태

03 침법

(1) 침

① **제침의 종류**
  ㉠ 아시혈 : 눌러서 아픈 국소 부위를 침혈로 정함
  ㉡ 무자법 : 아픈 곳의 반대쪽 대칭 부위를 침혈로 정함
  ㉢ 증상배혈 : 특정 증상과 연관된 혈자리를 침혈로 정함
  ㉣ 오행침법 : 오장육부와 관련된 오수혈을 침혈로 배정
  ㉤ 체질침법 : 체질에 맞는 침법을 개발하여 혈자리를 배정하는 방법
  ㉥ 자오유주침법 : 침 맞는 시각에 따라 혈자리를 배정하는 침법

② **침 금기**
  ㉠ 화상환자
  ㉡ 급성 심장질환자
  ㉢ 암 환자, 출혈질환

③ **침 시술 간호**
  ㉠ 발침 후 남아있는 침이 없도록 함
  ㉡ 발침 후 출혈 부위를 보릭(붕산솜)으로 닦아줌
  ㉢ 발침 시 과도한 힘을 주지 않도록 함
  ㉣ 발침 과정에 대상자의 피부나 의복이 상하지 않도록 주의
  ㉤ 발침 시간과 대상자 확인이 정확하도록 함
  ㉥ 발침 개수를 확인
  ㉦ 소독솜은 의료 폐기물에, 침은 손상성 폐기물로 분리

04 한방 물리 치료

(1) 부황요법(진공정혈)

① **정의** : 피부에 음압을 작용시켜 비생리적 체액을 제거, 정화하는 요법
② **효과** : 혈액순환, 피로회복
③ **금기 대상자**
  ㉠ 임산부
  ㉡ 빈혈, 출혈성 질환이 있는 대상자
  ㉢ 피부의 탄력성이 좋지 않은 대상자
④ **주의점**
  ㉠ 피를 최대한 빼지 않음
  ㉡ 부황의 개수는 10개 이하로 함
  ㉢ 부황 시간을 3~5분으로 제한
  ㉠ 식전, 운동 전, 목욕 전 하는 것이 좋음

(2) 추나요법

① **정의** : 한의사가 손 또는 신체의 일부분을 이용하여 환자의 신체 구조에 자극을 가하여 구조적·기능적 문제를 치료하는 한방 수기요법(手技療法)
② **효과**
  ㉠ 관절의 균형 회복
  ㉡ 근육의 긴장도 완화
  ㉢ 통증 경감
③ **금기 대상자**
  ㉠ 수술 후 감염의 우려가 있는 관절 질환
  ㉡ 출혈성 질환, 항응고제 복용중인 대상자
  ㉢ 골종양
④ **주의점**
  ㉠ 시술 후 휴식하고 안정해야 함
  ㉡ 부작용(어지러움, 식은땀, 울렁거림 등) 발생 시 시술을 즉시 중지
  ㉢ 시술 후 보온에 주의

제10장 노인 간호

01 노인문제

노인문제	내용
노인인구 증가	• 노인 복지 요구도 증가 • 양질의 노인 복지 시설 확대 필요 • 다양한 건강문제 발생에 대한 전문적이고 체계적인 접근법 구축
경제적 빈곤	• 경로 연금 지급, 사회보장제도 실시 • 퇴직 후 대부분 자신이 모아둔 자금으로 노후를 보냄 • 경제적 빈곤의 원인 : 평균 수명 연장, 의료비 문제, 노인 복지 예산 미흡, 가족구조의 형태와 부양 기능의 약화
건강 문제	• 노인의 87%가 만성질환을 가지고 있어 노인 의료비 지출 증가 • 말기 질환의 생명 연장을 위한 고비용 증가 • 간병인 제도, 가정 간호, 포괄 서비스 간호의 확대 운영 기대
주거 문제	• 노년기에 집은 육체적인 쉼터 이상의 의미 • 노인 단독세대와 독거노인의 비율 증가 • 이사로 인한 정신적, 신체적 부담은 노년기에 상당한 스트레스
독신, 죽음	• 사별로 혼자 남은 여생을 고독과 퇴행적인 감정으로 보낼 수 있음 • 죽음의 수용 단계 : 부정 → 분노 → 협상 → 우울 → 수용 • 가족구조의 변화로 손자녀와 함께 할 기회가 적음

02 노화에 따른 병리적 변화

(1) 호흡기계

① **병리적 변화**
- ㉠ 폐렴 : 두통, 열, 근육통, 기침, 화농성 삼출물
- ㉡ 흡인성 폐렴 : 기침, 호흡곤란, 호흡정지
- ㉢ 만성 폐쇄성 폐질환(천식 + 폐기종 + 만성기관지염) : 기침, 쌕색거리는 소리, 청색증, 객담, 호흡곤란
- ㉣ 결핵 : 기침, 열, 호흡곤란, 흉통, 식욕부진과 체중 감소, 마른기침 또는 가래 섞인 기침
- ㉤ 인플루엔자 : 오한, 고열, 기침, 목의 통증, 전신무력감

② **병리적 변화의 원인**
- ㉠ 섬모운동, 기도, 폐포의 탄력성, 폐포를 둘러싼 모세혈관 감소
- ㉡ 폐의 기능이 약화되어 가스교환이 어려워짐

(2) 순환기계

① **병리적 변화**
- ㉠ 고혈압 : 본태성 고혈압은 뚜렷한 증상이 늦게 나타남(무증상)
- ㉡ 정맥류 : 경련, 무거운 느낌, 둔감한 가려움증
- ㉢ 부정맥 : 가벼운 두통, 빈맥, 피로, 실신
- ㉣ 심근경색 : 호흡곤란, 흉부 불편감, 혼돈, 실신, 오심
- ㉤ 협심증 : 흉통, 호흡곤란

② **병리적 변화의 원인**
- ㉠ 말초혈관으로부터 중심으로의 정맥 귀환이 감소
- ㉡ 심장근육의 펌프 작용력이 저하
- ㉢ 심박출량 감소
- ㉣ 혈관이 탄력성 감소로 확장

(3) 소화기계

① **병리적 변화**
- ㉠ 위식도 역류 : 가슴쓰림, 산 역류, 흉통, 연하곤란, 연하통, 오심, 인후 이물감, 기침
- ㉡ 게실, 게실염 : 무증상, 복통, 출혈, 발열
- ㉢ 위궤양 : 심와부 통증, 오심, 체중 감소, 흑색변, 토혈, 빈혈, 구토, 소화불량, 급성 복통

② **병리적 변화의 원인**
- ㉠ 잇몸과 치근막이 약해짐
- ㉡ 식도의 확장, 연하곤란, 구역반사 감소, 식도의 분문괄약근 긴장도 저하
- ㉢ 위산 생산 감소로 소화 장애, 소장의 연동운동 장애로 변비 발생

(4) 근골격계

① **병리적변화**
- ㉠ 골다공증 : 무증상
- ㉡ 통풍 : 오한, 열, 관절의 불구
- ㉢ 퇴행성 관절염 : 부종, 발적, 열감, 동통
- ㉣ 골절 : 통증, 압통, 부종, 종창, 점상 출혈, 변형, 동반 손상

② **병리적 변화의 원인**
- ㉠ 뼈의 광물질 소실, 뼈 질량의 감소
- ㉡ 추간판이 얇아지고 인대가 강직되어 척추가 단축
- ㉢ 근량 감소로 팔과 다리의 근육에 힘이 없음, 지구력과 민첩성 감소

(5) 비뇨생식기계

① **병리적 변화**
- ㉠ 전립선 비대 : 빈뇨, 요절박, 절박요실금, 야간빈뇨, 잔뇨감
- ㉡ 요실금 : 피부 손상, 우울증, 자존감 저하

② **병리적 변화의 원인**
- ㉠ 방광벽이 두꺼워져 방광의 용적 감소
- ㉡ 골반 근육 이완, 근육의 탄력성 감소

(6) 감각계

① **병리적 변화**
- ㉠ 백내장 : 시력 감소, 수정체 근시, 시야 흐림

ⓒ 녹내장 : 시력 감소, 두통, 구토, 충혈, 시야 결손
ⓒ 메니에르 : 난청, 현기증, 이명, 오심과 구토를 동반한 두통, 뒷목 강직, 설사
② **병리적 변화의 원인**
㉠ 눈물 생산량 감소, 수정체 혼탁과 탄력 감소
㉡ 청신경의 퇴행성 변화

(7) 신경정신계
① **병리적 변화**
㉠ 우울증 : 식욕 저하, 체중 감소, 변비, 수면상태 변화, 집중력과 기억력 감소
㉡ 치매 : 기억력 상실, 지남력 손상, 착란현상
② **병리적 변화의 원인**
㉠ 뇌혈류량 감소
㉡ 유전적, 살아온 환경적 요인

03 노년기 건강교육

(1) 낙상
① 생활공간에 안전장치를 하고 어둡게 하지 않음
② 충분한 영양섭취로 적절한 체중을 유지
③ 규칙적인 운동으로 관절과 근육 강화
④ 바닥이 미끄럽지 않도록 하고 수면 시 사이드 레일 올림
⑤ 휠체어 이동 시 바퀴 잠금 장치 확인

(2) 약물사고
① 다양한 질환으로 여러 가지 약물을 동시 복용하는 경우가 많음
② 노년기 생태학적 변화로 약물에 대한 흡수, 분포, 대사, 배설에 영향을 받음
③ 시력장애, 기억력 감퇴 등 약의 올바른 종류와 복용 시간에 오류가 발생할 수 있음
④ 잘못 해석하는 부적절한 지식이 약물사고를 초래
⑤ 주기적으로 약물 복용에 대한 상태 관찰
⑥ 약의 부작용과 대처방법에 대해 설명

(3) 욕창
① 적어도 하루 한 번 전체적인 피부상태 관찰
② 2시간에 한 번씩 체위 변경 시행
③ 영양소가 풍부한 식이 제공
④ 욕창이 감염의 경로가 되지 않도록 함
⑤ 물침대, 변압침대 사용

> **Tip**
> ◎ 욕창의 단계
> • 1단계 : 발적, 피부가 손상되지 않은 상태
> • 2단계 : 물집, 찰과상처럼 표피와 진피층에 침범
> • 3단계 : 피하조직층을 침범한 괴사가 있는 피부의 상실
> • 4단계 : 근육, 뼈, 건, 관절 등 광범위한 손상과 괴사, 동공로 발생

(4) 수면장애
① 되도록 낮잠을 피하고 취미생활, 규칙적인 운동을 권장
② 자기 전 수분 섭취 제한
③ 수면제, 카페인, 알코올, 담배 제한
④ 침실 환경을 아늑하게 조성

(5) 영양, 식욕 부진
① 만성질환, 미각의 변화, 치아 상실로 음식에 흥미 감소
② 경제적인 어려움으로 충분한 음식을 구입하기 곤란
③ 영양소에 대한 지식의 부족으로 충분한 영양 섭취 어려움
④ 치아상태에 따른 음식을 제공
⑤ 건강 유지에 필요한 영양의 중요성 설명

> **Tip**
> ◎ 영양과 관련된 노년기 건강문제
> • 골다공증 : 칼슘 함유 식이 섭취
> • 변비 : 수분 섭취, 섬유질 식이, 적절한 운동과 배변습관
> • 빈혈 : 철분 섭취와 철분제제 섭취
> • 비만 : 규칙적인 운동, 식이 변화

04 노인 복지

(1) 노인 복지 시설

종류	시설	시설의 목적
노인주거 복지시설	양로시설	입소시켜 급식 기타 일상생활에 필요한 편의 제공
	실비양로시설	
노인의료 복지시설	노인요양시설	입소시켜 급식, 요양, 기타 일상생활에 필요한 편의 제공
	노인전문 요양시설	중증질환의 노인을 입소시켜 급식, 요양, 기타 일상생활에 필요한 편의 제공
	노인전문병원	주로 노인을 대상으로 의료행위를 하는 시설
재가노인 복지시설	가정봉사원 파견시설	가정봉사원을 가정에 파견하여 노인의 일상생활에 필요한 편의를 제공
	주간보호시설	부득이 가족의 보호를 받을 수 없는 노인과 장애노인을 낮 동안 입소시켜 필요한 편의를 제공
	단기보호시설	부득이 가족의 보호를 받을 수 없어 일시적으로 보호가 필요한 노인과 장애노인을 시설에 단기간 입소시켜 보호
노인여가 복지시설		노인복지회관, 경로당, 노인교실, 노인휴양소 등

(2) 노인 복지 제도

① 노인소득 보장제도
- ㉠ 생계보호사업 : 저소득 노인들에게 기본적인 생활을 할 수 있게 하는 공적부조사업
- ㉡ 노령연금제도 : 노후소득을 보장하여 안정된 노후생활을 보장하는 예방적인 대책
- ㉢ 노인능력은행 : 취업 상담과 일자리를 알선해주는 제도

② 노인건강 보장제도
- ㉠ 의료보장제도
- ㉡ 노인건강 진단사업

③ 노인의 역할과 사회활동의 조장

④ 경로효친사상의 고양

⑤ 노인 복지 시설의 내실화 및 다양화

⑥ 경로식당 운영

05 효과적인 의사소통술

(1) 비언어적 의사소통

① **목소리 어조, 눈맞춤** : 낮은 어조와 뚜렷한 입모양으로 시야 내에서 대화

② **몸짓, 얼굴 표정** : 미소와 온화한 표정, 말에 따른 적절한 몸짓 사용

③ **청자의 자세** : 인내와 적극적인 경청은 신뢰감을 쌓는 데 효과적

④ **접촉** : 불안과 우울 감소, 노인들에게 안녕 상태 제공

⑤ **침묵** : 노인들의 생각을 정리하는 데 시간을 줌

(2) 언어적 의사소통

① **정보 제공** : 사실을 직접적으로 전달

② **개방적 기술** : 노인들이 대답하기 여유로움

③ **직접적 질문** : 정확하고 빠른 정보를 얻어야 할 때 효과적

④ **사회적 의사소통** : 의료진과 환자와의 대화보다는 가족과 환자와의 대화 방식
- 예 농담, 연예인 이야기, 뉴스, 날씨 등

(3) 의사소통 시 주의사항

① 환자가 질문을 이해했는지 파악

② 조금 낮은 어조로 대화

③ 답변을 준비할 시간을 충분히 줌

④ 분명한 자음으로 발음하고 천천히 또박또박 말함

⑤ 대상자가 이해할 수 있는 용어로 대화

06 호스피스

(1) 신체적 간호

① **수면문제**
- ㉠ 통증, 불안, 불편감 등으로 수면장애 호소
- ㉡ 정서적 지지와 숙면할 수 있는 환경 제공
- ㉢ 등 마사지, 자세 변경, 필요 시 약물 투여

② **배변문제**
- ㉠ 신경기능 장애로 변비가 발생
- ㉡ 수분 섭취와 식이요법, 필요 시 완화제 투여

③ **피부문제**
- ㉠ 오랜시간 부동으로 욕창 발생
- ㉡ 욕창 예방을 위해 2시간마다 체위 변경
- ㉢ 충분한 영양 섭취와 변압침대, 물침대 제공

④ **호흡곤란**
- ㉠ 임종을 앞둔 환자들의 공통적인 증상
- ㉡ 머리를 높여주고 산소 투여
- ㉢ 기관지 분비물 제거

⑤ **구강 간호**
- ㉠ 구강 호흡으로 건조해진 입술과 혀, 구강 점막 간호
- ㉡ 구내염, 백태, 잇몸 상처 시 소독액을 사용하여 간호

⑥ **통증**
- ㉠ 통증을 예방하는 데 초점
- ㉡ 약물요법, 마사지, 이완요법, 전환요법 등 대체요법 제공

⑦ **임박한 죽음의 징후**
- ㉠ 신체기능이 느려지고 활력증후가 흔들리며 동공반사 사라짐
- ㉡ 심한 발한, 차가운 사지, 감각소실 나타남
- ㉢ 혼자 두지 않도록 함

(2) 심리적 간호

① 환자나 가족의 감정을 주의 깊게 들어줌

② 필요시 종교 지도자나 지지 집단의 도움을 청하도록 함

③ 환자의 공포와 불안, 우울 감정의 원인을 살피고 대화

④ 이완운동이나 심호흡을 도와줌

(3) 영적 간호

① 조용한 환경 유지

② 환자의 반응을 주의 깊게 관찰하고 면담

③ 성서나 종교예식에 참여하도록 함

④ 기도를 통해 도움을 제공하거나 종교 지도자에게 의뢰

제11장 기본 간호

01 기록

(1) 기록의 일반적인 지침

① 간호 행위 후 즉시 기록
② 빈칸을 남기지 않도록 함
③ 기관이 지정한 양식과 절차 준수
④ 오류 발생 시 적색 볼펜으로 선을 긋고 오류(Error)라고 기록, 다시 정확하게 작성
⑤ 시간, 장소, 방법을 정확하고 객관적으로 기록
⑥ 미리 기록하지 않도록 함
⑦ 볼펜은 주로 검정색이나 파란색으로 기록하고, 밤 근무자는 붉은색 볼펜으로 기록
⑧ 모든 기록은 정자로 정확하게 기록
⑨ 기록이 끝나면 작성한 사람이 정자로 서명
⑩ 환자라는 주어는 생략하여 기록
⑪ 해석이나 판단을 기록하지 않고 사실만 기록
⑫ 약어, 기호 등은 소속기관이 인정한 용어만 사용

02 활력징후(Vital Signs)

대상자의 체온, 호흡, 맥박, 혈압을 말한다.

(1) 체온

인체가 신진대사활동을 할 때 발생하는 생산열과 상실열의 차이

체온 조절 중추 : 시상하부

① **체온 측정 방법**

부위	측정시간	정상범위	설명
구강	3~5분	36.5~37.5℃	표준 체온
직장	2~3분	37~38℃	가장 정확함
액와	8~10분	36~37℃	가장 부정확, 가장 안전
고막	1~2초	37~38℃	심부 체온 반영

② **체온계 측정 시 주의사항**
  ㉠ 체온계 수은주가 35℃ 이하로 되어 있는지 확인 후 측정
  ㉡ 측정한 체온이 높게 나왔을 경우 다른 체온계를 사용하여 다시 측정

③ **체온에 영향을 미치는 요인** : 나이, 24시간 주기 혹은 1일 변동, 호르몬, 스트레스, 신체 부위별 온도 차이, 환경 등

④ **구강 체온계 측정이 불가능한 경우**
  ㉠ 6세 이하의 어린이, 노인환자
  ㉡ 음식 섭취 후 10분 이내
  ㉢ 찬 음식 또는 뜨거운 음식을 섭취한 후 30분 이내
  ㉣ 의식이 없는 환자, 예민한 환자, 정신질환자
  ㉤ 코 또는 구강을 수술한 환자, 구강 질환 환자
  ㉥ 흡연한 후
  ㉦ 산소를 흡입하는 환자

⑤ **직장 체온계 측정이 불가능한 경우**
  ㉠ 회음부 또는 직장수술을 하였거나 직장 내 염증이 있는 경우
  ㉡ 심근경색 등의 심장질환이 있는 경우

⑥ **고막 체온계의 특징**
  ㉠ 심부체온을 정확하게 반영
  ㉡ 3세 이하의 어린이는 귀를 후하방으로, 성인은 후상방으로 당겨서 측정

(2) 맥박

말초동맥에서 혈액의 흐름을 촉진할 수 있는 박동

① **맥박의 사정**
  ㉠ 정상범위 : 60~100회/분
  ㉡ 빈맥 : 100회/분 이상
  ㉢ 서맥 : 60회/분 이하
  ㉣ 맥박 측정 부위
    • 요골 동맥 : 손목 위에 위치, 맥박 측정 시 가장 보편적으로 사용
    • 상완동맥 : 양측 상박에 위치, 혈압 측정 시 주로 사용
  ㉤ 맥박결손 : 심첨맥박과 요골맥박의 수에 차이가 있는 것
  ㉥ 맥박결손 측정방법 : 두 명의 간호사가 각각 심첨맥박과 요골맥박에서 동시에 측정

② **맥박에 영향을 미치는 요인**
  ㉠ 맥박을 증가시키는 요인 : 아트로핀, 갑상선 기능 항진증, 심한 스트레스, 출혈, 운동 등
  ㉡ 맥박을 저하시키는 요인 : 강심제(디지털리스), 갑상선 기능 저하증, 수면 시 등

(3) 호흡

산소를 들이마시고 이산화탄소를 내보내는 혈액과 세포 간의 가스 교환

호흡 조절 중추 : 연수

① **호흡의 사정**
  ㉠ 정상범위 : 15~20회/분
  ㉡ 외호흡 : 폐(폐포)와 모세혈관 사이의 산소와 이산화탄소가 교환되는 것(폐호흡)
  ㉢ 내호흡 : 혈액과 체조직 세포 사이의 가스 교환(조직호흡)
  ㉣ 환기 : 대기와 폐포 사이의 공기 교환
  ㉤ 확산 : 폐포 공기와 폐 모세혈관 혈액 사이의 산소와 이산화탄소의 농도 차에 의한 교환

ⓑ 흡기 : 산소를 들이마시는 과정으로 흉곽이 커지고 폐가 확장됨(횡격막 수축)

ⓐ 호기 : 이산화탄소를 배출하는 과정으로 횡격막이 이완되며 흉곽의 크기가 줄어듦

② **호흡에 영향을 미치는 요인**

㉠ 호흡을 증가시키는 요인 : 스트레스 지속 시, 발열, 카페인, 흡연 등

㉡ 호흡을 저하시키는 요인 : 몰핀(마약성 진통제), 수면 시 등

㉢ 호흡의 특징 : 수의적으로 조절 가능하므로 환자가 눈치채지 못하도록 맥박 체크한 자세 그대로 측정

· 한 번의 흡기와 호기를 합하여 1회의 호흡으로 측정

· 남자 : 복식호흡

· 여자 : 흉식호흡

㉣ 호흡의 양상

· 쿠스마울 호흡 : 당뇨병 혼수 시 볼 수 있는 깊고 빠른 호흡, 호흡 시 과일냄새가 남

· 체인스톡 호흡 : 임종 시 볼 수 있으며 깊은 호흡과 무호흡이 번갈아 일어나는 호흡

(4) 혈압

혈액이 혈관벽을 흐를 때 생기는 압력

① **생리적 기전**

㉠ 수축기압 : 심장의 수축기 때 좌심실에서 동맥관 내로 혈액이 나와 생기는 압력

㉡ 이완기압 : 대동맥에서 일시 저장되었던 혈액이 이완기에 말초혈관으로 흘러갈 때 압력

㉢ 맥압 : 수축기압−이완기압이 보통 30~50mmHg

② **혈압 측정 시 주의사항**

㉠ 환자의 팔을 심장 높이에 두고 잰다.

㉡ 커프 : 팔이나 대퇴 부위에 약 2/3를 덮는 정도의 크기 사용

㉢ 수은주는 초당 2~4mmHg의 속도 기준으로 내림

㉣ 반복 측정 시에는 최소 30초 후에 측정

03 건강사정

(1) 신체검진 방법

① **시진** : 신체 부위를 노출시킨 후 색, 모양, 움직임, 크기 등의 상태를 관찰

② **촉진** : 진동감, 기관과 조직의 위치, 크기, 압통 등을 감지

③ **타진** : 몸의 표면을 두드려 그 소리를 듣거나 진동을 느끼는 방법

④ **청진** : 신체 내부의 소리를 듣고 상태를 확인하는 것

(2) 신체검진의 순서

· 일반적인 순서 : 시진 → 촉진 → 타진 → 청진

· 복부검진 순서 : 시진 → 청진 → 타진 → 촉진

04 기본 진단 검사와 간호

(1) 임상병리검사

① **혈액검사**

㉠ 전혈구검사(Complete Blood Count ; CBC) : 혈액 내 적혈구, 혈소판, 백혈구 수를 확인하여 혈액 질환, 감염성 질환 여부를 확인

㉡ 혈액화학검사(Blood Chemistry) : 간과 신장의 상태를 예측할 수 있는 지표

㉢ 동맥혈 가스검사(Arterial Blood Gas Analysis ; ABGA) : 신체의 산염기 균형과 산소 공급 상태를 파악하기 위한 검사

> **Tip**
> ❀ 동맥혈 가스검사의 정상범위
> · 동맥혈의 산도(pH) : 7.35~7.45
> · 이산화탄소분압(PCO_2) : 35~45mmHg
> · 산소분압(PO_2) : 90~100mmHg
> · 중탄산염(HCO_3) : 22~26mEq/l

② **소변검사** : 당뇨의 진단이나 신장질환, 감염 등의 전신 상태를 알아내는 진단법

㉠ 요검사

· 처음에 나오는 소변을 버리고 중간소변으로 수집(30~50cc로 컵의 2/3 이상 받도록 함)

· 검사물은 되도록 빨리 보내고 운반이 지연되는 경우에는 냉장 보관

㉡ 요배양검사

· 요로감염을 일으키는 미생물을 확인하고 원인균을 찾아 항생제를 결정하기 위함

· 인공 도뇨를 통하여 무균적으로 채취

㉢ 24시간 소변 수집검사 : 첫 소변은 버리고 다음날 마지막 시간까지의 모든 소변 수집

③ **배양 및 감수성 검사**

㉠ 원인균을 규명하고 병원균 치료 시 항생제 선택의 지침으로 사용

㉡ 배양검사를 위한 검사물은 오염되지 않도록 무균적으로 수집

④ **대변검사**

㉠ 잠혈검사의 경우 검사 3일 전부터 붉은색 채소, 육류, 철분제제는 제한

㉡ 기생충 검사의 경우 대변을 받는 즉시 검사실로 보냄

⑤ **객담검사** : 이른 아침에 첫 기침을 하여 받아야 함

(2) 진단적 검사

① **X-ray**

㉠ 엑스레이를 투사하여 내부 구조를 영상화

㉡ 금식 필요 없음

② 정맥신우촬영(IVP)
　㉠ 검사 6~8시간 전부터 금식
　㉡ 관장 시행
　㉢ 검사 전 12~24시간 정맥 주입 제한
③ 기관지경 검사
　㉠ 검사 8~12시간 전부터 금식
　㉡ 검사 후 구개반사가 돌아올 때까지 금식
　㉢ 검사 후 호흡곤란 관찰
④ 요추천자
　㉠ 자세 : 새우등 자세(제3~4번 요추 사이)
　㉡ 검사 후 간호 : 뇌척수액 유출을 방지하기 위해 앙와위
　㉢ 뇌척수액 : 실온 보관
　㉣ 수분 섭취 권장
⑤ 위내시경(GFS)
　㉠ 검사 전 8시간 금식
　㉡ 검사 후 갑자기 일어나는 상복부 통증, 열, 오한, 출혈 등의 증상은 의사에게 즉시 보고

(3) 기타
① 심전도(Electro Cardio Graphy, ECG = EKG)
　㉠ 부정맥과 관상동맥 질환의 진단에 주로 사용
　㉡ 검사 준비 : 금식 필요 없음, 검사 전 24시간 동안 카페인 금지
② 기초신진대사율(BMR ; Basal Metabolic Rate)
　㉠ 깨어있는 상태에서 신체를 유지하는 데 필요한 최소 에너지량
　㉡ 검사 전 안정과 금식
　㉢ 갑상선 기능 검사 등에 이용

05 감염 관리 간호

(1) 감염
미생물이 숙주의 생체 내에 침입, 증식하고 숙주에 영향을 주는 상태
① 병원 감염
　㉠ 감염 유발 요인 : 세균, 바이러스, 곰팡이, 기생충, 다약제 내성균 등
　㉡ 감염 예방의 가장 효과적인 방법 : 손 씻기
　㉢ 대표적 병원 감염 : 수술 부위 창상 감염, 폐렴, 패혈증, 비뇨기계 감염(병원 감염의 40%로 가장 흔함)
　㉣ 외인성 감염 : 인체 외부에 있는 균이 체내로 들어와 발생하는 감염

> **Tip**
> ※ 교차 감염이란?
> 의료인의 손이나 병원 기구를 통해 환자가 감염되는 것

　㉤ 내인성 감염 : 인체 내부의 정상 상주균이 과성장하여 감염을 일으키는 것
　㉥ 의원성 감염 : 의학적 치료, 진단 절차에 의한 감염
② 표준주의 : 환자의 진단명이나 감염 상태 등에 상관없이 모든 환자에게 기본 감염 관리 원칙을 적용
③ 표준주의 지침
　㉠ 모든 처치의 전과 후에는 손 씻기 시행
　㉡ 다음 접촉 시 깨끗한 장갑을 착용
　　• 혈액, 체액, 분비물과 배설물 및 이러한 신체 물질을 담은 물품들
　　• 점막
　　• 손상된 피부
　㉢ 다음의 경우엔 즉시 손 씻기를 실시
　　• 혈액, 체액, 분비물과 배설물 등 오염된 것과 직접 접촉했을 때
　　• 장갑을 벗은 후
　　• 대상자 접촉 사이
　㉣ 혈액, 체액, 배설물, 분비물이 튀기 쉽거나 옷이 더럽혀질 수 있는 경우 가운을 착용
　㉤ 사용한 바늘은 구부리거나 뚜껑을 씌우지 않음
　㉥ 상처는 정확한 무균법을 적용

> **Tip**
> ※ 상처 소독 순서
> 청결한 부위 → 오염된 부위, 중심부터 → 바깥쪽(나선형)으로 닦아줌

　ⓐ 소독면 하나로 한 번씩 닦고 버려야 함
　ⓑ 소독 부위마다 장갑과 드레싱 세트 교체
　ⓒ 인공 도뇨 시 도뇨관은 무균적으로 삽입
　ⓓ 소변 백은 폐쇄적으로 유지하며 항상 방광 아래 위치하도록 함
④ 감염 관련 용어
　㉠ 무균술 : 미생물의 전파를 예방하는 방법 중 하나로 질병을 일으키는 미생물을 없애는 것
　㉡ 소독
　　• 전염성 병균을 죽이는 방법으로 모든 잠재적 감염원을 제거하지 못함
　　• 포자(아포)까지 사멸하지는 못함
　㉢ 멸균 : 포자(아포)를 포함한 모든 미생물의 완전한 파괴를 의미
　㉣ 방부 : 세균의 생활환경을 불리하게 하여 유해한 미생물의 증식이나 발육을 저지하는 것

(2) 감염 관리
① 소독 : 세균성 아포를 제외한 병원성 미생물을 제거하는 방법
　㉠ 자비 소독
　　• 끓는 물속에 넣어 소독

- 아포를 가진 세균과 일부 바이러스는 제거할 수 없음
- 소독할 물품이 완전히 잠기도록 함
  (끓기 시작해서 10~20분간 끓임)
- 유리 제품은 처음부터 찬물에 넣음
  (끓기 시작해서 10분간 끓임)
- 감염병 환자의 식기 소독에 적합
- 상아, 고무제품은 열에 민감하여 자비소독에 부적합
ⓛ 결핵환자 객담의 완전한 소독법 : 소각법
ⓒ 일광 소독 : 자외선의 살균력 이용
  (의류, 침구, 기구, 서적에 적합)
ⓔ 종말 소독 : 환자가 퇴원 또는 사망 후 하는 소독
② **멸균** : 아포를 포함한 모든 미생물을 사멸하는 것

종류	방법	적용 및 장점	단점
고압 증기 멸균법	• 120℃, 15파운드의 고압을 이용 • 20~30분 소요	• 가장 많이 쓰는 방법 • 관리 방법 편리 • 독성이 없고 저렴 • 유효기간 : 14일 • 적용물품 : 수술기구, 일반기구, 린넨물, 스테인레스	• 내시경이나 고무제품은 적용하기 어려움
에틸렌 옥사이드 (E·O gas)	• 38~55℃, 냉멸균	• 열에 약한 기구에 적용 • 마모되기 쉬운 기구 • 침투력이 강하고 효과적 • 유효기간이 김 • 적용물품 : 고무제품, 내시경, 각종 카테터, 세밀한 수술기구	• 가격이 비쌈 • 독성이 있음 • 8~16시간 통기시간 필요
건열 멸균법	• 120~140℃에서 3시간 • 160℃에서 1~2시간	• 고온으로 인한 파괴효과 • 적용물품 : 파우더, 유리, 오일, 금속제품, 바셀린 거즈 등	• 멸균 시간이 오래 걸림

(3) 내과적 무균법

미생물의 수와 확산을 감소시키기 위한 방법
① **내과적 무균술이 적용되는 경우** : 관장, 비위관 삽입 등 비침습적인 처치
② **내과적 손 씻기** : 손이 팔꿈치보다 항상 아래로 향하게 함

(4) 외과적 무균법

아포를 포함한 모든 미생물의 침입을 방지하는 것
① **외과적 무균술이 적용되는 경우** : 수술 부위 창상 드레싱, 도뇨관 삽입 등 침습적인 처치
② **외과적 손 씻기**
  ㉠ 손을 팔꿈치보다 높게 한 상태로 솔과 소독제를 이용하여 10~15분간 씻는 것
  ㉡ 손 세척 후에도 손끝을 팔꿈치보다 높게 유지
③ **일반적인 원칙**
  ㉠ 멸균 유효기간이 지나면 멸균으로 볼 수 없음

ⓛ 허리선 이하의 멸균품은 오염된 것으로 간주
ⓒ 멸균 영역 바깥에서 2.5cm 이내의 가장자리는 오염된 부분으로 간주
ⓔ 멸균 포장이 젖으면 미생물이 침투하여 오염된 것으로 간주
ⓜ 공기에 오랜 시간 노출되면 오염된 것으로 간주
ⓢ 멸균 영역에서 사용되는 모든 물품은 멸균되어야 함
ⓞ 멸균된 포장을 여는 순서 : 준비하는 사람으로부터 먼 쪽부터
④ **멸균 용액 따르기**
  ㉠ 뚜껑을 들고 있을 때 멸균된 내면이 아래로 향하도록 함
  ㉡ 테이블 위에 놓아야 할 경우 멸균된 내면이 위로 향하도록 함
  ㉢ 병의 입구는 오염된 것으로 간주하므로 용액을 조금 따라 버리고 사용
⑤ **이동 섭자 사용법**
  ㉠ 한 용기에 하나의 섭자만 꽂아야 함
  ㉡ 섭자통의 가장자리는 오염된 영역으로 간주하므로 닿지 않도록 함
  ㉢ 섭자의 끝은 항상 아래로 향해야 함
  ㉣ 이동 섭자는 멸균된 물품을 꺼낼 때와 옮길 때만 사용
  ㉤ 섭자의 끝은 항상 허리 위에 위치해야 함
  ㉥ 섭자통에서 꺼낼 때 섭자의 양쪽 면은 맞물린 상태로 꺼냄
  ㉦ 24시간마다 소독

(5) 격리

① **격리** : 환자의 질병이 타인에게 전파되는 것을 보호
② **역격리**
  ㉠ 감염에 민감한 사람을 위해 외부의 균으로부터 환자를 보호
  ㉡ 격리, 역격리 모두 내과적 무균술에 해당
③ **코호트 격리** : 동일한 미생물에 감염된 환자들을 같은 병실에 격리
④ **가운 착용**
  ㉠ 병실 안에 가운을 걸 때 : 가운의 외면이 겉으로 나오게 건다.
  ㉡ 병실 밖에 가운을 걸 때 : 가운의 내면이 겉으로 나오게 건다.

06 습도 유지 간호

(1) 습도 유지 주의점

① 가습기 사용 시 위생적으로 관리(매일 1회 청소)
② 수증기가 대상자에게 직접 닿지 않도록 함

07 호흡의 치료적 간호

(1) 산소요법

① **비강 캐뉼라** : 저농도의 산소만 공급하며 대상자에게 적용이 쉬움
② **산소 마스크** : 짧은 시간에 많은 양의 산소를 공급하며 대상자가 답답함을 느낄 수 있음
③ **벤츄리 마스크** : 만성 폐쇄성 폐질환 대상자에게 적합하며 가장

정확한 농도로 산소를 공급
④ 주의사항
㉠ 가연성 물품을 두지 않음
㉡ 화재에 대한 매뉴얼, 소화기 위치와 사용법 숙지

(2) 기관 절개 간호
① 기관 절개 부위 세균 번식을 막기 위해 매일 소독
② 습도 유지를 위해 젖은 거즈로 입구를 덮어줌

(3) 흡인
① **의식 있는 대상자 체위** : 반좌위
② **의식 없는 대상자 체위** : 측위
③ **흡인기 압력** : 성인기준 100~120mmHg
④ 카테터 삽입 중에는 압력을 걸지 않음(기관 점막 손상 예방)
⑤ 흡인 시간은 1회 10초 이내로 하고 총 5분을 넘지 않도록 함
⑥ 흡인과 흡인 사이 휴식 확보, 기침과 심호흡 격려
⑦ 흡인의 모든 절차는 무균술 유지
⑧ 흡인병, 카테터 세척 용액을 주기적으로 교환

08 병원 환경

(1) 편안한 환경
① **온도** : 20~22℃
② **습도** : 40~60%, 호흡기계통 질환자는 50~60%
③ **환기**
㉠ 환자에게 직접적으로 바람이 닿지 않도록 주의
㉡ 환기의 효과 : 발열 촉진, 순환 증진, 호흡 증진, 모세혈관 자극
④ **조명** : 자극을 최소화할 수 있는 조명, 야간은 간접조명 이용
⑤ **소음** : 조용한 환경을 제공

(2) 안전한 환경
① 낙상 예방
② 약물사고 예방

> **Tip**
> ※ 병원 환경의 요소 중 중요한 순서
> 환기 > 습도 > 온도

09 침상 만들기

(1) 침상의 종류와 목적
① **빈 침상**
㉠ 환자가 새로 입원하였을 때 사용할 수 있도록 만든 침상
㉡ 침상 끝까지 침상보를 덮어둔 상태
② **개방 침상**
㉠ 환자가 사용 중이거나 곧 사용할 침상
㉡ 환자가 침상에 들어가기 편리하도록 위 침구를 걷어놓은 침상
③ **사용 중 침상**
㉠ 환자가 움직일 수 없어 누워있는 상태에서 침상을 교환하는 것
※ 낙상주의 : 침상 난간(Side Rail)을 유지
④ **크래들 침상**
㉠ 위 침구의 무게가 환자에게 전달되지 않도록 하기 위한 침상
㉡ 화상 환자, 젖은 석고붕대 환자에 적합
⑤ **골절 환자 침상**
㉠ 골절된 부위를 고정하고 환자의 근육을 반듯하게 유지하기 위한 침상
㉡ 신체선열을 유지하기 위해 딱딱한 침상을 준비
⑥ **수술 후 환자 침상**
㉠ 수술 후 병실로 돌아온 대상자에게 편안함을 제공
㉡ 수술로 인해 구토 가능성이 있는 대상자를 위한 침상
㉢ 머리 쪽에도 고무포 준비

(2) 보조기구
① **크래들** : 위 침구의 무게가 환자에게 전달되지 않도록 하기 위한 보조기구
② **발 지지대**
㉠ 침요에 직각으로 놓여 대상자의 발을 지지
㉡ 족저굴곡을 예방
③ **대전자 두루마리** : 대퇴의 외회전 방지

(3) 침상 만들기
① **침상 만들기 사용 순서**

> 침요잇 → 밑홑이불 → 고무포 → 반홑이불 → 윗홑이불 → 담요 → 침상보

② **침상 만드는 법**
㉠ 밑홑이불의 솔기를 밑으로 가도록 함
㉡ 밑홑이불의 중앙과 침대의 중앙선을 맞춘 후 깔도록 함
㉢ 침대 머리 부분의 홑이불은 침요 밑으로 여유 있게 넣어야 함
㉣ 고무포는 어깨부터 무릎까지 위치하도록 함
㉤ 고무포 위에 반홑이불을 솔기가 아래로 향하도록 함
㉥ 윗홑이불은 솔기가 위로 오도록 함
㉦ 담요는 침대 상부에서 15~20cm을 내려와서 펴야 함
㉧ 베개의 터진 부분이 출입구의 반대쪽을 향하도록 함
③ **주의사항**
㉠ 침상은 주름이 없고 깨끗하고 건조한 상태를 유지해야 함
㉡ 침상 만드는 동안 내과적 무균술을 적용하여 미생물에 오염되지 않도록 해야 함

⑩ 개인 위생 간호

(1) 목욕

① 통목욕

㉠ 42~44℃의 온수 사용, 실내온도 24℃

㉡ 안전 위험이 없고 금기가 아닌 움직일 수 있는 대상자

㉢ 통목욕 중 어지러운 증상을 호소하거나 쓰러진 경우 : 먼저 통의 물을 뺀 후 머리를 낮추고 다리는 상승시킴

㉣ 목욕 시간이 20분이 넘지 않도록 함

② 침상 목욕

㉠ 독립적으로 통목욕이나 샤워를 할 수 없는 대상자

㉡ 43~46℃의 온수 사용

㉢ 침상 목욕하는 순서

> **깨끗한 부분 → 더러운 부분**
>
> 눈 → 코 → 귀 → 손 → 발 → 액와 → 가슴 → 복부 → 다리 → 등, 둔부, 회음부 간호

- 가능하면 회음부는 환자 스스로 할 수 있도록 도움
- 순서에 맞게 신속하게 진행 : 약 5~10분정도 소요
- 혈액순환을 증진시키기 위해 말초에서 중추로 닦음
- 눈은 안에서 바깥을 향하여 각각 다른 수건을 사용하여 닦음

③ 영아 목욕

㉠ 40~42℃의 온수

㉡ 건강한 아이 : 통목욕

㉢ 허약한 아이, 조산아, 미숙아 : 스펀지 목욕 또는 오일 목욕

㉠ 제대 간호 : 70% 알코올 사용

④ 좌욕 : 회음부와 항문 주위의 염증 완화와 회복을 촉진시키기 위한 목욕

⑤ 약물 목욕 : 중조와 전분은 소양감 감소, 피부 진정 효과

⑥ 알코올 목욕

㉠ 열을 내리기 위한 목욕

㉡ 50% 알코올 사용

㉢ 얼굴을 제외한 전신을 닦아줌

㉣ 머리에는 얼음 주머니를 해주고 발에는 더운물 주머니를 제공

⑦ 미온수 목욕

㉠ 증발기전을 이용하여 체온을 하강시키는 효과

㉡ 이마, 겨드랑이, 서혜부는 물수건을 이용하여 닦음(복부는 제외하고 닦아야 함)

(2) 구강 간호

① 구강 간호 주의사항

㉠ 무의식 대상자들은 흡인의 위험성이 있으므로 주의 (반드시 측위를 취해야 함)

㉡ 이동 섭자 사용 시 환자의 치아에 직접 닿지 않도록 주의

㉢ 과산화수소를 장시간 사용하게 되면 치아 에나멜층이 손상 : 물로 철저히 헹구도록 함

② 의치 관리 방법

㉠ 세면대에 수건을 깔아 떨어져도 파손되지 않도록 함

㉡ 흐르는 찬물에 세정제와 칫솔을 이용하여 닦아야 함

㉢ 뚜껑이 있는 투명한 컵에 의치를 찬물에 넣어 보관

㉣ 의치를 삽입하기 전에 입안을 헹굼

(3) 등 마사지

① 등 마사지 금기 대상자

㉠ 염증이 주위 조직으로 퍼질 염려가 있는 대상자

㉡ 전염 가능성이 있는 피부 질환자

㉢ 매우 허약한 대상자

㉣ 혈전성 정맥염이 있어 색전 위험이 있는 대상자

㉤ 늑골 골절 환자

㉥ 악성종양 세포가 주위 조직으로 전파될 수 있는 대상자

② 등 마사지 방법

㉠ 알코올은 50%를 사용하고 노인이나 탈수, 영양 부족 대상자는 사용하지 않음

㉡ 등 마사지 시 자세 : 복위 또는 측위

㉢ 등 마사지 시 천골 부위에 붉은 변화가 올 경우에는 마사지를 중단

⑪ 더운 것과 찬 것

(1) 더운물 주머니

① 더운물 주머니 목적

㉠ 혈관 확장 : 산소와 영양소의 공급과 노폐물 이동

㉡ 체온 상승

㉢ 순환 증진, 대사 증진

② 더운물 주머니 주의사항

㉠ 46~52℃의 온도

㉡ 물이 식으므로 2시간마다 교환

㉢ 20~30분 내로 적용, 45분 이상 하지 않도록 함 (혈관 수축 등 부작용 발생)

③ 더운물 주머니 금지 대상자

㉠ 개방 상처가 있는 대상자

㉡ 순환장애가 있는 대상자

㉢ 원인 모를 복통, 염증이 있는 대상자

㉣ 의식, 감각장애가 있는 대상자

(2) 얼음물 주머니

① 얼음물 주머니 목적

㉠ 체온 하강

㉡ 혈관 수축(출혈을 예방하고 지혈)

ⓒ 대사 감소
ⓓ 염좌와 부종 감소

② 얼음물 주머니 주의사항
ⓐ 얼음은 모가 난 곳이 없도록 함
ⓑ 무감각 호소 시 즉시 중지

③ 얼음물 주머니 금지 대상자
ⓐ 빈혈이 있는 대상자
ⓑ 개방 상처가 있는 대상자
ⓒ 순환장애가 있는 대상자
ⓓ 감각, 의식장애가 있는 대상자

12 식사 돕기

(1) 위관 영양

정상적인 식사를 할 수 없는 경우 비강으로 위관을 삽입하여 영양을 공급하는 것

① 비위관 삽입
ⓐ 비위관(Levin Tube) : 코를 통해 위까지 도달하는 관 (16~18Fr 사용)
ⓑ 환자의 자세 : 반좌위
ⓒ 비위관 삽입 시 목을 뒤로 젖히라고 함
ⓓ 위관이 인두를 지날 때 턱을 내리고 자주 침을 삼키도록 함
ⓔ 비위관이 위장내로 잘 들어갔는지 확인 후 위관을 옷핀으로 고정

② 위관의 위치 확인법
ⓐ X-ray를 통해서 확인
ⓑ 위 내용물로 체액의 pH를 확인
  • pH 0~4 : 위액
  • pH 7 이상 : 기관 내
ⓒ 비위관 끝을 물그릇에 넣어 기포 발생 유무를 확인 : 만일 공기가 발생하면 기관에 삽입된 것이므로 관을 제거
ⓓ 위관에 공기 10~20cc를 넣고 공기의 흐름을 청진기로 확인 : "꼬르륵" 소리가 나는지 확인

③ 비위관으로 영양액 공급
ⓐ 영양액은 체온보다 약간 높은 온도
ⓑ 영양액 주입 전에 먼저 물을 20~30cc 통과시키고 영양액을 주입
ⓒ 영양액 주입이 끝나면 다시 물 30~60cc 주입
ⓓ 공기가 들어가지 않도록 주의
ⓔ 주입 후 가능하면 좌위로 30분 이상 앉아 있도록 함

④ 비위관 제거하는 법
ⓐ 자세 : 반좌위
ⓑ 위관을 조절기로 잠그고 비위관 제거 직전 심호흡을 한 뒤 숨을 잠시 멈추라고 함
ⓒ 한 번에 중간 속도로 위관을 뽑은 뒤 구강 간호를 실시
⑥ 위 잔류량 확인 : 매 영양액 주입 시 마다 위 잔류량을 확인

13 배변 돕기

(1) 관장의 종류

① 배출관장 : 연동운동으로 결장의 분변 제거
② 정체관장(약물관장, 보유관장) : 관장 용액을 장시간 장내에 머무르게 하는 관장
③ 구풍관장 : 장내 가스를 제거하기 위한 관장
④ 수렴관장 : 지혈을 주목적으로 하는 관장
⑤ 수지관장(Finger Enema) : 관장으로 해결되지 못한 분변을 제거하는 직접적인 관장

(2) 관장의 일반적인 지침

① 대상자 체위 : 심스위(Sims Position)
② 관장용액 온도 : 40~43℃
③ 관장통의 높이 : 40~60cm
④ 관장튜브 크기 : 성인 22~30Fr(대상자의 연령과 체격에 따라 달라짐)
⑤ Rectal Tube 삽입 길이
ⓐ 성인 : 7~10cm
ⓑ 아동 : 5~8cm
ⓒ 삽입되는 길이만큼 수용성 윤활제를 적용해 삽입 시 자극되지 않도록 함
⑥ 관장액 보유 시간 : 5~15분, 정체(약물·보유)관장의 보유 시간은 1시간

(3) 주의사항

① 용액 주입 시 복부에 힘을 주지 말고 입을 벌려 숨 쉬게 함
② 용액이 조금 남았을 때 관장을 끝내도록 함(공기 주입 방지)
③ 용액을 튜브로 흘려보낸 후 관장 시작
④ 관장통의 높이가 높을 경우 복통을 호소할 수 있음
⑤ 관장 후 바로 변의가 있더라도 보유 시간을 지켜야 함을 설명

14 배뇨 돕기

(1) 비뇨기계 구조

① 신장, 요관, 방광, 요도로 구성
ⓐ 신장 : 2개의 신장이 후복강내에 위치
ⓑ 요관 : 신우에서 방광까지 소변의 이동 경로
ⓒ 방광
  • 요를 저장하며 부교감신경의 작용에 의해 평활근 수축으로 배뇨
  • 여성의 방광은 자궁 앞에 위치

제1과목 기초간호학 개요　　　　　　　　　　　　　　　　　　　　　　| 이론편 |

ⓔ 요도 : 소변의 통로

　　• 여성의 요도 : 약 3~6cm

　　　(여성은 요도가 짧아 남성보다 요로 감염 가능성이 높음)

　　• 남성의 요도 : 약 20cm

(2) 배뇨 촉진법

① 앉은 상태로 허리를 앞으로 구부림

② 좌욕

③ 방광 위를 가볍게 눌러주기

④ 흐르는 물소리를 들려줌

⑤ 따뜻한 변기를 제공

⑥ 금기가 아니라면 수분 섭취 권장

(3) 인공 도뇨

① **단순 도뇨**

　㉠ 체위 : 여성은 배횡와위, 남성은 앙와위

　㉡ 여자는 5~6cm, 남자는 18~20cm 정도 삽입

② **유치 도뇨**

　㉠ 도뇨관 끝에 수용성 윤활제를 바름

　㉡ 멸균 섭자를 이용하여 소독솜을 집어 회음부를 소독

　　• 여성 : 대음순 → 소음순 → 요도(위에서 아래로) 닦음

　　• 남성 : 요도구에서 시작하여 음경의 아래쪽으로 둥글게 소독

　㉢ 도뇨관 삽입 후 소변이 나오기 시작하면 1.5~2.5cm 더 삽입

　㉣ 도뇨관을 고정하기 위해 증류수를 이용하여 관 끝 풍선을 부풀림

　㉤ 도뇨관을 소변 주머니에 연결

　㉥ 소변 주머니는 항상 방광보다 아래에 위치

15 체위 유지 돕기

(1) 체위 유지의 기본원칙

① 침상은 주름이 없고 깨끗하고 건조한 상태를 유지

② 바른 신체선열을 유지하기 위하여 단단한 매트리스를 사용

③ 뼈의 돌출 부위에 압력이 가해지지 않도록 주의

④ 체위 변경은 2시간마다 시행

⑤ 체위에 따라 적합한 부위에 지지대를 제공

⑥ 관절은 약간 굴곡시키도록 함

⑦ 금기가 아니라면 적당한 운동을 할 수 있도록 도움

(2) 체위의 종류

종류	설명	특징
앙와위	배와 가슴을 위로 하고 등으로 반듯하게 누운 자세	• 남성 인공 도뇨 시 • 요추천자 후, 척추마취 시 • 요추 골절 시
배횡와위	다리를 약간 벌리고 무릎을 세운 자세	• 여성 인공 도뇨 시 • 복부검사 시
반좌위 (파울러씨체위)	침대 머리 부분을 올려서 앉히는 자세	• 폐 확장에 도움이 되는 체위 • 호흡곤란, 심장질환 환자에게 적합 • 위 내용물 역류 방지
트렌델렌버그 체위	반듯하게 누운 상태에서 다리를 상승시키는 자세	• 쇼크 시 체위
쇄석위 (절석위)	누운 상태에서 진찰대 하단 발걸이에 발을 올려놓는 자세	• 산부인과 진료 시 • 생식기와 방광검사 시
슬흉위	무릎을 꿇은 자세로 대퇴는 바닥에 수직이 되게 하고 무릎과 가슴은 바닥에 닿는 자세	• 직장이나 대장검사 시 • 월경통 완화, 태아 위치 교정 • 골반 장기를 이완시킴
복위	머리를 옆으로 돌리고 엎드려 눕는 체위	• 등 근육의 휴식 • 분비물의 배액 • 토물의 기도 흡인 방지 • 금기 : 경추나 요추장애가 있는 경우
심스위	측위와 복위의 중간형태	• 관장, 항문검사 시
측위	척추가 정상 곡선을 유지하도록 옆으로 눕는 자세	• 기도 흡인 방지 • 천골 부위에 압력을 주지 않는 체위

16 활동과 운동

(1) 운동의 종류

① **등장성 운동**

　㉠ 근육의 길이가 짧아지거나 길어지면서 힘을 내는 운동

　㉡ 관절의 움직임이 있는 운동

② **등척성 운동**

　㉠ 근육 길이의 변화가 없는 운동

　㉡ 관절의 사용이 없는 운동

③ **능동 운동** : 스스로 자신의 관절과 근육을 사용하여 운동하는 것

④ **수동 운동** : 근육 수축은 할 수 없지만 운동을 제공하여 관절의 가동성을 유지시키는 것

⑤ **유산소 운동** : 산소의 소모가 큰 운동으로 걷기, 달리기, 수영이 대표적

(2) 보행 간호

① 목발 보행
- ㉠ 2점 보행 : 두 발에 체중이 실림
- ㉡ 3점 보행 : 목발 → 아픈 발 → 건강한 발
- ㉢ 계단 오르기 : 건강한 다리 → 목발 → 아픈 다리
- ㉣ 계단 내려오기 : 목발 → 아픈 다리 → 건강한 다리
- ㉤ 목발 사용 시 체중은 손과 손목에 지지

② 지팡이 보행
- ㉠ 평지 진행 순서 : 지팡이 → 아픈 다리 → 건강한 다리
- ㉡ 계단 내려오기 순서 : 지팡이 → 아픈 다리 → 건강한 다리
- ㉢ 계단 오르기 순서 : 지팡이 → 건강한 다리 → 아픈 다리

17 억제대 간호

(1) 억제대 일반적인 지침
① 뼈가 돌출된 부위에는 패드를 대어 보호
② 억제대는 너무 끼지 않도록 해야 함
③ 매듭은 잡아당길 경우 억제대가 조여져서는 안 됨
④ 혈액순환 장애가 일어나지 않도록 최소 4시간마다 풀어줌
⑤ 억제대는 침상난간(Side Rail)이 아닌 침상틀에 묶어야 함

(2) 억제대의 종류

종류	설명
자켓 억제대	• 지남력에 변화가 있거나 낙상의 위험이 있는 환자에게 적용 • 환의 위에 자켓을 입고 등 쪽에서 잠겨지는 억제대 • 휠체어에 앉아있거나 침대에 누워있는 동안 적용
손목 또는 발목 억제대	• 손과 발의 움직임을 제한하기 위해 적용 • 손목과 팔목은 패드로 보호 • 매듭은 클로브히치
팔꿈치 억제대 (주관절 억제대)	• 주로 영아들의 팔꿈치에 적용 • 소아의 정맥주사 후 • 피부를 긁지 못하도록 방지
장갑 억제대	• 피부의 문제로 긁는 것을 방지 • 손과 손가락의 움직임만 제한, 팔의 움직임은 제한이 없음 • 환자의 신체에 삽입된 기구나 드레싱을 보호
전신 억제대 (홑이불 억제대)	• 영아의 치료나 검사 시 몸통과 팔다리의 움직임을 제한

18 상처 간호

(1) 상처 간호
① 상처 치유에 영향을 미치는 요인 : 영양, 연령, 비만, 흡연, 약물, 스트레스 등
② 상처 간호 시 소독용액 : 붕산수, 생리식염수 0.9% NS, 과산화수소, 베타딘(알코올은 사용하지 않음)

③ 상처 간호의 원칙
- ㉠ 철저한 외과적 무균술 적용
- ㉡ 상처마다 별개의 드레싱 세트 사용
- ㉢ 소독제 30초 이상 적용
- ㉣ 드레싱 세트는 사용 직전 열어 사용
- ㉤ 오염이 의심되면 오염된 것으로 간주
- ㉥ 상처 간호 전후 반드시 손 씻기
- ㉦ 드레싱 순서
  - 오염이 덜 된 부위 → 오염된 부위
  - 수술 부위 → 주변 조직

(2) 붕대법

① 붕대법의 종류

환행대	같은 부위를 겹치게 감으며 붕대의 시작과 끝맺음에 적용
나선대	사선으로 겹치게 감는 것으로 굵기가 비슷한 부위에 적용
나선 절전대	굵기가 일정하지 않은 부위에 적용
8자대	관절 부위에 적용
회귀대	손가락, 머리 등의 말단이나 절단 부위에 적용
유방바인더	유즙 분비 감소, 유방 지지
T-바인더	회음부의 드레싱 고정
삼각바인더	팔, 전박 지지

② 붕대법의 원칙
- ㉠ 붕대 적용 부위의 말초는 노출시킴
- ㉡ 말초 → 몸 중심으로 감음
- ㉢ 혈액순환에 장애를 일으키지 않게 적용
- ㉣ 뼈 돌출 부위는 패드를 대줌
- ㉤ 배액이 있는 상처는 느슨하게 감음
- ㉥ 상처 위나 민감한 부위 위에서 매듭짓는 것을 금함
- ㉦ 관절은 약간 구부린 상태를 유지한 채 적용
- ㉧ 붕대의 시작과 끝은 환행대로 함

(3) 욕창 간호

욕창이란 특정한 부위에 지속적인 압력이 가해져 순환장애로 인해 조직이 손상된 상태

① 욕창 원인 : 압력, 응전력, 마찰
② 욕창의 과정 : 순환장애 → 발적 → 열감 → 국소적 빈혈 → 궤양 → 조직의 괴사
③ 욕창 예방 간호
- ㉠ 2시간마다 체위 변경
- ㉡ 실금이나 상처배액으로부터 피부 보호
- ㉢ 응전력과 마찰로부터 피부 보호
- ㉣ 영양 보충(단백질, 비타민 C), 수분 섭취
- ㉤ 혈액순환 증진을 위해 마사지(뼈 돌출 부위는 마사지 금지)
- ㉥ 진동침대, 물침대, 변압침대 사용

제1과목 기초간호학 개요　　　　　　　　　　　　　　| 이론편 |

19 골절 환자 간호

(1) 골절의 치료

① **비수술적 치료** : 폐쇄적 정복과 함께 압박붕대, 부목, 석고붕대, 견인 등으로 고정

② **수술적 치료** : 골절의 내부 고정, 골절의 외부 고정

(2) 석고붕대

① **석고붕대** : 골절 교정에 가장 많이 사용하는 방법으로 정복 후의 골절편 고정을 위해 사용

② **석고붕대 간호**

　㉠ 사지의 끝을 노출시켜 혈액순환을 관찰

　㉡ 뼈 돌출 부위에 압박을 예방하기 위하여 거즈 등을 대줌

　㉢ 석고한 부위를 심장보다 높게 함

　㉣ 건조되는 시간은 24~48시간(크레들 침상 적용)

　㉤ 청색증, 부종, 동통, 저린감 등의 증상이 있을 시 바로 주치의에게 알림

(3) 견인

끈이나 무게 장치 등을 신체 부위에 연결하여 뼈가 일직선이 되도록 하기 위한 장치

① **견인장치의 일반적 간호**

　㉠ 환자의 체위 : 앙와위

　㉡ 환자의 요구가 있어도 추를 제거하면 안 됨

　㉢ 추가 땅에 닿지 않도록 해야 함

　㉣ 견인의 계속성 : 처방 없이는 절대 제거하면 안 됨

　㉤ 운동과 감각상태에 대한 관찰 : 청색증, 냉감, 무감각, 저림 등을 관찰

　㉥ 침상의 매트리스는 단단하고 편평해야 함

　㉦ 족저굴곡이 생기지 않도록 주의

20 수술 환자 간호

(1) 수술 전 간호

① **환자 준비**

　㉠ 금식

　㉡ 관장

　㉢ 삭모

　　• 미생물을 최소화하여 수술 부위 감염을 예방

　　• 삭모 시 면도날의 방향은 털의 방향과 동일한 방향으로 함

　　• 수술 부위보다 넓게 삭모

② **환자 교육**

　㉠ 합병증을 예방하기 위하여 교육의 효과가 큰 수술 전날 시행

　㉡ 기침과 심호흡, 체위 변경 교육 : 수술 후 올 수 있는 호흡기계 합병증인 무기폐와 폐렴 예방

　㉢ 다리운동 교육 : 수술 후 올 수 있는 순환기계 합병증인 혈전성 정맥염 예방

(2) 수술 날 간호

① **수술 전 투약**

　㉠ 아트로핀 : 호흡기의 점액 분비 감소

　㉡ 데메롤과 모르핀 : 환자 이완, 마취효과 증대

(3) 수술 후 간호

① **체위**

　㉠ 의식이 없을 때 : 고개를 옆으로 한 앙와위로 흡인 예방

　㉡ 의식이 있을 때 : 좌위나 반좌위

　　(수술 후 가장 많이 쓰이는 체위)

② **식이** : 장운동이 돌아오면 시작

　(차 → 유동식 → 연식 → 경식 → 일반식의 순서)

③ **환자 교육**

　㉠ 기침, 심호흡 : 호흡기 합병증인 무기폐와 폐렴 예방

　㉡ 다리운동, 사지운동, 조기이상

21 투약 간호

(1) 투약의 기본원칙 7 Right

① 정확한 약물(Right Drug)

② 정확한 용량(Right Dose)

③ 정확한 경로(Right Route)

④ 정확한 대상자(Right Client)

⑤ 정확한 시간(Right Time)

⑥ 정확한 기록

⑦ 정확한 교육

　※ 투약 시 7R을 적어도 3번씩 확인하여 투약사고를 예방

(2) 경구 투약 : 투약법이 편리하고 가장 경제적이지만 위장관과 치아에 자극이 됨

(3) 근육주사

① **주사 부위**

　㉠ 둔부의 배면 : 근육이 커서 반복 투약 용이, 가장 많이 사용되는 부위, 좌골신경 손상 위험

　㉡ 둔부의 복면 : 지방이 적고 혈관과 신경 분포가 없음

　㉢ 외측광근 : 유아나 둔근의 양이 적은 대상자에게 적용

　㉣ 삼각근 : 견봉돌기 아래 위치

② **주사 시 주의사항**

　㉠ 주사 시 90도 직각으로 삽입

　㉡ 바늘 삽입 후 내관을 뒤로 당겨보아 혈액이 나오는지 확인

　㉢ 주사 후 문지름

(4) 피하주사

① **주사 부위** : 복부, 대퇴전면, 견갑골, 상완외측후면
② **주사 시 주의사항**
   ㉠ 주사 시 45~90도 각도로 삽입
   ㉡ 바늘 삽입 후 내관을 뒤로 당겨보아 혈액이 나오는지 확인
   ㉢ 주사 후 문질러 줌(헤파린, 인슐린은 흡수에 영향을 미치므로 절대 문지르지 않음)

(5) 피내주사

항생제 과민반응 검사, 투베르쿨린 반응, 알레르기 반응 등 진단 목적

① **주사부위** : 주로 전완의 내측면
② **주사 시 주의사항**
   ㉠ 주사 시 15도 각도로 삽입
   ㉡ 주사 후 문지르지 않음
   ㉢ 정해진 관찰 시간에 주사 부위 경과 확인
      (투베르쿨린 반응 관찰 : 48~72시간 후 확인)

(6) 정맥주사

① **주사 시 주의사항**
   ㉠ 주사 시 30도 각도로 삽입
   ㉡ 혈관 역류 확인 후 주입

(7) 약 효과 빠른 순서

정맥주사 > 근육주사 > 피하주사 > 경구 투여

22 임종간호

(1) 임종의 단계

부정 → 분노 → 협상 → 우울 → 수용

(2) 임종 시 나타나는 증상

동공 확대, 체인스톡 호흡, 혈압 하강, 청색증, 그렁거리는 호흡음, 반사소실

(3) 사후간호

① 의사의 사망 선언이 있은 후 사후 간호를 시작한다.
② 사후강직 현상이 나타나므로 사체를 반듯하게 한다.

☑ MEMO

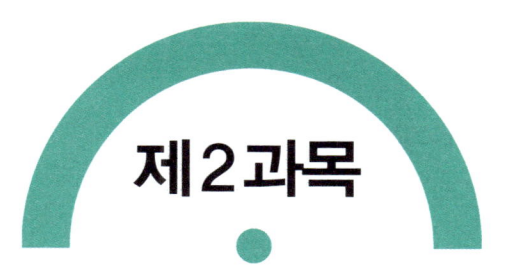

제2과목
보건간호학 개요

이론편

제 1 장 | 환경보건
제 2 장 | 보건교육

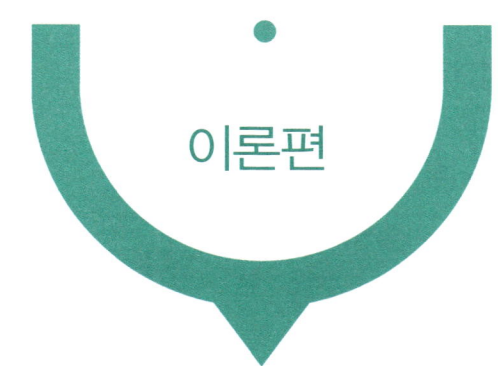

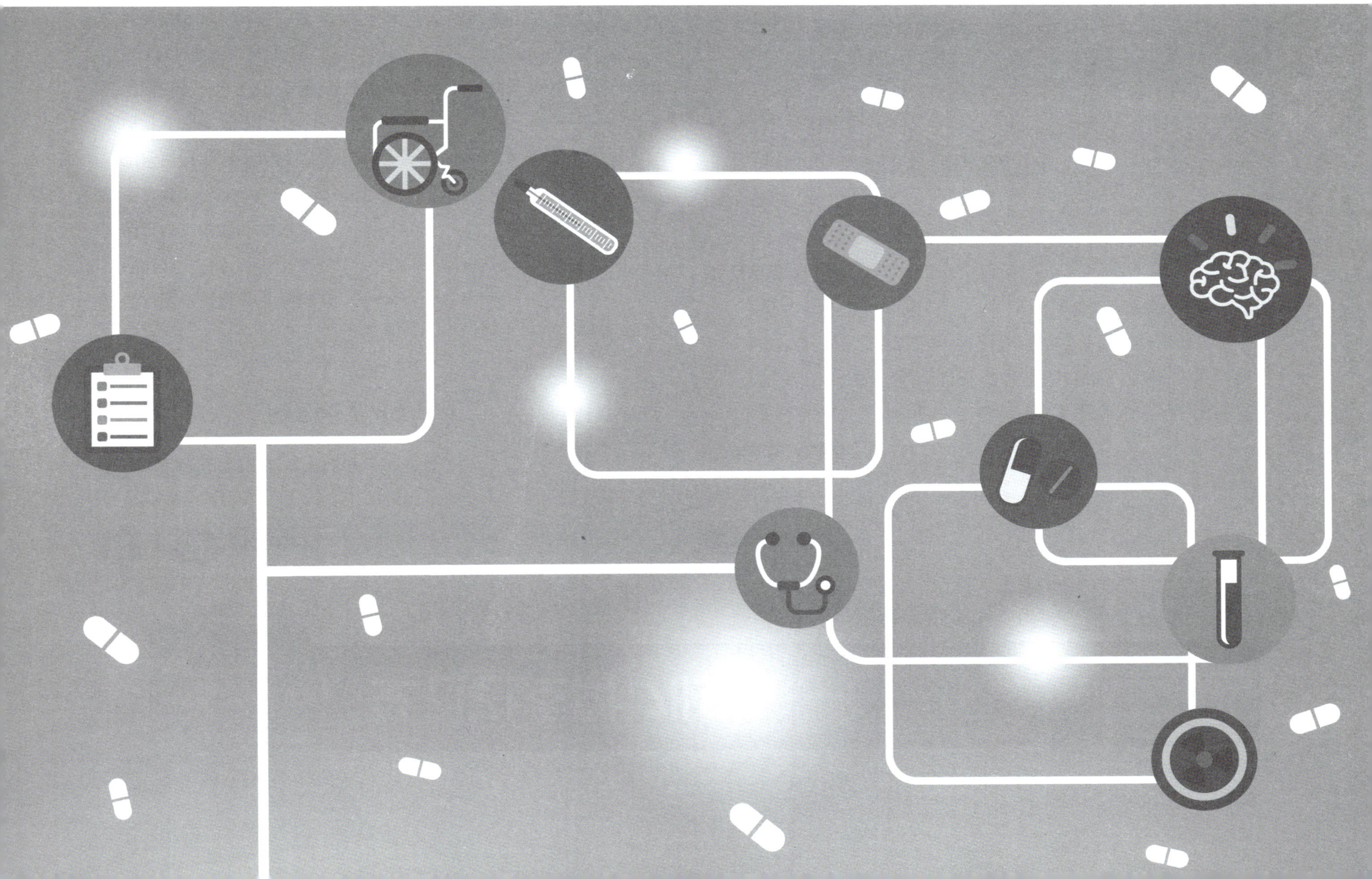

| 이론편 |

제2과목 보건간호학 개요

제 1 장 환경보건

01 대기와 건강

(1) 기후의 요소, 관련용어, 공기와 건강

① **기후의 요소** : 온도(기온), 습도(기습), 바람(기류)
② **온열요소** : 체온 조절에 필요한 요소(온도, 습도, 바람, 복사열)
③ **복사열** : 적외선에 의한 열
④ **냉각력** : 기후의 3대 요소가 인체의 열을 빼앗는 힘
⑤ **일교차** : 하루의 최고기온 − 최저기온
⑥ **연교차** : 1년의 최고기온 − 최저기온
⑦ **기온역전** : 상층부의 기온이 하층부의 기온보다 높아지는 현상, 대기오염의 원인
⑧ **불쾌지수** : 온도가 높을 때 습도도 높아 느껴지는 불쾌감을 수치로 나타낸 것
⑨ **불감기류** : 우리가 느낄 수 없는 기류(0.5m/sec)
⑩ **산소(O_2)** : 대기 중 21%, 우리 몸과 밀접
⑪ **이산화탄소(CO_2)** : 대기 중 0.03%, 실내공기 오염의 기준(0.1%), 군집독 원인
⑫ **질소(N_2)** : 대기 중 78%, 잠함병
⑬ **일산화탄소(CO)** : 배기가스, 인체에 들어와 산소 운반 능력을 저하시킴
⑭ **아황산가스(SO_2)** : 산성비의 원인
⑮ **오존(O_3)** : 냄새, 독성
⑯ **군집독** : 환기불량으로 두통과 어지러움, 구토, 불쾌감
⑰ **열섬현상** : 도시 중심의 온도가 도시 바깥보다 높아지는 현상
⑱ **온실효과** : 대기 온도를 올라가게 하는 작용
⑲ **엘리뇨 현상** : 해수면의 온도가 높아지는 현상
⑳ **라니냐 현상** : 저수온 현상, 엘리뇨와 상반

(2) 산성비와 스모그 현상

① **산성비**
  ㉠ 원인 : 아황산가스(SO_2)
  ㉡ 영향 : 동식물의 성장과 증식에 영향, 호흡기계 질환 발생
② **스모그 현상** : 요코하마에서 일어난 무풍 상태, 짙은 연무 발생 사건

02 식품과 건강

(1) 식중독

① **독소형 식중독**
  ㉠ 보툴리누스 : 사망률이 가장 높음, 통조림이나 소시지에 주로 생김, 호흡곤란, 신경계 증상으로 사망
  ㉡ 포도상구균 : 가장 흔한 식중독, 구토, 복통, 설사, 불량한 위생 상태의 음식이 원인
② **감염형 식중독**
  ㉠ 살모넬라증 : 장내 세균, 균의 위장관 작용으로 발생하는 식중독
  ㉡ 장염 비브리오 : 절인 식품, 생선회나 어패류, 복통, 설사, 구토

(2) 자연독 식중독

	구분	독소	특징 및 증상
동물	조개	미틸로톡신	호흡중추 신경 마비로 사망
	굴	베네루핀	출혈, 혈변, 오심, 구토
	복어	테트로도톡신	호흡곤란, 호흡마비, 내장에 독소가 많음
식물	감자	솔라닌	복통, 의식장애
	버섯	무스카린	위장증상, 근육경직
	매실	아미그달린	위장증상과 호흡곤란
	쌀, 보리	아플라톡신	간에 영향
	알곡, 씨	에르고톡신	곰팡이에서 생성

03 물과 건강

(1) 물과 건강

① **미나마타병** : 메틸 수은에 의해 오염된 어패류 섭취 시 발생하는 중추 신경 질환
② **이타이이타이병** : 카드뮴에 의해 칼슘 불균형이 발생해 골연화증 발생
③ **수인성 질환** : 오염된 물에 의해 발생하는 감염병
④ **적조현상** : 플랑크톤의 이상 증식
⑤ **부영양화** : 수질의 기능이 없어짐
⑥ **일반 세균수** : 1cc에 100마리 이하
⑦ **대장균수** : 100cc에 0마리, 수질오염의 지표
⑧ **용존산소(DO)** : 수질에 녹아있는 산소
⑨ **생물화학적 산소요구량(BOD)** : 미생물에 의해 소비되는 산소량, 수질오염의 지표
⑩ 냄새가 나지 않아야 함

04 폐기물 관리

① **소각법**
 ㉠ 매립장이 없을 때 효과적이나 공기오염의 우려가 있음
 ㉡ 지속적인 폐기물 처리에 효과적인 방법
 ㉢ 완벽한 오염 방지 시설로 이루어져야 함

② **매립법**
 ㉠ 매립 지역에 폐기물을 넣고 흙으로 덮음
 ㉡ 지하수 오염의 우려가 있음
 ㉢ 침출수, 가스 발생에 의한 환경 오염 가능성 있음

③ **투기법** : 폐기물을 육해상에 버리는 방법

④ **퇴비법**
 ㉠ 미생물에 의해 퇴비로 이용
 ㉡ 시설 관리비 부담이 큼
 ㉢ 미생물과 기생충이 사멸

05 광선과 건강

(1) 광선의 종류

① **적외선** : 일사병과 백내장, 화상과 홍반 및 중추 신경 장애를 유발

② **자외선**
 ㉠ 인체에 유익하고 살균효과 있음
 ㉡ 비타민 D 형성, 성장과 신진대사에 관여, 피부 색소 침착

③ **가시광선**
 ㉠ 명암과 색을 구별
 ㉡ 안구진탕증과 근시의 원인(조도가 낮을 경우)

06 산업보건과 건강

(1) 산업보건의 목적

① 적합한 근로환경 제공
② 직업병 예방
③ 작업 능률 향상
④ **근로시간 표준화(1일 8시간, 1주 40시간 이내)** : 18세 미만인 자는 유해업소에 종사할 수 없고 15세 미만인 자는 근로자로서 채용 불가

(2) 직업병의 종류

① **레이노드 증후군** : 진동에 의한 직업병
② **VDT 증후군** : 컴퓨터 단말장치에서 발생하는 직업병
③ **잠함병** : 터널공사, 잠수사, 교량가설 근무자에게 발생하는 직업병
④ **분진에 의한 직업병** : 규폐증, 석면폐증, 진폐증

제 2 장 보건교육

01 보건교육

(1) 보건교육

① **정의** : 건강 보호, 건강 유지, 건강 증진을 위해 태도와 습관을 변화시키고 필요한 지식을 전달하는 교육

② **교육의 구성요소**

구성요소	내용
학습자	• 학습자의 연령은 어릴수록 태도 변화 빠름
교육자	• 대상과 장소, 교육내용에 따라 알맞은 교육방법을 준비할 책임자
교육환경	• 장소 크기, 조명, 소음 등 물리적 환경이 학습효과에 영향을 미침
교육매개체	• 교육 목적에 맞는 자료

③ **교육 시 고려할 요소**
 ㉠ 교육 대상자의 규모
 ㉡ 대상자들의 교육 수준
 ㉢ 교육 목표의 난이도
 ㉣ 교육할 장소와 시설

④ **보건교육 특성**
 ㉠ 대상자의 요구를 파악하고 반영하기 위해 대상자와 함께 계획
 ㉡ 교육방법 선정 시 대상자의 수, 대상자의 교육 수준과 교육 장소, 시설 고려
 ㉢ 보건교육 후에는 평가를 통해 효과 확인
 ㉣ 교육 목적에 맞는 자료는 경제적이고 쉽게 구할 수 있는 것으로 함
 ㉤ 보건교육의 목적은 스스로 건강문제를 해결할 수 있는 능력을 갖추도록 하는 것

02 보건교육방법의 종류

종류	정의
강의	• 교육자가 중심이 되어 직접 지식을 전달하는 방법 • 흔히 사용되는 교육방법이며 일방적 방식
분단토의	• 토의에 참여한 인원이 많을 때 몇 개의 분단으로 나누어 각각 토의 시킨 후 다시 모여 의견을 종합하는 방법
패널토의 (배심토의)	• 전문가가 참여하여 다수의 청중 앞에서 자유롭게 토론하고 질의에 응답 • 발표자와 사회자는 전문가이며 청중은 비전문가
심포지엄 (Symposium)	• 참여하는 모든 이(사회자, 발표자 청중)가 전문가

종류	정의
브레인스토밍	• 폭넓게 자유로이 아이디어를 나누어 문제를 해결하거나 적절한 방법 모색 • 가능한 한 넓은 시야로 모든 면의 검토를 전개해 나가는 방식
시범교육	• 일방적 지식 전달이 아닌 실제 물품을 준비해 교육하는 방법
역할극	• 문제가 있는 상황을 연출하여 경험하면서 해결법을 찾아내보는 방법
집단토의	• 달성해야 할 분명한 목표가 있음 • 10~20명의 대상자들이 서로의 생각을 교환하고 일치한 의견으로 결론을 내리는 교육방법

03 개별교육(면접) 시 주의할 점

① 신뢰감을 형성한다.
② 명령조나 높은 언성으로 말하지 않는다.
③ 대상자의 감정을 잘 수용하도록 한다.
④ 대상자의 이야기를 경청하는 태도가 가장 중요하다.
⑤ 산만한 상담 분위기가 되지 않도록 주의한다.
⑥ 대상자가 이야기할 수 있도록 생각할 시간을 충분히 준다.

제3과목

공중보건학 개론

이론편

제 1 장 | 지역사회간호
제 2 장 | 질병관리사업
제 3 장 | 의료관계법규

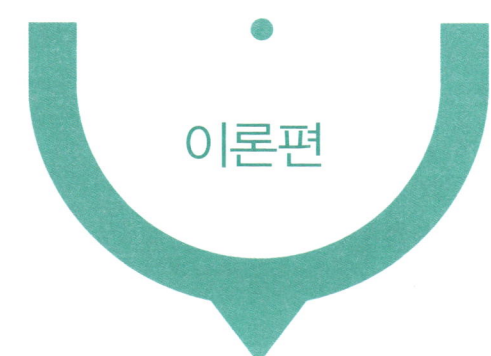

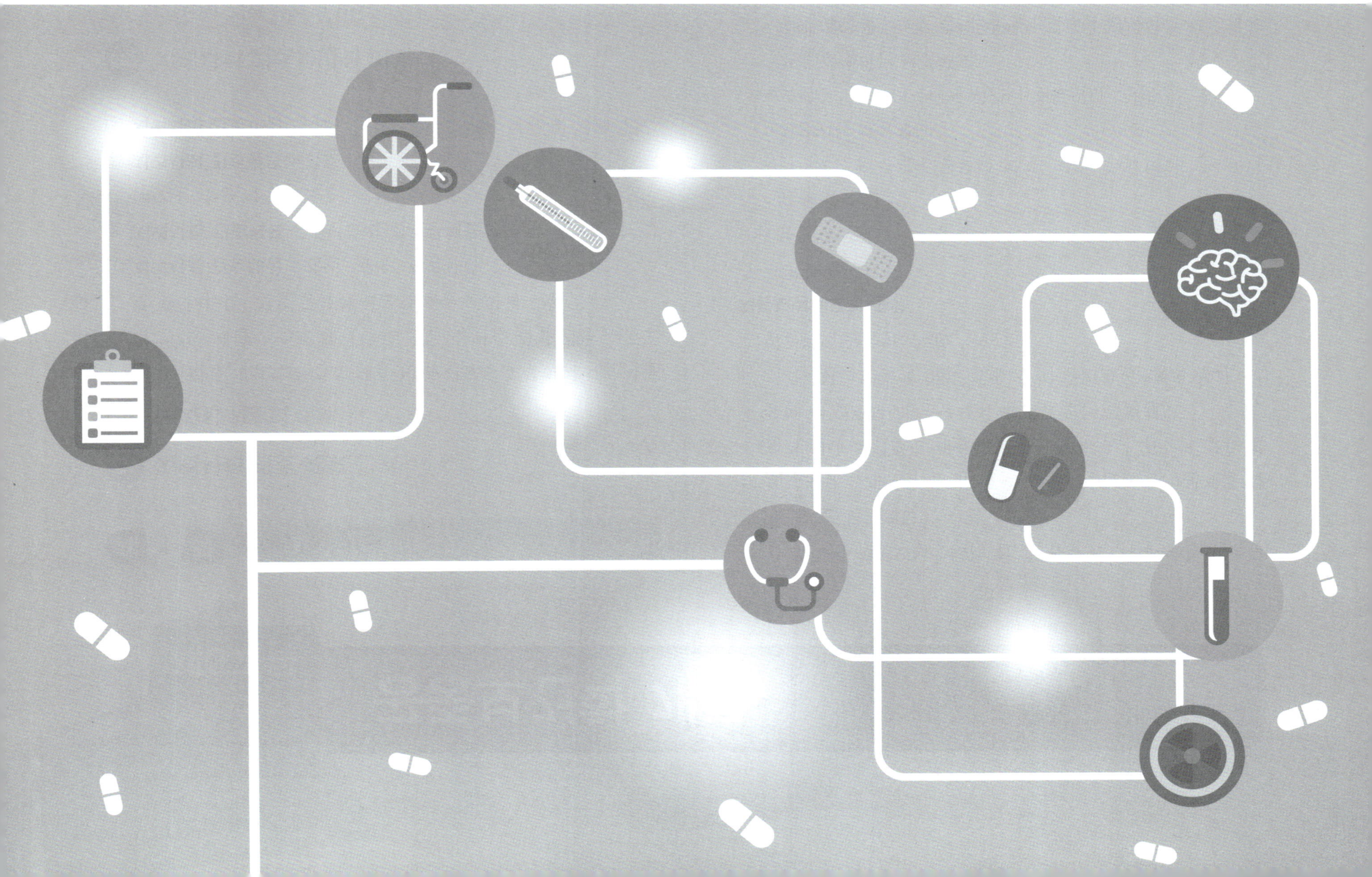

| 이론편 |

제3과목 공중보건학 개론

제 1 장 지역사회 간호

01 지역사회 간호 개요

(1) 지역사회 간호의 이해

지역사회를 대상으로 간호 제공 및 보건교육을 통하여 대상자들이 건강문제를 스스로 해결할 수 있는 능력을 적정 기능 수준으로 향상시키는 것을 궁극적 목표로 하는 과학적 실천

① **지역사회 간호대상** : 개인, 가족, 지역사회
② **지역사회 간호목표** : 주민들의 건강문제를 스스로 해결할 수 있는 기능 수준 향상
③ **지역사회 간호활동** : 간호 제공, 보건교육, 관리
④ **지역사회 간호과정** : 사정, 진단, 계획, 수행, 평가 및 재계획

02 지역사회 간호사업의 이해

(1) 지역사회 간호사업의 범위

학교간호, 정신보건, 환경위생, 감염병 관리, 산업간호, 보건교육, 노인보건, 모자보건, 보건영양, 만성병 관리

(2) 지역사회 간호사업의 원칙

① 평가는 전 과정에서 시행한다.
② 보고서 작성과 관련 법령을 고려한다.
③ 업무지침을 준수한다.
④ 기간 및 소요 인력과 예산 범위를 결정한다.
⑤ 주민들의 적극적인 참여가 요구된다.
⑥ 지역사회 내 여러 단체를 이용한다.
⑦ 사업은 그 지역 전체에 흡수되어야 한다.

03 지역사회 간호행정

① **보건의료제도** : 사회 구성원의 건강을 위해 사회적 기능과 자원을 배분하는 사회제도
② **보건의료제도 목표** : 양질의 의료를 국민에게 필요할 때 적절하게 제공해주기 위함
③ **보건의료 전달체계의 유형**
  ㉠ 자유방임형 : 개인의 자유를 최고 가치 개념으로 보장
  ㉡ 사회보장형 : 개인의 자유를 보장하면서 의료서비스를 국민 전체에게 제공하기 위해 정부가 주관
  ㉢ 사회주의형 : 의료자원과 보건서비스의 균등한 기회 부여
④ **의료전달체계**
  ㉠ 사회보장 : 모든 국민을 보호하고 국민생활의 질을 향상시키

기 위하여 제공되는 사회보험, 공공부조, 사회복지서비스를 제공하는 복지제도
  ㉡ 의료보장 : 개인의 능력으로 해결할 수 없는 건강문제를 사회적 연대 책임으로 해결하여 구성원 누구나 건강한 삶을 향유할 수 있도록 하는 궁극적 목표가 있는 복지제도
  ㉢ 건강보험 : 법률에 의한 강제 가입, 단기보험, 형평 부과, 보험급여의 균등한 수혜
⑤ **지불보상제도의 종류**
  ㉠ 사전 보상제도
    • 봉급제 : 의료인의 능력에 따라 보수 수준을 정하고 일정기간에 급료를 받는 보상제도
    • 인두제 : 의사에게 등록된 환자, 사람 수에 따라 진료비가 지불되는 보상제도
    • 포괄수가제 : 의사에게 환자나 진료일당, 질병별로 보수 단가를 설정하는 보상제도
    • 총액 계약제 : 보수 총액 내에서 진료를 담당하는 보상제도
  ㉡ 사후 보상제도
    • 행위별 수가제 : 의사의 진료 행위마다 진료비를 지불하는 보상제도
    • 장점 : 의료의 자율성 보장, 양질의 의료 유지
    • 단점 : 과잉 진료, 의료 남용 우려, 의료비 상승, 치료에 치중

04 지역사회 간호요원

(1) 지역사회 간호사의 역할과 기능

① **관리자** : 지역사회 보건사업을 기획하고 조직을 구성, 지휘, 평가를 담당하는 역할
② **간호 제공자** : 지역사회에서 일어나는 간호 문제에 대해 직접 간호나 간접 간호를 통해 지역사회의 건강문제 해결
③ **대변자** : 건강 소비자의 대변인으로서 지역사회를 대신하여 그들이 받을 의료 소비자의 권리를 찾도록 하는 역할
④ **팀 요원** : 지역사회 간호사는 보건의료팀과 함께 단체조직에 속하여 활동하는 것이므로 상호 협조 · 협력하는 관계를 맺어야 함
⑤ **상담자** : 전문적인 지식과 기술을 기반으로 주민의 건강문제 등에 대한 상담을 해주고 문제를 해결할 수 있도록 도와줌
⑥ **촉진자** : 지역사회 간호사업을 시행하는 기관에 쉽게 접근할 수 있는 방안을 모색하고 보건의료시설 및 전문가를 적절히 이용할 수 있도록 촉진
⑦ **교육자** : 지역사회 대상자에게 보건교육을 실시하고 간호요원을 양성하기 위한 지역사회 간호의 교육에도 참여
⑧ **평가자** : 필요한 간호활동을 한 후 간호활동이 지역주민에게 어

떠한 효과를 주었는지 평가
⑨ **정보 수집자 및 보존자** : 자료 수집, 간호 진단, 연구 등을 위해 필요한 정보의 수집과 보존의 책임을 갖고 지역사회가 더 나은 방향으로 나아가기 위해 정보를 얻는 일이 필요
⑩ **알선자(의뢰자)** : 지역주민들의 요구를 여러 분야와 접촉하여 의뢰하는 역할
⑪ **관찰자** : 지역사회 안에서 환경 위험 요인, 질병 발생 등을 발견하고 지역의 환경조사, 역학조사 등을 함

05 지역사회 간호조무사의 역할

① 그 지역 주민들의 요구를 알아내도록 함
② 간호사의 지시·감독하에 업무를 보조
③ 보건 통계 작성에 협조
④ 진찰실 정리 및 진료 시 보조
⑤ 가족 전체의 건강 지도
⑥ 환자 상태 파악
⑦ 보건교육의 장소 및 도구 준비
⑧ 환자의 조기 발견과 계몽에 노력
⑨ 임산부에 대한 보건교육을 실시
⑩ 응급처치 및 시범교육 시 조력

06 지역사회 간호활동

(1) 가정 방문

① **목적** : 가족을 단위로 건강관리 서비스를 하는 목적이 있으며 보건사업의 가장 큰 비중을 차지
② **장점**
  ㉠ 방문을 통해 모든 가족의 포괄적 간호가 가능
  ㉡ 실제 가정환경에서 자료를 수집함으로써 간호를 제공하고 정확한 간호 진단을 내릴 수 있음
  ㉢ 친밀감을 유도하여 관계 형성이 용이
  ㉣ 보건교육 시 가정에서의 물건을 이용하므로 실천에 옮기기 쉬움
  ㉤ 움직이지 못하는 대상자에게 간호 제공 가능
  ㉥ 대상자들은 시간과 비용을 절감
  ㉦ 포괄적인 간호 제공 가능
③ **단점**
  ㉠ 같은 문제를 가진 대상자들과 정보를 나눌 기회가 적음
  ㉡ 간호사 측면에서 시간과 비용이 많이 요구됨
  ㉢ 간호사 외에 다른 전문가의 조언을 들을 수 없음
  ㉣ 교육, 상담 시 분위기가 산만해질 수 있음
  ㉤ 타인의 방문에 대해 부담감을 가질 수 있음
④ **가정 방문의 우선 순위**
  ㉠ 비감염성 질환자부터 방문(신생아 → 영유아 → 임산부)
  ㉡ 감염성 질환자는 맨 마지막에 방문
  ㉢ 집단을 개인보다 먼저 방문
  ㉣ 급성질환자를 만성질환자보다 먼저 방문
⑤ **가정 방문 가방**
  ㉠ 오염 방지와 청결 유지가 가장 중요
  ㉡ 내용물은 완비되도록 항상 보충
  ㉢ 개인사물은 넣지 않도록 함
  ㉣ 오물은 소각
  ㉤ 약품은 약명과 용도를 정확히 부착
⑥ **가정 방문의 시기** : 필요성에 따라 보건간호사의 결정에 의해 간격과 횟수가 정해지며 미리 약속된 시간에 방문

(2) 건강관리실

대부분 지역사회 간호사업의 전달이 이루어지며 클리닉은 지역사회 간호사업을 전달하기 위해 가장 많이 이용되는 수단(학교 내 보건소, 진료실, 영유아실, 산업장 등)

① **건강관리실의 위치와 장소 선정** : 교통이 편리한 곳, 대상자가 쉽게 찾을 수 있는 곳, 건강관리실의 특성을 고려한 곳, 종교 및 정치적 건물이 없는 곳, 화장실·수도시설이 이용 가능한 곳, 냉·난방과 환기장치가 적절한 곳
② **영유아 클리닉** : 결핵 클리닉과 먼 곳에 위치하고 대기실, 교육실 등은 처치실과 분리한 곳
③ **결핵 클리닉** : 채광과 조명이 잘되는 곳
④ **성병 클리닉** : 비밀 보장이 잘되는 곳

07 지역사회 간호 관련 전달체계

(1) 지역사회 간호과정

① **사정** : 자료수집, 자료분석
② **진단** : 간호진단, 우선 순위 결정
  ㉠ 사업의 우선 순위 설정
  - 지역사회 전체나 많은 수의 주민에게 영향을 미치는 문제(전염병, 집단사고)
  - 영유아 사망의 원인이 되는 문제(파상풍, 폐렴 등)
  - 모성건강에 영향을 주는 문제(산후 출혈, 유산 등)
  - 학동기 아동, 청년기에 영향을 주는 문제(영양, 식습관, 사고 등)
  - 만성질환이나 장애(당뇨, 고혈압 등)
③ **계획**
  ㉠ 간호사업의 법적 기준 및 지침 확인
  ㉡ 간호사업의 목적과 목표 설정
  ㉢ 목적 달성을 위한 방법 및 수단 선택
  ㉣ 수행계획 및 평가계획
④ **수행**
⑤ **평가**

08 지역사회 간호영역

(1) 학교보건

① **학교보건의 중요성**
  ㉠ 감염에 대한 저항력이 약한 학령기의 집단생활은 감염성 발생의 근원이 될 수 있음
  ㉡ 학습효과가 높은 시기이므로 건강습관을 길러 줄 수 있음
  ㉢ 가족과 지역사회의 파급효과가 큼
  ㉣ 학교 인구가 많음

② **학교보건 목적** : 학생 및 교직원의 건강관리를 유지, 증진하기 위함, 건강한 생활과 실천력 양성, 학업능률의 향상

③ **학교보건 인력** : 학교보건관리자(보건교사, 학교의, 학교약사)

④ **학교 간호**
  ㉠ 건강검진 : 신체 발달 상황(키, 몸무게, 비만도), 건강조사, 건강검진으로 구분하여 실시
  ※ 그 밖의 학교 환경 위생 정화구역 관리
  ㉡ 정화구역 구분
    • 절대 정화구역 구분 : 학교 정문에서 50m 반경
    • 상대 정화구역 구분 : 학교 경계선에서 200m 반경
  ㉢ 정화구역 중복 시 관리
    • 절대정화구역과 상대정화구역이 중복될 경우 절대정화구역이 설정된 학교의 장이 관리
    • 상·하급 학교간의 정화구역이 서로 중복될 경우 하급학교 장이 관리
    • 같은 급의 학교간에 정화구역이 중복 시 학생 수가 많은 학교에서 관리

(2) 산업보건

① **산업보건의 목표** : 근로자들의 신체적, 정신적, 사회적 안녕 상태를 최고로 증진, 산업장에서의 질병을 예방, 유해인자에 노출되는 일이 없도록 보호, 작업환경 정비 및 작업능률 향상

② **산업보건 특성 및 내용**
  ㉠ 산업간호사의 역할 : 관리자, 직접 간호 제공자, 대변자, 팀 요원, 상담자, 촉진자, 교육자, 정보 수집자 및 보존자, 알선자, 평가자, 연구자 등
  ㉡ 건강진단의 목적 : 작업장의 부적합한 근로자를 선별하여 적합한 작업에 배치, 집단의 건강수준을 파악, 질병자 관리, 직업병을 조기 발견하여 건강상태 관찰
  ㉢ 건강진단의 종류
    • 일반건강진단 : 상시 일하는 근로자의 건강관리를 위하여 주기적으로 실시하는 검진
    • 특수건강진단 : 유해한 작업환경 근로자의 검진
    • 배치 전 건강진단 : 특수부서에 이동 배치하거나 신규 배치 시 하는 검진
    • 수시건강진단 : 유해 환경 종사자가 직업성 천식이나 피부

염등 의학적 소견이 있는 자에게 실시
    • 임시건강진단 : 유해환경 종사자의 유해인자의 중독 여부, 원인 등을 파악하기 위해 실시
  ㉣ 작업 환경관리
    • 유해물질로부터의 보호 순서 : 대치 → 환기 → 격리 → 교육
  ㉤ 직업병의 종류
    • 소음성 난청 : 반복적인 소음의 노출로 초래되어 생기는 청력 손실
    • 열경련 : 발한에 의한 수분과 염분 소실
    • 열사병 : 체온 조절 기능 부전
    • 열탈진 : 순환기 기능 부전
    • 감압병(잠함병) : 고기압에서 생기는 장애
    • 레이노드 증후군 : 장시간 진동에 노출되어 발생
    • VDT 증후군 : 컴퓨터 등의 영상 단말기를 오래 사용하여 발생
    • 납 중독 : 치아 착색, 피부 창백, 정신 착란, 두통, 현기증, 빈혈
    • 수은 중독 : 미나마타병, 근육진전, 구내염, 복통, 설사
    • 크롬 중독 : 위장 점막에 병변, 비중격 천공, 호흡곤란
    • 카드뮴 중독 : 급성위장염, 간과 신장기능 장애, 이타이이 타이병, 골연화증

(3) 모자보건

① **모자보건의 중요성**
  ㉠ 모자보건의 대상이 전체인구의 60%를 차지
  ㉡ 질병에 취약한 집단으로 이환되기 쉽고, 질병을 방치하면 치명률이 높고 후유증으로 장애가 생길 수 있음
  ㉢ 영유아기의 건강관리는 타 보건사업보다 큰 비중을 차지
  ㉣ 다음 세대의 인적 자원으로 인구 자질에 영향을 미침
  ㉤ 지속적인 건강관리와 질병 예방은 예방 사업에 효과가 크며 다음 세대에 영향을 미침

② **모자 보건사업** : 산전관리, 분만관리, 산후관리의 3대 사업으로 진행

③ **영유아 보건사업** : 영유아(출생~6세미만)를 위한 보건관리로 예방접종, 건강상담, 영양상담, 안전관리 등의 활동

(4) 인구와 가족계획

① **인구** : 어떤 특정한 시간에 일정지역에 거주하고 있는 사람의 집단

② **인구 종류**
  ㉠ 현재인구 : 지역 내에 실제로 현존하는 인구
  ㉡ 상주인구 : 소재에 상관없이 거주하고 있는 인구(통근자나 통학생을 뺀 값)
  ㉢ 중앙인구 : 해당년도의 연 중앙인구, 주로 7월 1일자 인구
  ㉣ 폐쇄인구 : 인구의 전입과 전출이 없고 출생과 사망에 의해서만 변동되는 인구

ⓜ 개방인구 : 출생, 사망뿐만 아니라 유입, 유출이 있는 인구
ⓗ 안정인구 : 연령별 출생률과 사망률을 유지하면서 증가하는 인구
ⓢ 정지인구 : 출생률과 사망률이 같아 인구 증가율이 0인 인구

③ 인구 구조
㉠ 성별, 연령별 산업별, 구성 상태를 말하며 지역의 사회, 경제학적 특성을 나타냄
㉡ 성비 : 여자 100에 대한 남자인구의 비
  - 1차 성비 : 태아의 성비(약 110)
  - 2차 성비 : 출생 시 성비(약 105)
  - 3차 성비 : 현재 인구의 성비(약 102)

④ 인구 피라미드
㉠ 피라미드형(후진국, 저개발국형) : 다산다사형
인구가 증가하는 단계로 0~14세 인구가 65세 이상 인구의 2배 이상
㉡ 종형(선진국형) : 소산소사형, 이상적인 인구형
인구 증가가 정지되는 단계로 0~14세 인구가 65세 이상 인구의 2배와 같음
㉢ 항아리형(감퇴형, 일부 선진국형) : 출생률과 사망률이 낮아지면서 사망률이 더 낮아지는 단계로 0~14세 인구가 65세 이상 인구의 2배에 미치지 못함
㉣ 별형 : 도시형(유입형) 인구 구조로 15~64세 인구가 50%를 초과
㉤ 호로형 : 농촌형(유출형) 인구 구조로 15~64세 인구가 50% 미만

⑤ 인구 증가에 따른 문제
㉠ 경제 발전의 저하, 식량, 에너지 문제
㉡ 보건문제, 빈곤과 실업문제, 부양비 증가, 의료비 부담의 증가
㉢ 도시문제의 증가, 정치·사회적 불안 등

⑥ 인구 대책
㉠ 인구 조정 정책 : 가족계획사업, 수도권 인구 집중 억제, 인구 재배치, 해외 이민 정책 수립
㉡ 인구 대응 정책 : 식량, 주택, 고용, 교육, 도시문제 등을 해결하기 위한 정책

⑦ 가족계획
㉠ 피임 조건
  - 피임 효과가 확실해야 한다.
  - 사용이 간편하고 경제적이어야 한다.
  - 성생활에 지장을 주지 말아야 한다.
  - 피임에 실패하더라도 태아에게 해가 없어야 한다.
  - 피임을 중지했을 경우 임신이 가능해야 한다.
㉡ 일시적 피임법 : 경구피임약, 자궁 내 장치, 콘돔, 질외사정법, 기초체온법, 월경주기법
㉢ 영구적 피임법 : 난관결찰술, 정관절제술

제 2 장 질병관리법규

01 감염병 관리

① 콜레라
㉠ 원인 : 콜레라균
㉡ 증상 : 구토와 쌀뜨물 같은 설사, 혼탁한 소변
㉢ 관리 : 위생적인 음식관리, 수분공급과 전해질 균형

② A형간염
㉠ 원인 : A형간염 바이러스
㉡ 증상 : 열, 구토, 복부 불편감, 황달
㉢ 관리 : 위생적인 식수, 예방접종, 손씻기 등

③ 장티푸스
㉠ 원인 : 장티푸스균
㉡ 증상 : 오심, 구토, 설사, 두통, 전신, 요통, 발열(계류열 : 고열이 지속적으로 나타남), 서맥, 장미진(장미 모양의 작은 발진) 등
㉢ 관리 : 위생적인 음식관리, 수분공급과 전해질 균형, 콜로람페니콜 투여
㉣ 진단 : Widal Test(혈청검사)

④ 세균성 이질
㉠ 원인 : 이질균
㉡ 증상 : 오심, 구토, 복통, 초기발열, 혈액 및 고름이 섞인 설사
㉢ 관리 : 날 음식 금지, 위생적인 환경 등
※ 감염병 환자의 구토물이나 대변은 3~5% 크레졸에 분변을 담갔다가 폐기

⑤ 디프테리아
㉠ 원인 : 디프테리아균
㉡ 증상 : 발열, 기침(개 짖는 소리), 쉰소리, 호흡곤란, 청색증
㉢ 관리 : D.P.T 예방접종, 호흡곤란으로 인한 응급상황 발생 시 기관절개 필요
㉣ 진단 : Schick Test

⑥ 홍역
㉠ 원인 : Measles Virus
㉡ 증상 : 전구기(카타르기)에는 입안에 코플릭반점이 발생하고 전신에 발진, 기침, 발열(합병증 : 중이염, 폐렴)
㉢ 관리 : MMR 예방접종, 격리

⑦ 유행성이하선염
㉠ 원인 : Mumps Virus
㉡ 증상 : 이하선의 종창 및 압통, 연하곤란, 오한, 미열, 식욕부진(합병증 : 고환염, 난소염)
㉢ 관리 : MMR 예방접종, 손씻기, 기침예절 교육, 유동식 제공

⑧ 풍진
㉠ 원인 : Rubella Virus

ⓒ 증상 : 림프절 비대, 발진, 발열

ⓔ 관리 : MMR 예방접종, 비말주의, 접촉 시 풍진항체 검사

※ 임신 초기에 감염되면 태아에게 백내장, 심장기형, 황달, 정신지체, 청력소실, 신경계의 이상을 일으킬 수 있음

⑨ **결핵**

ⓐ 전파경로 : 비말

ⓑ 증상 : 객혈, 객담, 피로, 식욕부진, 기침, 쉰소리

ⓒ 진단 : 튜베르쿨린 반응검사, 흉부 X-ray, 객담검사

ⓔ 관리 : 격리, 항결핵제 복용

Tip

❀**튜베르쿨린 검사(결핵 진단검사)**
• 피내주사로 48~72시간 후 결과 확인
• 검사 결과가 양성인 경우 : 결핵에 노출된 적이 있음을 의미 → 흉부 X-ray 촬영
• 음성인 경우 : BCG예방접종 실시

---

⑩ **매독**

ⓐ 원인 : 성접촉에 의해 전파되는 트레포네마 팔리듐균

ⓑ 진단 : 왓셀만 검사(Wassermann Test), VDRL

ⓒ 관리 : 매독환자의 성적 접촉을 피함, 콘돔사용, 페니실린 치료

⑪ **성홍열**

ⓐ 원인 : 연쇄상구균

ⓑ 진단 : Dick Test

ⓒ 증상 : 딸기 혀, 인후통, 발열, 두통, 복통

ⓔ 관리 : 해열, 항생제

⑫ **회충증**

ⓐ 원인 : 채소를 씻지 않고 섭취하는 경우, 파리 등

ⓑ 증상 : 소화장애, 식욕부진, 구토, 복통

ⓒ 관리 : 철저한 위생관리, 파리구제, 채소를 흐르는 물에 여러 번 씻어서 섭취

⑬ **편충증**

ⓐ 증상 : 설사, 빈혈, 구토, 복통 등의 증상

ⓑ 관리 : 위생적인 대변처리 중요, 채소 씻어서 섭취

⑭ **요충증**

ⓐ 증상 : 야간에 항문 주위 가려움, 습진, 염증 발생

ⓑ 관리 : 내의는 삶고 침구는 일광소독, 손톱을 짧게, 꼭 끼는 팬티 착용

ⓒ 충란 검충을 위한 진단법 : 항문 주위 도말법

---

02 만성 퇴행성 질환

(1) 특징

① 유병률이 발생률보다 높음

② 3개월 이상의 경과 기간을 가짐

③ 원인이 직접적이고 명확하지 않음

④ 장기간의 관리가 필요

⑤ 상태의 호전과 악화가 반복되는 과정으로 진행

⑥ 만성질환은 연령 증가에 비례성을 가짐

⑦ 미리 알고 예방하기 어려움

⑧ 완치가 어려움

⑨ 만성 퇴행성 질환 원인 : 식습관, 운동습관, 흡연, 음주, 다른 질병, 평균 수명의 증가

제 3 장 의료 관계 법규

01 의료법

(1) 의료인

① **의료인 5종** : 의사, 간호사, 한의사, 치과의사, 조산사

② **업무**

ⓐ 의사 : 의료와 보건 지도

ⓑ 한의사 : 한방 의료와 한방 보건 지도

ⓒ 간호사
• 환자의 간호 요구에 대한 관찰, 자료 수집, 간호 판단 및 요양을 위한 간호
• 의사, 치과의사, 한의사의 지도하에 시행하는 진료 보조
• 간호 요구자에 대한 교육·상담 및 건강 증진을 위한 활동의 기획과 수행, 그 밖의 대통령령으로 정하는 보건활동
• 간호조무사가 수행하는 업무 보조에 대한 지도

ⓔ 조산사 : 조산과 임부, 해산부, 산욕부 및 신생아에 대한 보건과 양호 지도

ⓜ 치과의사 : 치과 의료와 구강 보건 지도

③ **개설 가능한 의료기관**

ⓐ 의사 : 의원, 병원, 요양병원, 종합병원

ⓑ 한의사 : 한의원, 한방병원, 요양병원

ⓒ 간호사 : 해당 없음

ⓔ 조산사 : 조산원

ⓜ 치과의사 : 치과의원, 치과병원

④ **결격 사유**

ⓐ 정신질환자

ⓑ 마약, 대마 또는 향정신성 의약품 중독자

ⓒ 피성년후견인·피한정후견인

ⓔ 금고 이상의 형을 선고 받고 그 형의 집행이 종료되지 아니하거나 집행을 받지 아니하기로 확정되지 아니한 자

(2) 간호조무사

① **업무** : 무면허 의료행위 등 금지에도 불구하고 간호사를 보조하여 다음의 업무 수행

ⓐ 환자의 간호요구에 대한 관찰, 자료수집, 간호판단 및 요양을 위한 간호

ⓛ 의사, 치과의사, 한의사의 지도하에 시행하는 진료의 보조
ⓒ 간호 요구자에 대한 교육, 상담 및 건강증진을 위한 활동의 기획과 수행 등
(위 내용에도 불구하고 간호조무사는 의원급 의료기관에 한하여 의사, 치과의사, 한의사의 지도하에 환자의 요양을 위한 간호 및 진료의 보조를 수행할 수 있다.)
② **부정 행위자 조치** : 응시 정지 및 무효, 향후 2회의 응시 자격이 정지

(3) 자격정지와 면허취소
① 자격정지에 해당하는 내용
  ㉠ 의료인의 품위 손상 행위
  ㉡ 의료기관 개설자가 될 수 없는 자에게 고용되어 한 의료행위
  ㉢ 각 기록의 허위 작성
  ㉣ 태아 성감별
  ㉤ 의료인이 아닌 자에게 의료행위를 하게 한 때
  ㉥ 진료비 거짓 청구
  ㉦ 부당한 경제적 이익을 제공 받은 경우
  ㉧ 의료기사가 아닌 자에게 그 업무를 하게 하거나 의료기사에게 그 업무의 범위를 벗어나게 한 때
  ㉨ 일회용 주사 의료용품 재사용 금지를 위반한 경우
② 면허취소에 해당하는 내용
  ㉠ 결격사유
  ㉡ 자격 정지 처분기간 중에 의료행위를 하거나 3회 이상 자격정지 처분을 받은 경우
  ㉢ 면허의 조건을 이행하지 않은 경우
  ㉣ 면허증을 빌려준 경우
  ㉤ 일회용 주사의료용품의 재사용으로 사람의 생명 또는 신체에 중대한 위해를 발생하게 한 경우

(4) 의료관련 기록물의 보존 연한 정리

보존 연한	기록물
2년	• 처방전
3년	• 진단서, 감염병 환자의 명부, 혈액제제 운송서
5년	• 간호기록부, 조산기록부, 환자 명부, 검사 소견 기록, 방사선 사진 및 소견서
10년	• 수술기록, 진료기록, 혈액 관리업무에 관한 기록 • 예방접종 후 이상반응자 명부

(5) 의료관련 기록물의 기록내용

기록	내용
간호기록부	Vital Sign, I/O, 투약, 처치과 간호에 관한 사항
진료기록부	대상자의 주소, 성명, 주민등록번호, 병력 및 가족력, 주된 증상, 진단결과, 진료경과 및 예견, 치료내용, 진료 일시분
처방전	환자의 성명 및 주민등록번호, 의료인의 성명, 면허종류 및 번호, 처방전 발급연월일 및 사용기간, 조제 시 참고사항, 질병분류기호
진단서	환자의 주소, 성명 및 주민등록번호, 병명, 발병연월일, 진단연월일, 향후치료에 대한 소견, 의료기관의 명칭, 소재지, 진찰한 의료인의 성명, 면허자격, 면허번호

(6) 의료기관
의원, 한의원, 치과의원, 조산원, 병원, 한방병원, 치과병원, 요양병원, 종합병원(총 9종)
① **의원, 한의원, 치과의원**
  ㉠ 개설 시, 시·군·구청장에게 신고
  ㉡ 외래환자를 대상으로 의료행위
② **조산원**
  ㉠ 개설 시, 시·군·구청장에게 신고
  ㉡ 조산사가 조산과 임부, 해산부, 산욕부 및 신생아를 대상으로 보건활동과 교육, 상담
③ **병원, 한방병원, 치과병원, 요양병원**
  ㉠ 개설 시, 시·도지사의 허가를 받음
  ㉡ 30개 이상의 병상 또는 요양병상을 갖추어야 함
④ **종합병원**
  ㉠ 개설 시, 시·도지사의 허가를 받음
  ㉡ 100개 이상의 병상을 갖추어야 함
  ㉢ 진료과목마다 전속하는 전문의를 두어야 함
  ㉣ 300 병상 이하의 기관 : 7개 이상의 진료과목을 갖추어야 함
  ㉤ 300 병상 이상의 기관 : 9개 이상의 진료과목을 갖추어야 함

(7) 요양병원
① **요양병상** : 30 병상 이상으로 장기입원이 필요한 환자를 대상으로 의료행위를 하기 위해 설치한 병상
② **개설 가능한 의료인** : 의사, 한의사
③ **입원대상자**
  ㉠ 노인성 질환자
  ㉡ 만성질환자
  ㉢ 외과적 수술 후 또는 상해 후의 회복기간에 있는 자
  ㉣ 노인성 치매환자
④ **입원 금지 대상자** : 감염성 질환자, 정신질환자(치매환자 제외)

제3과목 공중보건학개론 | 이론편 |

(8) 상급 종합병원과 전문병원

① 상급 종합병원

㉠ 중증 질환에 대해 난이도가 높은 의료행위를 전문적으로 하는 기관

㉡ 20개 이상의 진료과목을 갖추어야 함

㉢ 전문의가 되고자 하는 자를 수련시킬 수 있는 기관이어야 함

㉣ 각 진료과목에 전속하는 전문의가 있어야 함

㉤ 기준에 맞는 인력, 시설, 장비를 갖추어야 함

㉥ 보건복지부장관에 의해 종합병원급에서 지정

㉦ 3년마다 평가를 받아 재지정되거나 지정이 취소될 수 있음

② 전문병원

㉠ 특정 진료과목이나 특정 질환에 대해 난이도가 높은 의료행위를 전문적으로 하는 기관

㉡ 보건복지부장관에 의해 병원급에서 지정

㉢ 3년마다 평가를 받아 재지정되거나 지정이 취소될 수 있음

02 감염병 예방 및 관리에 관한 법률

(1) 감염병의 정의와 종류

종류	정의
제1급 감염병	• 생물테러감염병 또는 치명률이 높거나 집단 발생의 우려가 큰 감염병 　※ 음압격리와 같은 높은 수준의 격리가 필요 • 즉시 신고 • 종류(17종) : 에볼라바이러스병, 마버그열, 라싸열, 크리미안콩고출혈열, 남아메리카출혈열, 리프트밸리열, 두창, 페스트, 탄저, 보툴리눔독소증, 야토병, 신종감염병증후군, 중증급성호흡기증후군(SARS), 중동호흡기증후군(MERS), 동물인플루엔자 인체감염증, 신종인플루엔자, 디프테리아
제2급 감염병	• 전파 가능성을 고려하여 발생 또는 유행 시 격리가 필요한 감염병 • 24시간 이내에 신고 • 종류(21종) : 결핵, 수두, 홍역, 콜레라, 장티푸스, 파라티푸스, 세균성이질, 장출혈성대장균감염증, A형간염, 백일해, 유행성이하선염, 풍진, 폴리오, 수막구균 감염증, b형헤모필루스인플루엔자, 폐렴구균 감염증, 한센병, 성홍열, 반코마이신내성황색포도알균(VRSA) 감염증, 카바페넴내성장내세균속균종(CRE) 감염증, E형간염
제3급 감염병	• 그 발생을 계속 감시할 필요가 있는 감염병 • 24시간 이내에 신고 • 종류(26종) : 파상풍, B형간염, 일본뇌염, C형간염, 말라리아, 레지오넬라증, 비브리오패혈증, 발진티푸스, 발진열, 쯔쯔가무시증, 렙토스피라증, 브루셀라증, 공수병, 신증후군출혈열, 후천성면역결핍증(AIDS), 크로이츠펠트-야콥병(CJD) 및 변종크로이츠펠트-야콥병(vCJD), 황열, 뎅기열, 큐열, 웨스트나일열, 라임병, 진드기매개뇌염, 유비저, 치쿤구니야열, 중증열성혈소판감소증후군(SFTS), 지카바이러스 감염증
제4급 감염병	• 1급 감염병부터 3급 감염병까지의 감염병 외에 유행 여부를 조사하기 위하여 표본 감시 활동이 필요한 감염병 • 종류(23종) : 인플루엔자, 매독, 회충증, 편충증, 요충증, 간흡충증, 폐흡충증, 장흡충증. 수족구병, 임질, 클라미디아감염증, 연성하감, 성기단순포진, 첨규콘딜롬, 반코마이신내성장알균(VRE) 감염증, 메티실린내성황색포도알균(MRSA) 감염증, 다제내성녹농균(MRPA) 감염증, 다제내성아시네토박터바우마니균(MRAB) 감염증, 장관감염증, 급성호흡기감염증, 해외유입기생충감염증, 엔테로바이러스감염증, 사람유두종바이러스 감염증

(2) 용어정의

용어	정의
기생충 감염병	• 기생충에 감염되어 발생하는 감염병 중 보건복지부장관이 고시하는 감염병
생물테러감염병	• 고의 또는 테러를 목적으로 이용된 병원체에 의하여 발생된 감염병
인수 공통 감염병	• 동물과 사람 간 전파되는 병원체에 의하여 발생되는 감염병
의료관련 감염병	• 환자나 임산부 등이 의료행위를 적용받는 과정에서 발생한 감염병
감염병 환자	• 감염병의 병원체가 인체에 침입하여 증상을 나타내는 사람
감염병 의사 환자	• 감염병의 병원체가 인체에 침입한 것으로 의심되나 확인 전 단계에 있는 사람
병원체 보유자	• 임상적 증상은 없으나 감염병 병원체는 보유하고 있는 사람
고위험 병원체	• 생물 테러의 목적으로 이용되는 병원체 • 고위험 병원체의 분리 및 이동 : 보건복지부장관에게 신고 • 고위험 병원체의 반입 : 보건복지부장관의 허가
역학조사	• 감염병의 차단과 방지를 위해 발생 규모를 파악하고 감염원을 추적하는 등의 활동

(3) 감염병 신고

① 신고 내용

㉠ 감염병 환자를 진단하거나 그 사체를 검안한 경우

㉡ 예방접종 후 이상반응자를 진단하거나 그 사체를 검안한 경우

㉢ 감염병환자 등이 제1~3급으로 사망한 경우 관할 보건소장에게 신고

② 신고 주기

㉠ 제1급 감염병 : 즉시 신고

㉡ 제2, 3급 감염병 : 24시간 이내 신고

㉢ 제4급 감염병 : 7일 이내 신고

③ 신고의무자

의사, 치과의사, 한의사

(4) 필수예방접종

특별자치도지사 또는 시장, 군수, 구청장은 다음 질병에 대하여 관할 보건소를 통해 필수예방접종을 실시

- 디프테리아
- 폴리오
- 백일해
- 홍역
- 파상풍
- 결핵
- B형간염
- 유행성이하선염
- 풍진
- 수두
- 일본뇌염
- b형헤모필루스인플루엔자(뇌수막염)
- 폐렴구균
- 인플루엔자
- A형간염
- 사람유두종 바이러스 감염증

그 밖에 보건복지부장관이 감염병 예방을 위해 필요하다고 인정하여 지정하는 감염병

(5) 감염병 예방 및 관리에 관한 업무범위

① **특별자치도지사 또는 시장·군수·구청장**
  ㉠ 보건소를 통해 정기 예방접종을 실시하여야 함
  ㉡ 예방접종 관련 내용을 미리 공고
  ㉢ 예방접종 증명서를 발급
  ㉣ 예방접종에 관한 기록을 작성
  ㉤ 예방접종을 끝내지 못한 대상자에게 예방접종을 하여야 함
② **질병관리본부장** : 예방접종의 효과 및 예방접종 후 이상반응에 관한 조사
③ **시도지사 또는 시장·군수·구청장** : 예방접종 후 이상반응에 관한 조사

03 혈액관리법

(1) 혈액관리법 용어 정의

① **혈액** : 인체에서 채혈한 혈구와 혈장
② **헌혈자** : 혈액원에 혈액을 무상으로 제공하는 자
  - 혈액매매 행위 금지 : 금전, 재산상의 이익, 급부를 받거나 주기로 약속, 제공, 교사, 방조, 알선, 채혈, 수혈하여서는 아니 된다(5년 이하의 징역 또는 5천만 원 이하의 벌금).
③ **혈액관리업무** : 혈액을 채혈, 검사, 제조, 보존, 공급 또는 품질관리하는 업무
  - 혈액관리업무를 할 수 있는 자 : 의료기관, 대한적십자사, 혈액제제 제조업자(채혈은 금지)
④ **채혈 금지 대상자** : 건강 기준에 미달하는 자
⑤ **부적격 혈액** : 채혈 시 또는 채혈 후 이상이 발견된 혈액, 또는 혈액제제
  ㉠ 부적격 혈액의 기준
    - B형 간염, C형 간염, 후천성 면역결핍증, 매독검사 각 양성, 간기능 검사 101IU/L 이상, 인체T램프 영향성 바이러스 검사 양성
    - 채혈과정에서 응고 또는 오염, 혼탁이 보이거나 변색 또는 용혈된 혈액
    - 혈액 용기의 밀봉 또는 표지가 파손된 혈액, 보존기간이 경과한 혈액 및 혈액제제
⑥ **특정 수혈 부작용** : 수혈한 혈액제제로 인해 발생한 부작용
  ㉠ 보건복지부장관에게 신고
  ㉡ 사망의 경우 지체 없이 신고
⑦ **혈액제제** : 혈액을 원료로 하여 제조한 의약품
⑧ **채혈 부작용** : 채혈한 후 헌혈자에게 나타날 수 있는 부작용
⑨ **혈액원** : 혈액관리업무를 실시하기 위해 규정에 의하여 허가를 받은 자
  - 실시하는 건강진단 : 문진, 시진, 촉진, 체온 및 맥박, 체중, 혈압, 빈혈, 혈소판 계수검사(혈소판 성분 채혈인 경우), 과거 헌혈 경력과 결과, 채혈 금지 대상자 여부 조회 등
⑩ **채혈** : 헌혈자로부터 혈액을 채취하는 행위
  ㉠ 1인 1회 채혈량(다음 한도의 110%를 초과하여서는 안 된다.)
    - 전혈 : 400밀리리터
    - 성분 : 500밀리리터
    - 다종 성분 채혈 : 600밀리리터
  ㉡ 혈액관리 온도
    - 전혈 : 섭씨 1도 이상 10도 이하
    - 혈소판 성분 : 섭씨 20도 이상, 24도 이하
    - 혈장 : 섭씨 6도 이하

(2) 헌혈증서의 교부 및 환부

① 혈액원은 헌혈자에게 헌혈증서를 교부하여야 함
② 헌혈증서를 양도받은 자는 의료기관에 증서를 제출한 후 무상으로 수혈을 받을 수 있음
③ 무상수혈을 받을 수 있는 혈액제제량은 헌혈 1회당 혈액제제 1단위로 함
④ 증서에 의해 무상 수혈을 요구받은 의료기관은 정당한 이유 없이 거부하지 못함
⑤ 보건복지부장관은 무상으로 수혈을 제공한 의료기관에 보상하여야 함

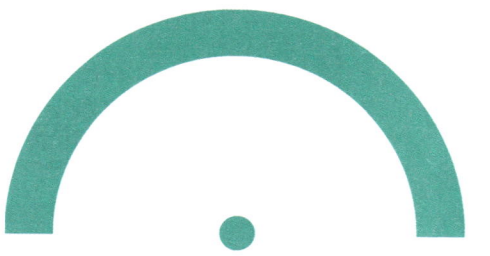

실전모의고사

문제편

제 1 회 | 실전모의고사　　제 4 회 | 실전모의고사　　제 7 회 | 실전모의고사　　제10회 | 실전모의고사
제 2 회 | 실전모의고사　　제 5 회 | 실전모의고사　　제 8 회 | 실전모의고사
제 3 회 | 실전모의고사　　제 6 회 | 실전모의고사　　제 9 회 | 실전모의고사

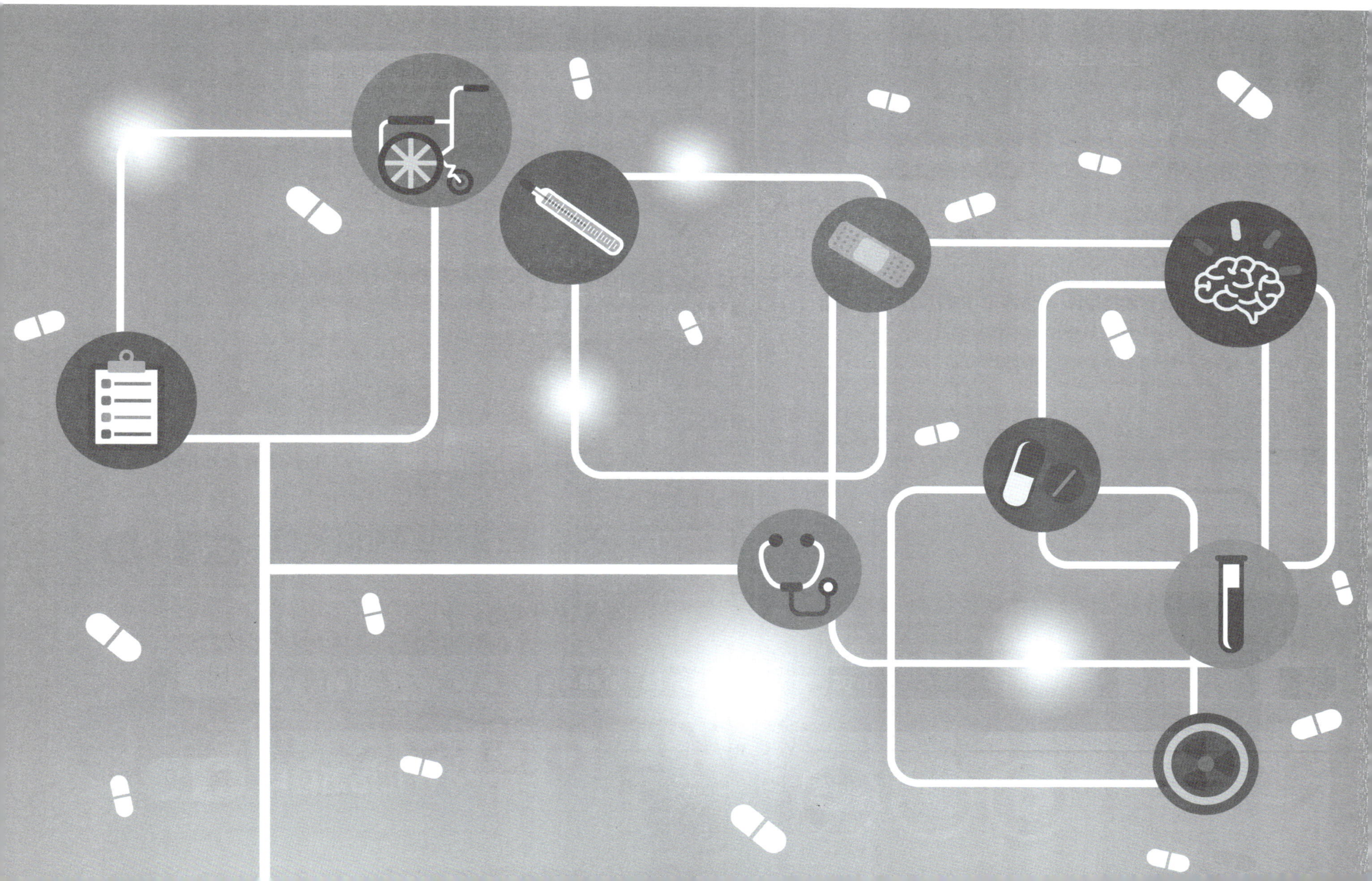

| 문제편 |

1 회 실전모의고사

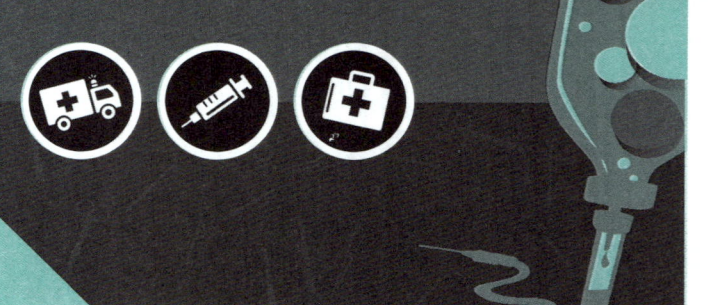

제 1 과목 기초간호학 개요

01 맥박수가 비정상적이거나 심장의 리듬이 불규칙한 순환기계 질환은 무엇인가?

① 심근경색   ② 심장염   ③ 심부정맥
④ 류마티스열   ⑤ 고혈압

> **해설** 심근 세포 손상, 심근의 국소 빈혈, 카페인, 약물 등의 영향으로 발생하며 맥박이 불규칙하거나 심박동수가 비정상적인 상태를 부정맥이라고 한다.

02 의식수준 단계 중 혼수에 대해 잘 설명하고 있는 것은?

① 반응하다 곧 잠이 든다.
② 어떠한 자극에도 전혀 반응하지 않는다.
③ 큰 소리에만 반응을 한다.
④ 자극에 적절히 반응할 수 있다.
⑤ 질문에 대한 부적절한 반응을 보인다.

> **해설** 의식수준 단계 분류
> • 명료(Alert) : 의식이 명료하게 깨어있는 상태
> • 기면(Drowsy) : 졸린 상태, 질문이나 자극에 눈을 뜨나 곧 잠드는 상태
> • 착란(Confusion) : 혼돈 상태, 지남력에 장애가 발생하는 상태(장소, 시간, 사람)
> • 혼미(Stupor) : 큰 자극에만 반응하는 상태
> • 반혼수(Semicoma) : 큰 통증 자극에 표정을 보이고 알 수 없는 소리를 내기도 하는 상태
> • 혼수(Coma) : 반응이 전혀 없는 상태

03 소양증이 있는 대상자의 간호로 틀린 것은?

① 스트레스를 받지 않도록 한다.
② 전분, 중조 목욕을 적용한다.
③ 실내온도를 높인다.
④ 피부에 약물을 도포한다.
⑤ 모섬유의 옷을 피부에 직접 닿지 않도록 입는다.

> **해설** 소양증(가려움증)
> 실내온도를 시원하게 한다.

04 비뇨기계의 기능으로 틀린 것은?

① Ca와 P 조절   ② 삼투압 조절   ③ 혈당 조절
④ 혈압 조절   ⑤ 항상성 유지

> **해설** 비뇨기계 기능
> • 소변의 분비와 배설을 통해 인체의 노폐물 제거
> • 체액과 전해질 평형
> • 삼투압 조절, 혈압 조절
> • 적혈구 생성인자 생산
> • Ca와 P 조절, 산과 염기의 평형, 항상성 유지

05 안압 상승으로 시신경이 손상되는 시각장애를 무엇이라고 하는가?

① 녹내장   ② 백내장   ③ 결막염
④ 사시   ⑤ 맥립종

> **해설**
> • 녹내장 : 안압이 상승한 것
> • 백내장 : 수정체가 혼탁해지는 것

06 인체의 뼈는 총 몇 개로 구성되는가?

① 106개   ② 206개   ③ 226개
④ 260개   ⑤ 262개

> **해설** 인체를 구성하는 총 뼈의 개수는 206개이다.

07 음식물의 통로이면서 동시에 공기의 통로가 되는 기관은?

① 인두   ② 기도   ③ 식도
④ 위   ⑤ 편도

> **해설** 인두 : 공기와 음식물의 공통 통로

08 양수에 대한 설명으로 틀린 것은?

① 무색 투명한 액체이다.
② 태아의 운동을 자유롭게 한다.
③ 분만 시 산도의 윤활제 역할을 한다.
④ 태아에게 영양을 공급한다.
⑤ 난막과 태아 체부 사이의 유착을 방지한다.

> **해설** 태아에 영양을 공급하는 것은 태반이며 임신 3개월에 완성된다.

정답 01 ③　02 ②　03 ③　04 ③　05 ①　06 ②　07 ①　08 ④

68

제1회 | 실전모의고사

1회 실전모의고사

09 임산부가 주의해야 할 내용으로 틀린 것은?

① 균형 잡힌 식사를 하도록 한다.
② 임신 말기 통목욕은 분만 시 도움을 준다.
③ 유방 보호는 초산부의 경우 5개월부터 한다.
④ 치아를 보호하고, 칼슘 및 단백질 섭취를 충분히 한다.
⑤ 하지 부종 시 탄력 양말이나 붕대를 사용한다.

> 해설: 임신 말기에는 관장이나 완화제 뿐 아니라 통목욕도 금하도록 한다.

10 다음 중 외생식기가 아닌 것은?

① 음핵   ② 대음순   ③ 난소
④ 처녀막   ⑤ 소음순

> 해설: 내생식기 : 난소, 난관, 질, 자궁

11 아동의 운동 발달 특성을 잘못 설명한 것은?

① 머리에서 발끝 방향으로 발달한다.
② 큰 근육에서 소근육 순서로 발달한다.
③ 말초에서 중심을 향해 발달한다.
④ 큰 활동에서 작은 부분 활동으로 발달한다.
⑤ 전반적인 운동에서 구체적인 운동으로 발달한다.

> 해설: 몸의 중심에서 말초를 향해 발달한다.

12 신생아 맥박수의 정상 범위로 맞는 것은?

① 분당 40~60회   ② 분당 60~80회
③ 분당 80~100회   ④ 분당 100~120회
⑤ 분당 120~140회

> 해설: 신생아의 맥박은 빠르며 불규칙할 수 있고, 분당 120~140회 범위로 측정된다.

13 신생아의 생리적 황달이 사라지는 시기는?

① 약 7일 후   ② 약 10일 후   ③ 약 20일 후
④ 약 30일 후   ⑤ 약 1년 후

> 해설:
> • 신생아 황달은 생후 2~3일경 나타나 약 7일 후 사라진다.
> • 신생아의 60% 내외로 황달이 나타난다.

14 일반적인 응급처치에 대한 설명으로 거리가 먼 것은?

① 응급처치에서 가장 우선은 기도 유지이다.
② 현장에서 가장 먼저 돌봐야 할 대상자는 출혈과 호흡정지 대상자이다.
③ 쇼크 대상자는 하체를 밑으로 취한다.
④ 최대한 안전한 곳으로 옮기고 활력징후를 수시 측정한다.
⑤ 척추 손상 대상자는 목과 척추를 고정한다.

> 해설: 쇼크 대상자의 체위는 변형된 트렌델렌버그씨 체위로, 하지를 상승시키는 체위이다.

15 무의식 대상자의 체위로 바른 것은?

① 복위   ② 반좌위
③ 측위   ④ 트렌델렌버그씨 체위
⑤ 배횡와위

> 해설: 무의식 대상자는 흡인의 위험이 있으므로 측위로 한다.

16 전신 부목을 적용하는 대상자로 맞는 것은?

① 척추 골절   ② 대퇴 골절   ③ 손목 골절
④ 발목 염좌   ⑤ 골반 골절

> 해설: 척추 골절은 목과 척추를 보호하기 위해 최대한 고정하며 전신 부목을 적용한다.

17 창상 간호의 목적으로 가장 옳은 것은?

① 감염 예방   ② 기형 예방   ③ 강직 예방
④ 색전증 예방   ⑤ 골절 예방

> 해설: 창상 간호의 목적은 출혈에 따른 쇼크와 감염 예방에 있다.

18 우리나라 최초의 간호양성소는?

① 동산병원   ② 대구의료원   ③ 서울대 간호학과
④ 광혜원   ⑤ 보구여관

> 해설: 보구여관은 우리나라 최초의 간호양성소이다.

정답 09 ② 10 ③ 11 ③ 12 ⑤ 13 ① 14 ③ 15 ③ 16 ① 17 ① 18 ⑤

1회 실전모의고사

19 간호의 3대 요소가 바르게 묶인 것은?

① 봉사, 인내, 사랑
② 기술, 지식, 사랑
③ 양심, 지식, 기술
④ 지성, 지식, 기술
⑤ 교양, 지식, 희생

> **해설** 신속하고 정확한 간호를 위한 기술, 간호수행의 근거가 되는 지식, 대상자의 요구를 이해할 수 있는 사랑은 간호의 필수 요소이다.

20 약물 흡수가 빠른 순서로 나열된 것은?

① 정맥 – 피하 – 경구 – 근육
② 피하 – 정맥 – 경구 – 근육
③ 정맥 – 근육 – 피하 – 경구
④ 정맥 – 경구 – 근육 – 피하
⑤ 경구 – 근육 – 피하 – 정맥

> **해설** 약물의 효과 및 부작용이 빠른 순서 : 정맥 – 근육 – 피하 – 경구

21 대사된 약물이 체외로 배설되는 가장 주요한 기관은?

① 소화기
② 간
③ 피부
④ 신장
⑤ 폐

> **해설** 신장 : 약물의 배설이 이루어지는 기관

22 흡수에 비해 배설이 늦어지는 작용을 무엇이라고 하는가?

① 축적작용
② 내성
③ 치료작용
④ 반작용
⑤ 무작용

> **해설** 흡수에 비해 배설 또는 해독이 지연되는 경우를 축적작용이라고 한다.

23 냉장 보관해야 하는 약으로 틀린 것은?

① PPD 용액
② 인슐린
③ 백신
④ 혈청
⑤ 좌약

> **해설** 좌약은 실온 보관한다.

24 다음이 설명하는 것은 무엇인가?

> 여러 향료를 혼합해 향기로운 맛과 냄새가 나도록 만든 액체약

① 로션
② 가루약
③ 에릭시르
④ 좌약
⑤ 정제

> **해설** 에릭시르 : 달콤한 향과 맛이 나도록 만들어진 약

25 체강에 삽입해 용해, 흡수되는 고형의 외용제는 무엇인가?

① 좌약
② 정제
③ 연고
④ 경고제
⑤ 리니멘트제

> **해설** 항문이나 요도, 질 등에 삽입해 용해·흡수되는 좌약은 실온 보관한다.

26 소량이 생명 유지에 꼭 필요하며 결핍 시 특정 질환이 나타나는 영양소는?

① 지방
② 단백질
③ 비타민
④ 탄수화물
⑤ 무기질

> **해설** 비타민 : 신체 기능을 위해 소량 필요한 영양소이며, 특히 수용성 비타민은 배설되므로 매일 보충해야 한다.

27 다음 중 결핍 시 괴혈병을 일으키는 영양소는?

① 비타민 B_1
② 비타민 B_2
③ 비타민 B_6
④ 비타민 B_{12}
⑤ 비타민 C

> **해설** 비타민 C(아스코르빈산) : 결핍 시 치은 출혈, 감염에 대한 저항력 감소가 생긴다.

28 다음 중 결핍 시 악성빈혈을 일으킬 수 있는 영양소는?

① 비타민 B_1
② 비타민 B_2
③ 비타민 B_6
④ 비타민 B_{12}
⑤ 비타민 B_3

> **해설** 비타민 B_{12}(코발라민)는 소장에서 흡수되고 조혈작용과 혈액순환을 조절한다.

29 구강의 기능으로 옳은 것을 모두 고른 것은?

> 가. 미각　　　　　　　나. 발음
> 다. 연하　　　　　　　라. 심미적 기능

① 가, 나, 다
② 가, 다
③ 나, 라
④ 라
⑤ 가, 나, 다, 라

> **해설** 구강은 미각, 발음, 연하, 소화, 심미, 저작 등의 기능을 한다.

정답 19 ② 　 20 ③ 　 21 ④ 　 22 ① 　 23 ⑤ 　 24 ③ 　 25 ① 　 26 ③ 　 27 ⑤ 　 28 ④ 　 29 ⑤

1회 실전모의고사

30 치아 법랑질에 대한 설명으로 틀린 것은?

① 인체 조직에서 가장 단단하다.
② 충치 발생 시 쉽게 썩는 부위이다.
③ 무색 반투명하다.
④ 치아의 맨 바깥쪽이다.
⑤ 불소가 침착되는 부위이다.

> 해설 법랑질(에나멜질) : 도자기와 비슷하며 반투명한 치아의 맨 바깥쪽

31 다음 중 충치 발생 시 쉽게 썩는 부위는?

① 에나멜질 ② 상아질 ③ 백악질
④ 치은 ⑤ 치주인대

> 해설 법랑질보다 약한 상아질은 충치가 쉽게 발생한다.

32 잇몸뼈와 치아를 싸서 보호하는 부위는?

① 치은 ② 법랑질 ③ 백악질
④ 상아질 ⑤ 치수

> 해설 치은(잇몸) : 잇몸뼈와 치아를 싸서 보호한다.

33 침 시술을 받는 환자 간호의 유의사항으로 틀린 것은?

① 대상자의 상태를 면밀히 관찰해 이상증후 시 의사에게 알린다.
② 발침 후 남은 침이 없도록 한다.
③ 출혈이 우려되는 환자는 침 금기 대상자이다.
④ 침 시술 동안 환자의 체위를 2~3회 변경한다.
⑤ 발침 후 소독솜으로 닦고 출혈 시 눌러준다.

> 해설 유침 시 대상자의 체위는 변경하지 않고 일정하게 유지하도록 한다.

34 다음, 다뇨, 다식, 체중 감소와 피로감 등 인슐린의 결핍으로 발생하는 질환은?

① 부신피질 기능 항진증 ② 점액수종
③ 그레이브병 ④ 크레티니즘
⑤ 당뇨

> 해설 당뇨의 3대증상 : 다음, 다뇨, 다식

35 기관지 확장증의 특징적인 객담 양상은?

① 혈액이 섞인 객담 ② 투명하고 냄새 없는 객담
③ 3층형 객담 ④ 누렇고 끈적한 객담
⑤ 점액성 객담

> 해설 기관지 확장증의 증상 : 청색증, 호흡곤란, 고상지두, 3층형 객담, 피로, 객혈 등

제 2 과목 보건간호학 개요

36 기후의 3대 요소를 모두 고른 것은?

| 가. 기온 | 나. 기습 | 다. 기류 | 라. 복사열 |

① 가, 나, 다 ② 가, 다 ③ 나, 라
④ 라 ⑤ 가, 나, 다, 라

> 해설 온도, 습도, 바람은 기후의 3대 요소이다.

37 온열 요소를 모두 고른 것은?

| 가. 기온 | 나. 기습 | 다. 기류 | 라. 복사열 |

① 가, 나, 다 ② 가, 다 ③ 나, 라
④ 라 ⑤ 가, 나, 다, 라

> 해설 온열 요소란 체온 조절에 필요한 요소로서 기후의 3대 요소(기온, 기습, 기류)와 복사열을 말한다.

38 온도가 높을 때 습도까지 높아서 느껴지는 불쾌감을 수치로 나타낸 것은?

① 기온역전 ② 불감기류 ③ 불쾌지수
④ 연교차 ⑤ 연교차

> 해설 불쾌지수 : 온도가 높을 때 습도까지 높아서 느껴지는 불쾌감의 수치

39 대기오염의 원인을 고르면?

① 복사열 ② 연교차 ③ 기온역전
④ 냉각력 ⑤ 일교차

> 해설 기온역전이란 하층부의 온도보다 상층부의 온도가 올라가는 현상으로 대기오염의 원인이 된다.

정답 30 ② 31 ② 32 ① 33 ④ 34 ⑤ 35 ③ 36 ① 37 ⑤ 38 ③ 39 ③

| 문제편 |

1 회 실전모의고사

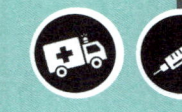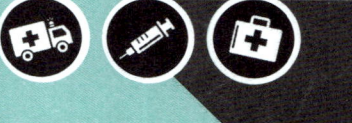

40 사람이 많이 모인 곳에서 환기가 부족할 때 나타나며 두통과 현기증, 구토와 불쾌감을 느끼는 상태를 무엇이라고 하는가?

① 엘리뇨 ② 군집독 ③ 열섬 현상
④ 스모그 현상 ⑤ 온실효과

해설 군집독 : 밀폐된 공간에서 환기 부족으로 발생하는 두통, 어지러움, 구토 등의 증상

41 해수면의 온도가 높아지는 현상을 가리켜 무엇이라 하는가?

① 온실효과 ② 라니냐 ③ 엘리뇨
④ 열섬 ⑤ 군집독

해설 해수면의 온도가 높아지는 현상 : 엘리뇨

42 해수면의 온도가 낮아지는 현상을 가리켜 무엇이라 하는가?

① 온실효과 ② 라니냐 ③ 엘리뇨
④ 열섬 ⑤ 군집독

해설 해수면의 온도가 낮아지는 현상 : 라니냐

43 다음은 보건교육 방법 중 무엇에 대한 설명인가?

> • 단시간에 많은 양의 지식 전달이 가능하다.
> • 지식을 전달하기 위한 비용과 시간이 절약된다.
> • 대상자들의 적극적인 참여가 어렵다.

① 집단토의 ② 브레인 스토밍 ③ 패널토의
④ 역할극 ⑤ 강의

해설 강의 : 교육자가 중심이 되어 직접 지식을 전달하는 방법

44 다음은 보건교육 방법 중 무엇에 대한 설명인가?

> • 건강문제가 있는 실제 대상자들을 이해하는 데 도움이 된다.
> • 직접 참여하므로 흥미와 동기 유발에 효과적이다.
> • 실제 상황과 비슷하여 학습목표 도달이 용이하다.

① 집단토의 ② 브레인 스토밍 ③ 패널토의
④ 역할극 ⑤ 강의

해설 역할극 : 문제가 있는 상황을 연출하여 경험하면서 해결법을 찾는 방법

45 시범교육에 대한 설명이다. 틀린 것은?

① 대상자의 수가 많을수록 주의집중이 잘 된다.
② 대상자는 간접 경험을 통해 학습목표 도달이 용이해진다.
③ 최신의 내용으로 준비되어야 한다.
④ 실제 물품이 준비되는 교육이다.
⑤ 이론적인 설명만으로 부족한 교육에 효과적이다.

해설 시범교육 : 일방적 지식 전달이 아닌 실제 물품을 준비해 교육하는 방법

46 강의를 하는 교육자의 주의사항으로 틀린 것은?

① 주의를 집중하게 한다.
② 대상자와의 시선 맞춤은 학습효과를 떨어뜨린다.
③ 내용을 전달한 후에는 요약과 정리가 필요하다.
④ 흥미 유발을 위해 노력해야 한다.
⑤ 학습 분위기를 살피며 강의를 진행한다.

해설 교육자는 자신이 주가 되어 강의를 진행하므로 학습자들의 주의 집중과 시선 맞춤, 흥미 유발, 내용 정리, 좀 더 좋은 학습 분위기를 이끌어가야 한다.

47 충수절제 수술을 받은 환자가 질병별로 미리 정해진 일정액의 진료비를 지불하였을 때, 이에 해당하는 진료비 지불보상제도는?

① 인두제 ② 포괄수가제 ③ 행위별수가제
④ 총액계약제 ⑤ 봉급제

해설
• 포괄수가제 : 진단명에 따라 의료비를 결정하는 사전결정방식의 제도
• 사후결정방식 : 의사의 진료 행위마다 진료비를 지불하는 사후결정방식의 제도
  – 사전결정방식 : 진단명에 따라 의료비를 결정하는 제도
  – 장점 : 과잉진료 억제, 총 진료비 억제
  – 단점 : 서비스량의 규격화, 의료진에 대한 간섭
• 행위별수가제
  – 사후결정방식 : 의사의 진료 행위마다 진료비를 지불하는 제도
  – 장점 : 의료의 자율성 보장, 양질의 의료 서비스 제공
  – 단점 : 과잉진료, 의료남용 우려, 예방보다 치료에 집중, 의료비 상승

48 다음 중 지역사회 간호사업에서 1차 예방 사업에 속하지 않는 것은?

① 산전간호 ② 비만증 예방 ③ 예방접종
④ 보건교육 ⑤ 당뇨 식이요법

해설
• 1차 예방 : 개인 또는 집단의 건강증진과 질병예방활동(보건교육, 예방주사 등)
• 2차 예방 : 질병의 조기진단 및 조기치료(건강검진, 당뇨환자의 식이요법 등)
• 3차 예방 : 재활

정답 40 ② 41 ③ 42 ② 43 ⑤ 44 ④ 45 ① 46 ② 47 ② 48 ⑤

1회 실전모의고사

49 지역주민을 대상으로 1차 보건진료와 보건교육을 하는 지방 보건조직의 말단조직은?

① 보건소 ② 진료소 ③ 보건지소
④ 질병관리본부 ⑤ 보건진료소

> 해설 보건소는 지역보건법에 따라 시·군·구마다 1개소씩 설치되어 있으며 1차 진료를 담당한다.

50 오염된 물로 인한 수인성 질환을 고르면?

① 콜레라 ② 백일해 ③ 뇌수막염
④ 결핵 ⑤ B형 간염

> 해설 **수인성 질환**
> • 집단적으로 발생하며 오심, 구토, 설사, 복통 등 위장계 증상이 나타난다.
> • 2차 감염은 없다.

제 3 과목 공중보건학 개론

51 다음 중 의료인에 해당하지 않는 것은?

① 약사 ② 한의사 ③ 조산사
④ 간호사 ⑤ 의사

> 해설 의료법에 명시된 의료인 5종 : 의사, 간호사, 조산사, 한의사, 치과의사

52 다음 중 의료기관에 해당하지 않는 기관은?

① 보건소 ② 종합병원 ③ 요양병원
④ 의원 ⑤ 치과의원

> 해설 의료법에 따른 의료기관 9종
> 의원, 한의원, 치과의원, 조산원, 병원, 요양병원, 한방병원, 치과병원, 종합병원

53 종합병원에 대한 설명으로 틀린 것은?

① 30개 이상의 병상을 갖추어야 한다.
② 100개 이상의 병상을 갖추어야 한다.
③ 300개 병상 이하인 경우 7개 이상의 진료과목을 갖추어야 한다.
④ 종합병원은 의료기관이다.
⑤ 의사 및 치과의사가 의료를 행하는 곳이다.

> 해설 30개 이상의 병상 : 병원

54 의원 개설 시 누구에게 신고해야 하는가?

① 시·군·구청장 ② 보건소장
③ 보건복지부장관 ④ 시·도지사
⑤ 신고하지 않아도 된다.

> 해설
> • 의원 개설 시 : 시·군·구청장에게 신고
> • 병원 개설 시 : 시·도지사의 허가

55 의료인의 조건부 면허의 연한은 몇 년인가?

① 1년 ② 2년 ③ 3년
④ 4년 ⑤ 5년

> 해설 의료인 조건부 면허의 연한은 3년이다.

56 다음 중 보관 연한이 5년인 기록물은 무엇인가?

① 진단서 ② 처방전
③ 조산기록부 ④ 진료기록부
⑤ 수술기록부

> 해설 5년 보관 기록물 : 조산기록부, 간호기록부 등

57 다음 중 의료인 면허 취소에 해당하는 내용은?

① 면허증을 빌려준 경우
② 품위를 심하게 손상시키는 행위
③ 태아의 성감별 행위
④ 의료기사가 아닌 자에게 그 업무의 범위를 벗어나게 한 때
⑤ 진료기록부 등을 허위로 작성한 때

> 해설 **면허취소 요건**
> 결격 사유, 3회 이상 자격정지 처분을 받은 때, 면허의 조건을 이행하지 아니한 때, 면허증을 빌려준 경우, 일회용 주사용품의 재사용으로 사람의 생명 또는 중대한 위해를 발생하게 한 경우

58 A형 간염의 감염 경로를 잘 설명한 것은?

① 기침 ② 오염된 물
③ 비말 감염 ④ 성적 접촉
⑤ 수직 감염

> 해설 A형 간염의 증상은 열, 구토, 복부 불편감, 황달 등이며 예방을 위해 위생적인 식수를 사용하고, 사용한 주삿바늘 재사용을 금지한다.

정답 49 ① 50 ① 51 ① 52 ① 53 ① 54 ① 55 ③ 56 ③ 57 ① 58 ②

1회 실전모의고사

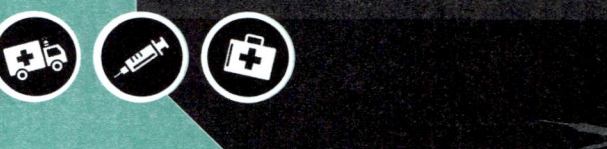

59 다음 중 면역에 대한 연결이 바르지 않은 것은?

① B형 간염 예방접종 – 인공능동면역
② 태반 – 자연수동면역
③ 파상풍 감염 – 인공수동면역
④ 홍역에 이환된 후 – 자연능동면역
⑤ 혈청, 감마 글로블린 – 자연수동면역

해설
• 능동면역 : 감염이나 백신접종과 같은 뚜렷한 항원자극에 의해 얻어지는 것
  – 자연능동면역 : 질병에 감염된 후 형성된 면역
  – 인공능동면역 : 예방접종 후 형성된 면역
• 수동면역 : 이미 형성된 면역원을 체내에 주입하는 것
  – 자연수동면역 : 모체로부터 전달받은 면역
  – 인공수동면역 : 면역 제제(혈청, 감마 글로블린 등)를 주입받아 획득한 면역

60 매독 진단 방법으로 맞는 것은?

① Widal Test   ② VDRL   ③ Dick Test
④ Shick Test   ⑤ ELISA

해설 매독 진단 : Wassermann Test, VDRL

61 MMR이 순서대로 잘 배열된 것은?

① 수두, 홍역, 풍진
② 풍진, 홍역, 유행성 이하선염
③ 디프테리아, 홍역, 풍진
④ 홍역, 유행성 이하선염, 풍진
⑤ 수두, 홍역, 유행성 이하선염

해설
DPT : 디프테리아, 백일해, 파상풍
MMR : 홍역, 유행성 이하선염, 풍진

62 결핵의 전파 경로로 맞는 것은?

① 파리   ② 비말(기침)   ③ 피부 상처
④ 대변   ⑤ 정액

해설 결핵의 원인균은 결핵균이며 기침과 재채기 등 비말을 통해 전파된다.

63 지역사회에서 결핵이 발생했을 경우 누구에게 신고하는가?

① 보건소장   ② 보건복지부장관
③ 시·도지사   ④ 국립의료원장
⑤ 질병관리본부장

해설 제2급 감염병인 결핵이 발생했을 경우 관할 보건소장에게 24시간 이내에 신고해야 한다.

64 지역사회 간호에 대한 설명으로 틀린 것은?

① 간호사업의 기간과 필요한 인력 등 예산 범위를 결정한다.
② 지역사회의 요구를 반영해야 한다.
③ 지역사회 간호를 위해 보건소장의 적극적인 참여가 필수적이다.
④ 효과적인 간호를 위해 지역사회 내 여러 단체를 이용한다.
⑤ 간호의 결과가 지역 전체에 영향을 미쳐야 한다.

해설 지역사회 주민들의 적극적인 참여가 필수적으로 요구된다.

65 건강관리실 설치 장소의 기준으로 잘못 설명한 것은?

① 교통이 편리한 곳이어야 한다.
② 화장실과 수도시설이 갖추어져 있어야 한다.
③ 냉난방과 환기장치가 적절한 곳으로 정해야 한다.
④ 비밀이 보장될 수 있는 공간이 갖추어져 있어야 한다.
⑤ 종교적 시설이 있는 건물에 위치하도록 한다.

해설 건강관리실 설치 장소는 정치나 종교와 관련이 없어야 한다.

66 사회복지법인과 그 밖의 비영리법인이 정신요양시설을 설치·운영하려는 경우에는 누구의 허가를 받아야 하는가?

① 보건복지부장관
② 보건소장
③ 특별자치시장, 특별자치도지사, 시장·군수·구청장
④ 보건복지부차관
⑤ 대통령

해설 정신요양시설을 설치·운영하려는 자는 해당 시설의 소재지를 관할하는 특별자치시장, 특별자치도지사, 시장·군수·구청장에게 허가를 받아야 한다.

67 지역사회의 다양한 요구를 의뢰하는 것은 지역사회 간호사의 역할 중 무엇에 해당하는가?

① 알선자   ② 교육자   ③ 대변자
④ 상담자   ⑤ 조정자

해설 지역사회 간호사의 역할은 조정자, 간호 제공자, 촉진자, 교육자, 알선자, 상담자 등으로 다양하며, 주민들의 요구를 파악하여 의뢰하는 것은 알선자의 역할에 해당한다.

정답 59 ⑤ 60 ② 61 ④ 62 ② 63 ① 64 ③ 65 ⑤ 66 ③ 67 ①

1회 실전모의고사

68 지역사회 건강에 영향을 주는 요소로 틀린 것은?

① 주민들의 경제수준
② 해당 지역의 보건의료 전달체계
③ 주민들의 옷차림
④ 유전적, 환경적 요인
⑤ 지역사회 의료기관의 수

> 해설 지역사회의 효과적인 간호를 위해서는 주민들의 경제수준, 해당 지역사회의 의료기관 수와 종류, 보건의료 전달체계 등 지역사회 건강에 영향을 미치는 요인을 알아야 한다.

69 다음 중 지역사회 간호사업의 기본단위는?

① 개인
② 가족
③ 지역사회 일부분
④ 질병을 가지고 있는 대상자
⑤ 지역사회 전체

> 해설 간호사업의 기본단위는 가족이다.

70 지역사회 간호 대상자로 옳은 것은?

① 개인
② 가족
③ 아동
④ 지역사회 일부
⑤ 모든 지역사회 주민

> 해설 지역사회 모든 주민은 지역사회 간호의 대상자이다.

제 4 과목 실기

71 다음 중 폐활량계를 이용하여 폐의 상태를 알 수 있는 검사는?

① PFT   ② CBC   ③ LFT
④ EKG   ⑤ ABGA

> 해설 폐기능 검사(PFT ; Pulmonary Function Test) : 폐의 상태와 효율성 측정

72 다음 중 금식해야 하는 호흡기계 검사는 무엇인가?

① 기관지경 검사
② 폐기능 검사
③ 동맥혈 산소분압 검사
④ 혈당 검사
⑤ 흉부 X-ray

> 해설 기관지경 검사 : 구개 반사 확인 후 구강 섭취 가능

73 하루 중 객담 수집으로 가장 적합한 시기는?

① 아침 식전   ② 아침 식후   ③ 점심 식전
④ 저녁 식전   ⑤ 취침 전

> 해설 이른 아침 첫 기침을 하여 수집한 객담은 밤새 농축된 세균과 미생물을 확인하는 데 유용하다.

74 혈중의 산소포화도를 측정할 수 있는 방법으로 맞는 것은?

① 맥박 산소 측정(Oximetry)   ② 활력징후 측정
③ 심전도 확인   ④ 흉부 X-ray 촬영
⑤ 폐기능 검사

> 해설 맥박 산소 측정(Oximetry) : 혈중 산소포화도 측정(정상은 90~100mmHg)

75 호흡곤란 대상자에게 적합한 체위는 다음 중 무엇인가?

① 반좌위   ② 앙와위   ③ 측위
④ 복위   ⑤ 심스

> 해설 반좌위 : 흉곽을 최대로 팽창시키는 자세

76 지팡이 사용 대상자의 보행을 도울 때 꼭 확인해야 되는 사항은?

① 대상자의 나이   ② 대상자의 의식
③ 지팡이 재질   ④ 지팡이 끝의 마모상태
⑤ 지팡이 색깔

> 해설 대상자 이동 시 어떤 경우에도 낙상과 미끄러짐이 발생하지 않으려면 지팡이 끝의 마모상태를 확인해야 한다.

77 억제대를 사용하는 방법을 가장 잘 설명한 것은?

① 보호자와 대상자의 동의가 없어도 된다.
② 세게 묶어서 억제대의 목적을 달성한다.
③ 억제대 적용 부위는 손목과 발목에 국한된다.
④ 소양증이 심한 대상자에게 적용할 수 있다.
⑤ 움직일 수 없게 적용한다.

> 해설 억제대 적용의 목적은 낙상 방지, 특별한 치료 시 움직임 방지, 피부가 가렵거나 보호받아야 할 상처가 있을 경우 등이다.

78 찬 것 적용에 대한 설명으로 거리가 먼 것은?

① 대사 증진   ② 근육 수축   ③ 혈관 수축
④ 대사활동 감소   ⑤ 순환 감소

> 해설 찬 것 적용의 목적은 동통 경감, 혈관 수축, 근긴장도 증가, 마취효과, 염증과 화농 지연 등이다.

정답 68 ③ 69 ② 70 ⑤ 71 ① 72 ① 73 ① 74 ① 75 ① 76 ④ 77 ④ 78 ①

| 문제편 |

1 회 실전모의고사

79 기관 절개관 개구부에 젖은 거즈를 올려주는 이유는 무엇인가?

① 목소리를 낼 수 있도록 하기 위해서
② 습도를 제공하기 위해서
③ 통증을 경감시켜 주기 위해서
④ 오한이 발생하지 않도록 하기 위해서
⑤ 호흡곤란 예방을 위해서

> **해설**
> • 기관 절개 부위에 젖은 거즈는 호흡기에 습도를 제공하는 방법이다.
> • 습도는 기도 내 분비물을 액화시켜 배출이 쉽도록 한다.

80 석고붕대 주위에서 불쾌한 냄새가 나고 활력징후 측정 시 미열이 있다. 무엇을 의심해볼 수 있는가?

① 출혈   ② 골절   ③ 감염
④ 부종   ⑤ 정상반응

> **해설** 열감, 냄새가 있다면 감염을 의심해볼 수 있다.

81 다음 중 순환장애가 의심되는 것으로 거리가 먼 것은?

① 손등과 손가락에 부종이 보인다.
② 발가락 자극 시 감각이 없다고 한다.
③ 환측 다리에서 나쁜 냄새가 난다.
④ 환측 다리의 발가락이 창백하다.
⑤ 환측 다리의 발가락이 차갑다.

> **해설** 순환장애 증상 : 부종, 저림, 창백, 차가움 등

82 경추 손상으로 견인된 대상자에게 제공해야 할 간호로 옳은 것은?

① 목의 회전 운동   ② 일어나 앉아 식사 돕기
③ 피부 간호   ④ 체위 변경
⑤ 수분과 전해질 균형

> **해설** 부동 대상자에게 적용해야 할 기본 간호는 피부 간호, 배설 간호 등이다.

83 구강 투약에 대한 설명으로 잘못된 것을 고르면?

① 디기탈리스 투여 전 맥박수를 측정한다.
② 모르핀 투여 전 호흡수를 측정한다.
③ 설하 투여 약물은 삼키지 않도록 한다.
④ 투약 전 기록하고 투약 후 설명한다.
⑤ 금식 환자의 구강 투약 약물은 의사와 상의한다.

> **해설** 설명은 모든 간호 처치 전에 하여 대상자의 불안을 감소시킨다.

84 마약성 진통제인 모르핀 투약 금지 대상자는?

① 호흡이 12회 이하인 자   ② 호흡이 12회 이상인 자
③ 호흡이 20회 측정되는 자   ④ 호흡곤란이 있는 대상자
⑤ 빈맥이 있는 자

> **해설** 모르핀은 호흡이 12회 이하인 자에게 투여하지 않는다.

85 구두 처방은 몇 시간 내 서면 처방으로 받아야 하는가?

① 즉시   ② 12시간 내   ③ 24시간 내
④ 48시간 내   ⑤ 72시간 내

> **해설** 24시간 내에 서면 처방으로 받아야 한다.

86 체위 변경의 효과로 옳은 것은?

① 순환기 합병증 예방   ② 감염 예방
③ 연동 운동 감소   ④ 소변량 감소
⑤ 체온 유지

> **해설** 무기폐, 폐렴을 예방하며 피부 및 순환기 합병증을 예방하는 데 체위 변경이 필요하다.

87 대상자에게 편안한 환경을 제공하기 위한 실내온도는?

① 18℃~20℃   ② 20℃~22℃
③ 22℃~24℃   ④ 24℃~26℃
⑤ 26℃~28℃

> **해설** 온도는 20℃~22℃, 습도는 40~60%를 유지하여 편안한 환경을 제공하도록 한다.

88 간호사실 트레이에 묻은 혈액과 점액의 관리방법으로 옳은 것은?

① 흐르는 물로 세척한다.
② 휴지로 닦은 후 일광 소독한다.
③ 찬물에 씻은 후 더운물로 재세척한다.
④ 따뜻한 물에 담궈 놓는다.
⑤ 붕산수로 깨끗이 세척한다.

> **해설** 혈액과 점액은 더운물에 닿으면 응고되기 쉬우므로 세척 시 찬물에서 더운물 순으로 세척한다.

89 다음 중 체온이 상승되는 경우로 잘못된 것은?

① 수면 시   ② 음식물 섭취 시
③ 운동 후   ④ 흥분 시
⑤ 더운물 섭취 시

> **해설** 수면 시에는 체온이 하강한다.

정답   79 ②   80 ③   81 ③   82 ③   83 ④   84 ①   85 ③   86 ①   87 ②   88 ③   89 ①

1회 실전모의고사

90 심부 체온을 정확히 측정할 수 있는 부위로 옳은 것은?

① 고막 ② 겨드랑이 ③ 이마
④ 서혜부 ⑤ 직장

> 해설 고막은 체온 조절 중추가 있는 시상하부와 같은 혈관으로부터 혈액을 공급받으므로 심부 체온을 측정하기에 좋은 부위이다.

91 직장의 체온 측정 시간으로 옳은 것은?

① 1분~2분 ② 2분~3분 ③ 3분~4분
④ 4분~5분 ⑤ 10분 이상

> 해설 직장 체온의 측정 시간은 2분~3분. 정상 범위는 37℃~38℃이며 기록 시 'R'이라고 표시한다.

92 수술실 기구 소독에 가장 적합한 소독수는?

① 30% 알코올 ② 붕산수 ③ 과산화수소
④ 70% 알코올 ⑤ 베타딘

> 해설 70%의 알코올은 소독력이 가장 강하다.

93 윗침구의 무게로 인한 부담을 주지 않기 위해 사용되는 침상은?

① 크래들 침상 ② 빈 침상
③ 골절환자 침상 ④ 개방 침상
⑤ 수술 후 환자 침상

> 해설 화상 환자, 피부 이식 환자 등과 같이 침구가 부담이 되는 대상자에게 적용하는 침상은 크래들 침상이다.

94 고무포가 2개 준비되어야 하는 침상은 다음 중 무엇인가?

① 개방 침상 ② 수술 후 환자 침상
③ 빈 침상 ④ 골절 환자 침상
⑤ 크래들 침상

> 해설 수술 후 돌아온 환자의 구토 가능성을 염두해 머리맡에 하나 더 준비한다.

95 관장에 대한 설명으로 틀린 것은?

① 관장액 보유 시간은 관장의 종류에 따라 다르다.
② 관장 시 자세는 심스 체위이다.
③ 관장 용액의 온도는 38℃로 한다.
④ 관장 용액의 온도가 높으면 장 점막에 손상을 줄 수 있다.
⑤ 관장통이 높으면 장 점막에 압력을 줄 수 있다.

> 해설 관장 시 사용되는 용액은 글리세린, 비눗물, 생리식염수 등이 있으며 40℃~43℃의 온도로 주입한다.

96 앙와위에 대한 설명으로 틀린 것은?

① 모든 체위의 기본이다.
② 두통이나 요통을 방지하기 위한 체위이다.
③ 휴식이나 수면 시 편안함을 줄 수 있는 체위이다.
④ 요추천자 시 적용되는 체위이다.
⑤ 척추의 선열을 유지할 수 있는 체위이다.

> 해설 요추천자 시 새우등 자세를 취하도록 한다.

97 배설량 측정에 해당하지 않는 것은?

① 정상대변 ② 소변 ③ 출혈
④ 구토 ⑤ 설사

> 해설 정상대변은 수분의 함유량을 측정할 수 없으므로 배설량에 포함시키지 않는다.

98 상처 치유에 영향을 미치는 요소가 아닌 것은?

① 성별 ② 연령 ③ 비만 정도
④ 심리상태 ⑤ 스테로이드 투여

> 해설 상처 치유에 영향을 미치는 요소로는 연령과 영양 상태, 다른 약물 복용 여부, 흡연, 면역력, 당뇨나 방사선 요법, 빈혈, 부종 등이 있다.

99 수술날 간호에 해당하는 것은?

① 금식 ② 삭모 ③ 관장
④ 동의서 ⑤ 속옷 탈의

> 해설 수술 전 간호 : 금식, 삭모, 관장, 휴식 등

100 호스피스 간호에 대한 설명으로 틀린 것은?

① 진통제에 대한 내성을 예방하기 위해 소량씩 투여한다.
② 동통 경감을 위해 최선을 다한다.
③ 환자가 평안할 수 있도록 돕는다.
④ 사회적, 정서적 지지를 아끼지 않는다.
⑤ 호소하는 것을 귀기울여 들어준다.

> 해설 질환의 증상을 조절하고 통증을 경감시킨다.

정답 90 ① 91 ② 92 ④ 93 ① 94 ② 95 ③ 96 ④ 97 ① 98 ① 99 ⑤ 100 ①

| 문제편 |

2회 실전모의고사

제 1 과목 기초간호학 개요

01 트리코모나스 질염의 증상으로 틀린 것은?

① 소양증 　　② 대하 　　③ 압통
④ 골반통 　　⑤ 오심

> **해설** 트리코모나스 질염의 증상은 소양증과 대하, 압통, 외음부 작열감 등이 있다.

02 분만의 전구 증상으로 틀린 것은?

① 골반 부분이 뻐근해진다.
② 가진통이 30여일 전에 나타난다.
③ 분만 전 약간의 체중 감소가 있다.
④ 분만이 가까워지면 태동이 감소된다.
⑤ 이슬이 비친 뒤 24시간 내 분만이 시작된다.

> **해설** 가진통은 분만 10여일 전부터 나타난다.

03 분만 후 자궁이 제자리로 돌아오려는 작용(수축)에 의해 아랫배가 아픈 것을 무엇이라고 하는가?

① 오로 　　② 산후 출혈 　　③ 임신중독증
④ 산후통 　　⑤ 산후 우울증

> **해설** 산후통 : 모유 수유를 통해 자궁 수축이 자연스럽게 되기도 하지만 자궁 스스로 제자리로 돌아오려는 작용으로 아랫배 통증이 느껴질 수 있다.

04 신생아 광선요법 시 간호로 틀린 것은?

① 황달 치료 시 체위를 자주 변경시킨다.
② 약간의 탈수는 광선요법 시 나타날 수 있는 정상적인 증상이다.
③ 오한이 나타나는지 관찰한다.
④ 적절한 온도 조절이 필요하다.
⑤ 수분섭취를 충분히 해준다.

> **해설** 신생아 황달치료 시 눈가리개를 해주고 탈수 증상이 나타나는지 잘 관찰한다.

05 출생 24시간 내 간호로 옳은 것은?

① 머리를 낮추는 자세를 취해준다.
② 제대 소독은 48시간 이후에 한다.
③ 고개를 똑바로 한 자세를 취해준다.
④ 제대는 붕산수로 소독한다.
⑤ 목욕 시간은 30분이 적당하다.

> **해설** 출생 시 태변 배출, 제대 절단 및 간호를 시행하며 기도 유지를 위해 머리를 낮추는 자세를 취해준다.

06 양막 파열 후 가장 주의해야할 것은?

① 감염 　　② 태아심음변화 　　③ 출혈
④ 혈압상승 　　⑤ 통증

> **해설** 양막파열 후 24시간 이내 분만이 진행되지 않으면 감염 예방을 위하여 유도분만을 실시해야 한다.

07 병원 간호행정의 중심은 누구인가?

① 환자 　　② 보호자 　　③ 간병사
④ 간호사 　　⑤ 병원장

> **해설** 환자를 중심으로 간호행정이 계획되고 이루어진다.

08 간호조무사 자격 인정은 누가 하는가?

① 시 · 도지사 　　　② 보건복지부장관
③ 여성가족부장관 　　④ 시 · 군 · 구청장
⑤ 서울특별시장

> **해설** 간호조무사가 되고자 하는 자는 보건복지부장관의 자격 인정을 받아야 한다(의료법 제80조).

09 우리나라 최초의 간호사 교육기관인 보구여관이 세워진 해는?

① 1903년 　　② 1920년 　　③ 1930년
④ 1933년 　　⑤ 1990년

> **해설** 보구여관은 1903년에 세워져 1930년에 교육이 중단되었다.

정답 01 ⑤　02 ②　03 ④　04 ②　05 ①　06 ①　07 ①　08 ②　09 ①

2회 실전모의고사

10 간호조무사 복장에 대한 설명으로 틀린 것은?

① 간호조무사의 복장은 직급을 표시한다.
② 항상 깨끗하고 단정해야 한다.
③ 근무시간 외에 근무지 밖에서는 착용하지 않는다.
④ 굽이 낮고 소리가 나지 않는 신발을 신도록 한다.
⑤ 통일되게 착용한다.

 간호조무사 복장은 그 기관에 따라 해당되는 것으로 착용한다.

11 노인과의 의사소통에 대한 설명이다. 틀린 것은?

① 자음을 분명히 한다.
② 조금 높은 음조로 대화한다.
③ 질문에 답할 수 있는 시간을 충분히 준다.
④ 눈을 맞추고 적절한 표정과 몸짓으로 대화한다.
⑤ 주위의 소음 요소를 줄인다.

 노인과의 대화 시 어조는 조금 낮게 한다.

12 노인 질환에 대한 특성으로 잘못 설명한 것은?

① 준비된 체력이 위축되어 있다.
② 여러 가지 질환을 동시에 가지고 있는 경우가 많다.
③ 질환의 원인이 분명하지 않은 경우가 많다.
④ 수분과 전해질의 균형 유지가 힘들다.
⑤ 급성질환이 대부분이다.

해설 노인질환은 만성질환이 대부분이며 원인이 분명하지 않아 정확한 치료가 어려운 경우가 많다.

13 지혈대 사용에 대한 설명으로 옳은 것은?

① 지혈대는 20분마다 풀어주고 휴식시간을 확보한 후 다시 적용한다.
② 출혈부위를 심장보다 낮춘다.
③ 지혈대는 상처에서 먼 곳으로 적용한다.
④ 지혈대는 지혈대를 묶은 사람이 풀도록 한다.
⑤ 지혈대로는 철사가 가장 적합하다.

해설
- 출혈부위는 심장보다 높게 유지하고 지혈대는 상처 가깝게 맨다.
- 천을 사용하는 것이 좋고 반드시 의사가 지혈대를 풀도록 한다.

14 다음이 설명하는 것은 개방성 상처의 종류 중 무엇에 해당하는가?

봉합이 불가능한 상처로 피부의 전층이 탈락된 상태

① 찰과상　② 열상　③ 절상
④ 자상　⑤ 결출

 결출 : 살이 찢겨 떨어진 상태

15 뼈에는 이상이 없으나 통증과 부종의 증상이 있고 인대의 길이가 늘어난 상태를 무엇이라고 하는가?

① 강직　② 염좌　③ 골절
④ 욕창　⑤ 경련

 관절을 지지하는 인대가 늘어난 상태를 염좌라고 한다.

16 중독을 일으키지만 죽음에는 이르지 않는 것을 무엇이라고 하는가?

① 내량　② 부작용　③ 상용량
④ 치사량　⑤ 중독량

 내량 : 중독을 일으키지만 죽음에 이르지 않는 양

17 어떤 특정 약물을 반복 투여할 경우 그 약물의 효과가 점점 감소하게 되어 같은 효과를 얻기 위해 사용량을 증가시켜야 하는 것을 무엇이라고 하는가?

① 내성　② 길항작용　③ 부작용
④ 중독　⑤ 상승작용

 내성 : 약물의 반복 복용에 의해 효과가 감소하는 현상

18 기름약 복용방법을 잘 설명한 것은?

① 잘 흔들어 희석해서 준다.
② 복용 후 뜨거운 차를 마시게 한다.
③ 빨대를 사용하도록 한다.
④ 혀 밑에 투약한다.
⑤ 과일주스와 함께 마시도록 한다.

- 기름류의 약물은 차게 해서 먹도록 하거나 마신 후 뜨거운 차를 제공한다.
- 보관 온도는 10℃ 전후이다.

정답　10 ①　11 ②　12 ⑤　13 ①　14 ⑤　15 ②　16 ①　17 ①　18 ②

2 회 실전모의고사

19 수용성 비타민에 대한 설명으로 틀린 것은?

① 독성이 거의 없다.
② 체내에 흡수가 잘 된다.
③ 비타민 A가 대표적인 수용성 비타민이다.
④ 체내에 잘 저장되지 않는다.
⑤ 수용성 비타민은 비타민 B와 비타민 C가 있다.

해설
• 수용성 비타민 : 비타민 B, C
• 지용성 비타민 : 비타민 A, D, E, K

20 무기질의 기능으로 틀린 것은?

① 삼투압 유지   ② 근육 수축
③ 혈액 응고 작용   ④ 체내 수분량 조절
⑤ 혈당 조절

해설 무기질은 생리작용을 조절한다.

21 치과의 외과적인 시술에서 국소마취 시 사용되는 약물은?

① 리도카인   ② 아트로핀   ③ 에피네프린
④ 아스피린   ⑤ 벤톨린

해설 리도카인은 국소마취제의 대표적인 약물이다.

22 임플란트 시술 후 간호내용으로 틀린 것은?

① 물과 같은 액체는 빨대를 사용하도록 한다.
② 음주와 흡연을 금하도록 한다.
③ 의사의 처방에 따라 부종 부위를 냉찜질한다.
④ 평소보다 높은 베개를 사용하도록 한다.
⑤ 침 뱉는 것을 삼가도록 한다.

해설 수술 후 일주일 동안은 안정하도록 하며 침을 뱉거나 빨대 사용도 삼가도록 한다.

23 탕약 복용방법에 대한 설명으로 잘못된 것은?

① 차게 해서 복용하도록 한다.
② 1일 1회~3회의 횟수로 복용하도록 한다.
③ 위 점막에 자극을 줄 수 있는 약은 식사 직후에 복용한다.
④ 주로 급성질환에 복용한다.
⑤ 부작용 시 횟수를 감소시키거나 복용량을 줄인다.

해설 따뜻하게 복용하도록 한다.

24 다음 중 상지골에 해당하는 것은 무엇인가?

① 대퇴골   ② 슬개골   ③ 상완골
④ 비골   ⑤ 관골

해설 상지골 : 상지를 구성하고 있는 뼈로 쇄골, 견갑골, 상완골, 전완골, 수부로 구성되어 있다.

25 소장의 중간 부분이며 2.5m의 길이로 회장까지 뻗어있는 것은 무엇인가?

① 회장   ② 십이지장   ③ 맹장
④ 대장   ⑤ 공장

해설 소장의 구조는 십이지장, 공장, 회장으로 구성된다.

26 사구체신염의 증상으로 옳은 것은?

| 가. 소변량 증가 | 나. 혈뇨 |
| 다. 식욕 증가 | 라. 두통, 권태감 |

① 가, 나, 다   ② 가, 다   ③ 나, 라
④ 라   ⑤ 가, 나, 다, 라

해설 사구체신염의 증상은 혈뇨, 피로, 식욕부진, 권태감, 두통, 안면부종 등이 있다.

27 다음 중 비뇨기계 관련 신체 구조가 아닌 부위는?

① 신장   ② 요관   ③ 방광
④ 요도   ⑤ 췌장

해설 췌장 : 인슐린 생성

28 다음 중 대상포진의 증상이 아닌 것은?

① 수포   ② 통증   ③ 발진
④ 압통   ⑤ 구토

해설 대상포진(Herpes Zoster)
• 원인 : 바이러스(바리셀라)
• 증상 : 수포, 통증, 압통, 발진

정답 19 ③ 20 ⑤ 21 ① 22 ① 23 ① 24 ③ 25 ⑤ 26 ③ 27 ⑤ 28 ⑤

2회 실전모의고사

29 수혈 시 나타날 수 있는 부작용으로 묶인 것은?

① 호흡곤란, 두드러기   ② BP 120/80mmHg, 발열
③ 두통, 호흡안정   ④ 청색증, 경련
⑤ 탈수, 관절통

> 해설 수혈 부작용 : 두드러기 등 알레르기 반응, 가슴 답답함, 호흡곤란, 발열 등

30 전신 쇠약으로 연하 곤란이 있는 노인 환자가 섭취하기 적합한 음식의 형태로 옳은 것은?

① 건더기가 없는 맑은 국물
② 섬유소가 많은 음식
③ 건조하게 마른 음식
④ 점막에 쉽게 달라붙는 음식
⑤ 연두부 정도의 점도가 있는 음식

> 해설 연하곤란 환자의 식이
> • 연두부처럼 적당한 점도가 있으며 밀도가 균일한 것이 적합하다.
> • 물이나 액체는 기도로 유입될 위험이 높으므로 피하도록 한다.
> • 식사 시 가능하면 앉은 자세를 취해주고 상체를 약간 앞으로 숙이고 턱을 당긴 자세가 좋다.

31 백혈구의 기능과 정상수치가 옳게 배열된 것은?

① 혈액응고, 450만~500만   ② 식균작용, 5천~1만
③ 산소운반, 1만5천~2만   ④ 혈액응고, 5천~1만
⑤ 식균작용, 40만~100만

> 해설 백혈구(White Blood Cell) : 주 기능은 식균작용과 면역기능이며 혈액농도 정상치는 5천개~1만개이다.

32 유선 발육과 임신 중 유방의 발달을 촉진하여 출산 후 유즙 분비를 돕는 호르몬은?

① Insulin   ② Endorphin   ③ Prolactin
④ Oxytoxin   ⑤ Androgen

> 해설 Prolactin : 유즙 분비

33 다음 중 혈당 조절 기능을 가지고 있는 것은?

① 아밀라아제   ② 라파아제   ③ 인슐린
④ 옥시토신   ⑤ 가스트린

> 해설 인슐린 : 포도당 흡수 및 당의 대사를 도와 우리 몸의 혈당치 조절

34 연수에 대한 설명으로 틀린 것은?

① 체온을 조절한다.
② 뇌간에 속한다.
③ 척수와 곧바로 연결되어 있다.
④ 연수로부터 나가는 신경은 8쌍이다.
⑤ 뇌 구조의 가장 아래에 위치한다.

> 해설 연수는 호흡과 혈액순환을 조절한다.

35 심장근육에 산소와 영양을 공급하는 동맥은?

① 관상동맥   ② 요골동맥   ③ 대퇴동맥
④ 상완동맥   ⑤ 경동맥

> 해설 심장을 순환하면서 심근에 산소와 영양소를 공급하는 동맥은 관상동맥이다.

제 2 과목 보건간호학 개요

36 구강질환 예방을 위한 가장 기본이 되는 것은?

① 올바른 칫솔질   ② 손 씻기
③ 상수도 불소 농도 조절   ④ 구강질환의 정기검진
⑤ 개인위생

> 해설 올바른 칫솔질은 구강질환을 예방하기 위한 가장 기본이다.

37 보건교육의 구성요소가 아닌 것은?

① 학습자   ② 교육자   ③ 교육매개체
④ 교육환경   ⑤ 교육비용

> 해설 보건교육은 학습자, 교육자, 교육매개체, 교육환경으로 구성된다.

38 다음 중 보건교육에 대한 설명으로 틀린 것은?

① 교육장소의 크기, 소음, 조명 등은 학습효과에 영향을 미친다.
② 학습자의 연령이 높을수록 태도의 변화가 빠르다.
③ 교육의 목적에 맞는 매개체가 준비되어야 한다.
④ 교육자는 교육방법을 책임감 있게 준비해야 한다.
⑤ 보건교육은 태도와 습관을 변화시키고 필요한 지식을 전달하는 과정이다.

> 해설 학습자의 연령은 낮을수록 교육 태도의 변화가 빠르다.

정답 29 ① 30 ⑤ 31 ② 32 ③ 33 ③ 34 ① 35 ① 36 ① 37 ⑤ 38 ②

| 문제편 |

2 회 실전모의고사

39 다음은 보건교육 방법의 종류 중 무엇을 설명하고 있는가?

> • 대상자들의 적극적인 참여가 어렵다.
> • 대상자들의 학습 참여도와 만족도가 낮다.
> • 단시간에 많은 양의 지식 전달이 가능하다.

① 강의　　　　② 심포지엄　　　③ 브레인 스토밍
④ 배심토의　　⑤ 집단토의

해설 강의 : 교육자가 중심이 되어 직접 지식을 전달하는 방법으로 일방적인 방식의 교육방법이다.

40 다음 중 대기오염으로 인한 현상으로 옳지 않은 것은?

① 적조현상　　　　② 해수면 온도 상승
③ 열섬현상　　　　④ 산성비
⑤ 오존층 파괴

해설
• 수질오염의 영향 : 적조현상, 부영양화
• 대기오염의 영향 : 열섬현상, 온실효과, 엘리뇨, 라니냐, 오존층의 파괴, 산성비

41 다음 중 열섬 현상을 잘 설명하고 있는 것은?

① 도시 중심의 온도가 도시 바깥보다 높아지는 현상
② 대기 온도를 상승시키는 작용
③ 환기 불량으로 두통과 어지러움이 발생하는 현상
④ 저수온 현상
⑤ 산성비의 결과로 나타나는 현상

해설 열섬 현상 : 도시 중심의 온도가 도시 바깥보다 높아지는 현상

42 엘리뇨와 상반되는 저수온 현상을 무엇이라고 하는가?

① 스모그　　　　② 온실효과　　　③ 산성비
④ 군집독　　　　⑤ 라니냐

해설
• 엘리뇨 : 해수면의 온도가 높아지는 현상
• 라니냐 : 해수면의 온도가 낮아지는 저수온 현상

43 플랑크톤의 이상 증식 현상을 무엇이라고 하는가?

① 미나마타　　② 이타이이타이　③ 산성비
④ 적조　　　　⑤ 부영양화

해설 적조 : 플랑크톤의 이상 증식 현상

44 수질 기준에 대한 설명으로 틀린 것은?

① 냄새가 나지 않아야 한다.
② 수질에 녹아있는 산소를 용존산소(DO)라고 한다.
③ 대장균수는 수질오염의 지표이다.
④ 일반 세균수는 수질오염의 지표이다.
⑤ 일반 세균수는 물 1cc에 100마리 이하여야 한다.

해설 대장균수는 수질오염의 지표가 되며 물 100cc에 0마리이어야 한다.

45 공기와 건강에 대한 설명으로 틀린 것은?

① 대기 중 21%를 차지하는 것은 산소(O_2)이다.
② 우리몸과 가장 밀접한 것은 산소이다.
③ 산성비의 원인은 CO이다.
④ 오존은 냄새와 독성이 있다.
⑤ N_2는 잠함병과 관련이 있다.

해설 산성비의 원인 : SO_2

46 군집독의 증상으로 틀린 것은?

① 구토　　　　② 출혈　　　　③ 어지러움
④ 불쾌감　　　⑤ 두통

해설 군집독 : 환기 불량으로 두통과 어지러움, 구토와 불쾌감을 느끼는 현상

47 식중독에 대한 설명으로 옳은 것은?

① 보툴리누스 식중독은 사망률이 가장 높다.
② 보툴리누스 식중독의 주 증상은 혈변이다.
③ 살모넬라 식중독은 절인 식품이나 생선회로 인해 발생한다.
④ 감자의 독소는 무스카린이다.
⑤ 장염 비브리오는 가장 흔한 식중독이다.

해설
• 보툴리누스 : 사망률이 높고 호흡곤란 등 신경계 증상으로 사망한다.
• 살모넬라 : 장내 세균, 균의 위장관 작용으로 발생하는 식중독이다.
• 장염 비브리오 : 생선회나 어패류 등 절인 식품으로 인해 발생하는 식중독이다.
• 감자의 독소는 솔라닌이다.

정답　39 ①　40 ①　41 ①　42 ⑤　43 ④　44 ④　45 ③　46 ②　47 ①

2회 실전모의고사

48 급·만성감염병 관리와 보건요원의 훈련, 방역, 예방약품 생산을 관리하는 보건복지부 소속기관은?

① 보건소 ② 국립의료원 ③ 보건정책팀
④ 질병관리본부 ⑤ 의료자원팀

> 해설
> - 보건소 : 지역보건법에 의해 시·군·구별 1개소씩 설치
> - 국립의료원 : 진료 조사 연구와 요원 훈련, 환자 진료
> - 보건정책팀 : 보건소와 보건지소의 지도 감독
> - 질병관리본부 : 보건요원의 훈련과 방역, 예방 약품 생산
> - 의료자원팀 : 간호조무사 등 의료인, 의료 인적자원 관리

49 행위별 수가제의 장점이 아닌 것은?

① 의료인의 자율성이 보장된다.
② 환자에 대한 의료인의 책임감을 기대할 수 있다.
③ 의료인과 환자 사이의 신뢰감이 높아진다.
④ 의료의 수준이 높아진다.
⑤ 행정관리비가 절감된다.

> 해설 인두제 장점
> 예방 의료의 발전, 행정관리비 절감, 진료의 계속성 가능

50 의료비 증가의 원인으로 거리가 먼 것은?

① 높아진 소득과 교육 수준
② 평균수명 연장
③ 의료보험 적용
④ 병원 규모의 대형화와 의료 기술 발달
⑤ 진료비 지불 보상 방법인 인두제 시행

> 해설 우리나라 진료비 지불 보상 방법인 행위별 수가제는 국민의료비 증가의 주된 원인이다.

제 3 과목 공중보건학 개론

51 다음 중 의료법 시행령은?

① 대통령령 ② 조례 ③ 보건복지부령
④ 질병관리부령 ⑤ 규칙

> 해설 의료법은 대통령령에 따른다.

52 의료법에 명시된 의료인의 종류는?

① 3종 ② 5종 ③ 7종
④ 9종 ⑤ 10종

> 해설 의료인 : 의사, 간호사, 치과의사, 조산사, 한의사

53 의료기관에서 발생하는 세탁물을 처리할 수 있는 자로 옳은 것은?

① 의료인, 약사
② 의료인, 의료기관
③ 의료인, 병원장
④ 의료인, 의료기관, 시·군·구청장에게 신고한 세탁물 처리 업자
⑤ 의료인, 의료기관, 시·도지사에게 신고한 세탁물 처리 업자

> 해설 의료기관 세탁물 처리 : 의료인, 의료기관, 시·군·구청장에게 신고한 자

54 종합병원이 갖춰야 할 최소 병상의 수는?

① 30 ② 50 ③ 100
④ 200 ⑤ 300

> 해설
> - 병원 : 30개 이상의 병상
> - 종합병원 : 100개 이상의 병상

55 지역사회 간호과정의 1단계에 해당하는 것은?

① 간호수행 ② 평가 및 재계획
③ 목표 설정 ④ 자료수집과 분석
⑤ 우선 순위 결정

> 해설 간호과정은 자료수집 → 자료분석 → 간호진단 → 간호목표설정 → 간호수행계획 → 간호수행 → 간호평가

56 지역사회 보건의 개념과 질병 예방에 대한 설명으로 틀린 것은?

① 3차 예방간호는 조기진단과 치료이다.
② 보건교육과 예방주사 등은 1차 예방간호에 해당한다.
③ 질병 지표에는 발생률, 유병률, 급성감염병 발병률 등이 있다.
④ 질병 발생 전 건강수준을 향상시키도록 한다.
⑤ 흉부 X-ray는 2차 예방간호에 해당한다.

> 해설
> - 1차 예방간호 : 생활습관과 교육을 통해 건강한 상태를 향상시킨다.
> - 2차 예방간호 : 진단과 치료를 통해 질병의 진행을 지연시킨다.
> - 3차 예방간호 : 재활을 통해 현 건강수준을 유지시킨다.

정답 48 ④ 49 ⑤ 50 ⑤ 51 ① 52 ② 53 ④ 54 ③ 55 ④ 56 ①

| 문제편 |

2 회 실전모의고사

57 제2급 감염병에 대한 설명으로 옳은 것은

① 유행 또는 발생 즉시 신고한다.
② 따로 격리는 하지 않아도 된다.
③ 결핵, 수두, 홍역 등의 감염병이 포함되며 발생 시 관할 보건소장에게 신고해야 한다.
④ 두창, 페스트, 탄저 등의 격리가 필요한 감염병을 말한다.
⑤ 발생 시 적어도 7일 이내에 신고해야 한다.

> **해설** 제2급 감염병
> 전파가능성을 고려하여 발생 또는 유행 시 24시간 이내에 관할 보건소장에게 신고한다(결핵, 수두, 홍역, 콜레라, 장티푸스 등 : 격리가 필요한 감염병).

58 Rubella 바이러스가 원인인 감염병은?

① 결핵   ② 홍역   ③ 파상풍
④ 풍진   ⑤ 소아마비

> **해설**
> • 결핵 : 결핵균   • 홍역 : Measles Virus
> • 파상풍 : 파상풍균   • 풍진 : Rubella Virus
> • 소아마비 : Polio Virus

59 예방접종의 주의사항으로 틀린 것은?

① 접종일 당일에는 목욕을 삼간다.
② 수유 직후에는 접종하지 않도록 한다.
③ 예방접종은 오후에 하는 것이 좋다.
④ 접종약의 유효기간을 반드시 확인한다.
⑤ 예방백신은 냉장 보관한다.

> **해설** 접종 후 발생할 수 있는 부작용 증상에 대처할 수 있도록 예방접종은 오전에 하는 것을 권장한다.

60 임산부 산전 검사 시 반복되는 내용이 아닌 것은?

① 체중   ② 소변검사   ③ 복부 진찰
④ 복부둘레   ⑤ 단백뇨

> **해설** 임산부 산전 진찰 내용 : 체중 측정, 복부 진찰, 단백뇨, 소변검사 등

61 임산부가 즉시 내원하여야 하는 증상이 아닌 것은?

① 지속적인 구토와 두통   ② 갑자기 발생한 복통
③ 체중 증가   ④ 오한과 열
⑤ 계속적인 질 출혈

> **해설** 갑자기 흐르는 질 분비물이나 심한 부종과 구토, 두통과 선명하지 않은 시야, 열이나 오한은 임신 중 위험한 증상이므로 바로 진료 받도록 한다.

62 임신중독증의 3대 증상은?

① 핍뇨, 부정맥, 부종   ② 고혈압, 오심, 구토
③ 고혈압, 당뇨, 부종   ④ 고혈압, 단백뇨, 부종
⑤ 저혈압, 단백뇨, 부종

> **해설** 임신중독증의 3대 증상 : 고혈압, 단백뇨, 부종

63 보건소장은 예방접종 후 이상 반응자의 명부를 작성하고 이를 얼마간 보관해야 하는가?

① 2년   ② 3년   ③ 5년
④ 10년   ⑤ 15년

> **해설**
> • 보건소장은 감염병 환자의 명부를 작성하고 이를 3년간 보관하여야 한다.
> • 보건소장은 예방접종 후 이상 반응자의 명부를 작성하고 이를 10년간 보관하여야 한다.

64 헌혈자에게 채혈 시 검사해야 하는 항목으로 틀린 것은?

① A형 간염 검사   ② B형 간염 검사
③ C형 간염 검사   ④ 매독 검사
⑤ 간기능 검사

> **해설** 헌혈자 채혈 시 검사항목 : 간기능(ALT), B형 간염, C형 간염, 후천성 면역결핍증, 매독

65 의료인의 의무가 아닌 것은?

① 의료 기술 보호   ② 진료 거부 금지
③ 진단서 교부   ④ 태아 성감별 행위 금지
⑤ 비밀 누설 금지

> **해설** 의료인의 권리 : 기구 우선 공급, 교통 우선 통과, 의료 기술 보호, 의료기구 압류 금지

66 회충에 대한 설명으로 옳은 것은?

① 비위생적인 야채의 생식으로 감염될 수 있다.
② 오염된 물로 감염된다.
③ 진단은 항문 도말법으로 한다.
④ 맨발로 흙 위를 다니면 감염된다.
⑤ 덜 익은 쇠고기 섭취 시 감염된다.

> **해설** 회충증은 잘 씻지 않은 채소를 생식하면서 감염되므로 인분의 위생적 처리와 위생적인 채소의 세척, 손 씻기가 중요하다.

정답 57 ③ 58 ④ 59 ③ 60 ④ 61 ③ 62 ④ 63 ④ 64 ① 65 ① 66 ①

2회 실전모의고사

67 다음 중 발진열의 전파 경로는 무엇인가?

① 비말 ② 감염된 동물의 교상
③ 쥐벼룩 ④ 진드기
⑤ 야생설치류

> 해설 발진열의 병원체는 발진열 리케차이며 전파 경로는 쥐벼룩이다.

68 다음 중 의료인이 아닌 것은?

① 의사 ② 한의사 ③ 약사
④ 간호사 ⑤ 치과의사

> 해설 의료인 5종은 의사, 한의사, 치과의사, 간호사, 조산사이다.

69 다음 중 간호기록부의 보존 연한으로 옳은 것은?

① 2년 ② 3년 ③ 5년
④ 10년 ⑤ 15년

> 해설 간호기록부 : 5년 보관

70 지역사회 간호의 역사에 대한 설명으로 틀린 것은?

① 세계 최초의 방문 간호사는 나이팅게일이다.
② 1995년 지역보건법이 제정되었다.
③ 1948년 보건소, 보건지소가 설립되어 보건 간호사의 역할이 중요해졌다.
④ 태화여자관에 보건사업부가 설치되어 모자보건이 향상되었다.
⑤ 1980년 농어촌 보건의료 특별조치법이 공포되었다.

> 해설 세계 최초의 방문 간호사 : 뢰베

제 4 과목 실기

71 혈압에 대한 설명으로 틀린 것은?

① 성인의 정상 혈압은 120/80mmHg이다.
② 혈압을 하강시키는 요인에는 출혈, 탈수, 수면, 고령, 스트레스 등이 있다.
③ 수축기압과 이완기압의 차이를 맥압이라고 한다.
④ 맥압의 정상치는 30~50mmHg이다.
⑤ 반복 측정 시 실제 혈압보다 높게 측정된다.

> 해설
> • 혈압을 상승시키는 요인 : 식사 후, 운동 후, 흡연 후, 스트레스와 고령 등
> • 혈압을 하강시키는 요인 : 출혈 시, 탈수 시, 금식 중, 수면 중 등

72 고압 증기 멸균법에 대한 설명으로 옳은 것은?

① 고압 증가로 멸균한 물품의 유효기간은 2주이다.
② 140도 이상의 고온의 증기가 적용된다.
③ 아포는 사멸하지 못하며 독성이 있다.
④ 비용이 많이 든다.
⑤ 1시간의 소독 시간이 필요하다.

> 해설 고압 증기 멸균은 120℃에서 20~30분간 소독하는 방법으로 아포를 포함하여 모든 미생물을 사멸시키는 가장 안전하며 효과적인 멸균법이다. 유효기간은 14일이다.

73 다음 중 지혈효과를 위한 관장은 무엇인가?

① 정결관장 ② 수렴관장 ③ 구풍관장
④ 정체관장 ⑤ 윤활관장

> 해설 수렴관장 : 지혈을 목적으로 하는 관장

74 E.O 가스 소독법을 잘 설명한 것은?

① 53~63℃의 낮은 온도로 소독한다.
② 100℃의 물에서 10분간 끓인다.
③ 140℃에서 3시간 소독한다.
④ 연고나 오일 종류의 물품에 적합하다.
⑤ 아포를 제외한 모든 미생물을 사멸시킨다.

> 해설 E.O 가스 : 53~63℃의 낮은 온도로 소독하여 냉멸균이라고도 한다. 열에 약한 물품들에 적합하며 충분한 통기시간을 통해 소독하도록 한다.

75 환자가 잠시 자리를 비운 사이 마련한 침상을 무엇이라고 하는가?

① 크래들 침상 ② 수술환자 침상
③ 골절환자 침상 ④ 개방 침상
⑤ 빈 침상

> 해설 개방 침상 : 윗침구를 걷어 밑침구가 보이도록 하며 환자가 잠시 자리를 비울 때 정리한 침상을 말한다.

정답 67 ③ 68 ③ 69 ③ 70 ① 71 ② 72 ① 73 ② 74 ① 75 ④

| 문제편 |

2 회 실전모의고사

76 관장 시 대상자의 체위로 옳은 것은?

① 복위 ② 슬흉위 ③ 좌위
④ 측위 ⑤ 심스위

> **해설** 관장 시 대상자의 체위 : 심스위

77 절단면이나 말단 부위 드레싱을 고정하기 적합한 붕대법은?

① 팔자대 ② 사행대 ③ 환행대
④ 나선절전대 ⑤ 회귀대

> **해설**
> • 팔자대 : 관절 부위
> • 사행대 : 드레싱이나 부목 고정 시
> • 환행대 : 붕대법의 시작과 끝
> • 나선절전대 : 굵기가 급변하거나 고르지 못한 부위
> • 회귀대 : 절단, 말단 부위

78 더운물 주머니의 목적이 아닌 것은?

① 순환 증진 ② 체온 상승 ③ 근육 이완
④ 화농 촉진 ⑤ 혈관 수축

> **해설** 더운물 주머니 : 화농 촉진, 근육 이완, 혈관 이완, 동통 경감, 체온 상승, 순환 증진 등

79 체위 유지에 대한 설명으로 틀린 것은?

① 분만과 부인과 진료 시 절석위가 적합하다.
② 슬흉위는 월경통 완화에 효과적이다.
③ 좌위는 왼쪽을 보고 눕는 체위이다.
④ 쇼크나 출혈 시 트렌델렌버그 체위를 취해준다.
⑤ 모든 체위의 기초이며 똑바로 눕히는 체위는 앙와위이다.

> **해설** 좌위(파울러) : 상체를 높여주는 체위로 호흡곤란과 심장수술, 폐수술 환자에게 적합한 체위이다.

80 수술 전날 간호에 해당하지 않는 것은?

① 금식 ② 관장
③ 삭모 ④ 기침, 심호흡 교육
⑤ 의치 보관

> **해설** 수술 당일 간호 : 의치와 귀중품의 보호자 보관 확인, 활력징후, 수술 전 투약

81 기관 절개관 소독 시 사용되는 용액은?

① 알코올 ② 붕산수
③ 과산화수소 ④ 포비돈 아이오다인
⑤ 생리식염수

> **해설** 기관 절개관 내관은 과산화수소에 담근 뒤 세척한다.

82 상처 드레싱에 사용되지 않는 용액은?

① 70% 알코올 ② 과산화수소
③ 생리식염수 ④ 붕산수
⑤ 포비돈 아이오다인

> **해설** 70% 알코올은 피부 소독에는 효과적이나 자극성이 있어 상처에는 적용되지 않는다.

83 염증의 국소 증상이 아닌 것은?

① 쇼크 ② 열감 ③ 발적
④ 부종 ⑤ 동통

> **해설** 염증의 4대 증상 : 열감, 발적, 부종, 동통

84 투약 시 지켜야할 5 Right(5가지 기본원칙)가 아닌 것은?

① 정확한 용량 ② 정확한 대상자 ③ 정확한 성별
④ 정확한 경로 ⑤ 정확한 약

> **해설** **투약의 기본원칙**
> 정확한 약, 정확한 용량, 정확한 경로, 정확한 대상자, 정확한 시간

85 비경구 투약에 대한 설명으로 옳은 것은?

① 헤파린 주사는 주사 후 문지른다.
② 인슐린 주사는 피내주사로 투약된다.
③ 정맥주사는 약물의 효과가 가장 빠르게 나타나는 투약이다.
④ 근육주사 시 주사바늘은 45도로 삽입된다.
⑤ 근육주사 시 주사바늘을 천천히 삽입한다.

> **해설**
> • 인슐린과 헤파린은 피하로 투약되며 주사 후 문지르지 않는다.
> • 근육주사 시 주사바늘은 90도로 빠르게 삽입하며 혈관과 신경이 손상되지 않도록 주사 부위 선정에 주의한다.

정답 76 ⑤ 77 ⑤ 78 ⑤ 79 ③ 80 ⑤ 81 ③ 82 ① 83 ① 84 ③ 85 ③

제2회 | 실전모의고사

2회 실전모의고사

86 임종의 단계로 옳은 것은?

① 부정 → 분노 → 협상 → 우울 → 수용
② 부정 → 분노 → 우울 → 협상 → 수용
③ 수용 → 우울 → 협상 → 분노 → 부정
④ 부정 → 수용 → 분노 → 협상 → 우울
⑤ 부정 → 우울 → 분노 → 협상 → 수용

해설 임종의 단계
부정 → 분노 → 협상 → 우울 → 수용

87 투약 시 일반적인 주의사항으로 틀린 것은?

① 적어도 2회 확인한다.
② 약을 한 병에서 다른 병으로 옮기지 않아야 한다.
③ 약은 준비한 사람이 투약하도록 한다.
④ 냄새가 나거나 색이 변한 약품은 절대로 사용하지 않는다.
⑤ 투약 시 기본원칙을 반드시 지킨다.

해설 투약 실수를 예방하기 위해 적어도 3회씩 확인하도록 한다.

88 다음 중 피내주사에 해당하는 것은?

① 수분과 전해질을 보충할 때
② 수혈을 시행할 때
③ 인슐린 투약 시
④ 과민반응 검사 시
⑤ 45도 각도로 삽입하여 투약이 필요할 때

해설 피내주사 : 질병의 진단이나 과민반응 검사 시 적용하며 주사 후 부위를 문지르지 않도록 한다. 바늘 삽입 각도는 15도 내외이다.

89 직장 체온에 대한 설명으로 틀린 것은?

① 체온 측정 시 자세는 슬흉위이다.
② 체온 측정 시간은 2~3분이다.
③ 심근경색증 환자는 직장 체온을 적용하지 않는다.
④ 체온 측정 후 'R'이라고 기록한다.
⑤ 성인의 체온계 삽입 길이는 3~4cm이다.

해설 직장 체온 측정 시 대상자의 자세는 심스위이며, 체온계 끝에 윤활제를 바른 후 삽입한다.

90 맥박의 정상범위로 옳은 것은?

① 20회/분 ② 40회/분 ③ 60~100회/분
④ 100회 이상/분 ⑤ 120회/분

해설 맥박 정상치 : 60~100회/분(성인 기준)

91 맥박 촉지가 가능하지 않은 동맥은?

① 심첨 ② 경동맥 ③ 요골동맥
④ 족배동맥 ⑤ 측두동맥

해설 심첨 부위는 청진하여 측정한다.

92 신체 사정의 일반적인 순서가 바르게 나열된 것은?

① 시진 → 촉진 → 청진 → 타진
② 시진 → 타진 → 청진 → 촉진
③ 타진 → 시진 → 촉진 → 청진
④ 촉진 → 시진 → 청진 → 타진
⑤ 시진 → 촉진 → 타진 → 청진

해설 신체 검진 순서는 시진 → 촉진 → 타진 → 청진의 순으로 진행한다(복부 검진 시는 시진 → 청진 → 타진 → 촉진 순으로 진행하여 장 운동에 영향을 받지 않도록 한다).

93 구강 체온 금기 환자가 아닌 것은?

① 호흡곤란 환자 ② 기침이 심한 환자
③ 산소 투여 중인 환자 ④ 정신질환자
⑤ 내시경 검사 후 환자

해설 구강 체온 금기 : 5세 이하, 구강과 비강 수술환자, 무의식 환자, 산소 투여 중, 기침이 심한 환자, 정신질환자

94 실제보다 혈압이 낮게 측정되는 경우는?

① 운동 직후 측정 시
② 반복 측정 시
③ 커프의 크기가 너무 좁았을 때
④ 커프가 느슨하게 감긴 채로 측정했을 때
⑤ 수면 중 측정했을 때

해설 혈압이 낮게 측정되는 경우 : 수면 시, 금식 중, 탈수나 출혈 시

정답 86 ① 87 ① 88 ④ 89 ① 90 ③ 91 ① 92 ⑤ 93 ⑤ 94 ⑤

| 문제편 |

2 회 실전모의고사

95 이동 섭자 관리에 대한 설명으로 틀린 것은?

① 섭자는 맞물린 상태로 꺼내고 넣는다.
② 한 섭자통에 하나의 섭자만 있도록 한다.
③ 섭자의 끝은 항상 위를 향하도록 한다.
④ 이동 섭자는 24시간마다 소독하여 사용한다.
⑤ 섭자가 땅에 닿지 않도록 한다.

> **해설** 섭자의 끝은 항상 아래를 향하도록 한다.

96 다음 중 건열 멸균의 온도와 시간은?

① 140℃, 3시간   ② 120℃, 1시간   ③ 63℃, 30분
④ 100℃, 10분   ⑤ 120℃, 20분

> **해설** 건열멸균 : 140℃에서 3시간, 또는 160℃에서 1~2시간

97 자비 소독에 대한 설명으로 틀린 것은?

① 100℃에서 10분간 끓인다.
② 소독할 물품은 물에 완전히 잠겨야 한다.
③ 감염병 환자의 식기는 끓인 후 씻도록 한다.
④ 유리제품은 찬물에 먼저 넣은 후 끓여 소독한다.
⑤ 아포를 포함한 모든 미생물이 사멸되는 소독법이다.

> **해설** 자비 소독 : 100℃에서 10분간 끓이는 소독법으로 대부분의 균이 사멸하나 아포까지 사멸시키는 완전한 멸균은 아니다.

98 침상 목욕 시 물의 온도는?

① 40~43℃   ② 43~46℃   ③ 46~50℃
④ 52℃   ⑤ 55℃

> **해설**
> • 침상 목욕 시 물의 온도 : 43~46℃
> • 침상 목욕 시 병실의 온도 : 22~23℃

99 성인 대상자에게 관장 시 사용되는 튜브의 크기는?

① 12Fr   ② 14Fr   ③ 14~18Fr
④ 18~20Fr   ⑤ 22~30Fr

> **해설** R-Tube의 길이와 크기
> • 성인 : 7.5~10cm / 22~30Fr
> • 아동 : 5~7.5cm / 14~18Fr
> • 영아 : 2.5~3.7cm / 12Fr

100 수술 후 대상자에게 처음 적용되는 식이는?

① 일반식   ② 차   ③ 미음
④ 경식   ⑤ 연식

> **해설** 수술 후 대상자의 식이 순서 : 맑은 차 → 유동식 → 연식 → 경식 → 일반식

정답 95 ③   96 ①   97 ⑤   98 ②   99 ⑤   100 ②

3회 실전모의고사

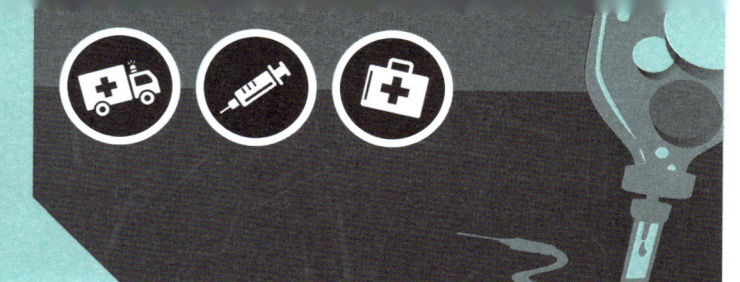

제 1 과목 기초간호학 개요

01 다음, 다뇨, 다식, 체중 감소와 피로감 등 인슐린의 결핍으로 발생하는 질환은?

① 부신피질 기능 항진증 ② 점액수종
③ 그레이브병 ④ 크레티니즘
⑤ 당뇨

해설 당뇨의 3대 증상 : 다음, 다뇨, 다식

02 소화효소를 분비하며 동시에 호르몬을 분비하는 것은?

① 간 ② 췌장 ③ 위
④ 담낭 ⑤ 폐

해설 췌장 : 인슐린 분비

03 의식수준 중 혼수에 대해 설명하고 있는 것은?

① 반응하다 곧 잠이 든다.
② 어떠한 자극에도 전혀 반응하지 않는다.
③ 큰 소리에만 반응을 한다.
④ 자극에 적절히 반응할 수 있다.
⑤ 질문에 대한 부적절한 반응을 보인다.

해설 혼수(Coma) : 어떠한 자극에도 반응이 없는 의식수준 단계

04 압력으로 인해 발생하며 체위 변경과 충분한 영양 섭취를 통해 예방이 가능한 피부질환은?

① 접촉성 피부염 ② 대상포진 ③ 담마진
④ 욕창 ⑤ 농가진

해설 욕창의 원인 : 압력

05 오심, 구토, 설사, 복통, 토혈은 어느 시스템의 질환들인가?

① 내분비계 ② 소화기계 ③ 호흡기계
④ 비뇨기계 ⑤ 신경계

해설 소화기계 질환의 일반적인 증상들 : 오심, 구토, 설사, 복통 등

06 알코올의 소독력이 가장 높은 농도는?

① 100% ② 90% ③ 70%
④ 50% ⑤ 30%

해설 70%의 알코올은 소독력이 가장 강해 피부 소독이나 수술기구 소독에 흔히 사용된다.

07 항생제의 혈중 농도를 일정하게 유지하기 위해서는 어떻게 해야 하는가?

① 식전에만 투여한다.
② 일정한 간격에 맞춰 투여한다.
③ 구강으로의 항생제 투여와 병행한다.
④ 수분 섭취를 많이 하도록 한다.
⑤ 투여 시마다 용량을 변경한다.

해설 항생제의 축적작용을 방지하기 위해서는 일정한 시간으로 정확한 용량을 주입하도록 주의한다.

08 약물 투여 시 치아에 착색되는 약물은?

① 진해제 ② 수면제 ③ 철분제
④ 소화제 ⑤ 진통제

해설 철분제는 치아에 착색될 수 있으므로 빨대를 사용하여 투약하도록 한다.

09 다음 중 결핍 시 괴혈병을 일으킬 수 있는 영양소는?

① 비타민 B_1 ② 비타민 B_2 ③ 비타민 B_6
④ 비타민 B_{12} ⑤ 비타민 C

해설
• 비타민 A 결핍 : 야맹증
• 비타민 D 결핍 : 구루병
• 비타민 C 결핍 : 괴혈병

10 전해질 균형을 유지하고 근 수축과 이완의 기능을 하는 무기질로서 결핍 시 심근, 내장근, 골격근을 약화시키는 무기질은?

① 칼륨 ② 나트륨 ③ 칼슘
④ 마그네슘 ⑤ 요오드

해설 칼륨
• 기능 : 전해질 균형 유지, 근육의 수축과 이완
• 결핍증 : 심근·내장근·골격근 약화

정답 01 ⑤ 02 ② 03 ② 04 ④ 05 ② 06 ③ 07 ② 08 ③ 09 ⑤ 10 ①

| 문제편 |

3 회 실전모의고사

11 노인의 골절, 골다공증, 골연화증 등 골격계 질환을 예방하기 위해 특히 필요한 영양소는 무엇인가?

① 단백질　　② 지방　　③ 수분
④ 칼슘　　⑤ 마그네슘

> **해설** 골연화증, 골다공증을 예방하기 위한 영양소 : Ca(칼슘)

12 노년기 피부 상태의 변화로 옳은 것은?

① 머리카락이 두꺼워지고 숱이 많아진다.
② 손톱ㆍ발톱에 윤기가 생긴다.
③ 표피가 얇아진다.
④ 각질의 양이 감소한다.
⑤ 피부의 탄력성이 증가한다.

> **해설** 노년기에는 혈액순환이 원활하지 않기 때문에 각질의 양이 증가하고 피부의 탄력이 감소하며, 모발이 가늘고 양이 적어진다.

13 노인문제에 대한 설명으로 틀린 것은?

① 만성 질병이 증가하고 있다.
② 다양한 건강문제가 발생한다.
③ 핵가족화로 가족관계가 친밀해진다.
④ 경제적 빈곤으로 우울해진다.
⑤ 사별로 인해 혼자 남은 경우 외로움을 경험한다.

> **해설** 핵가족화는 사회적인 문제로 대두되고 있다.

14 상처를 구분하는 기준은 무엇인가?

① 통증 정도　　② 크기 정도　　③ 상처 형태
④ 깊이 정도　　⑤ 상처 색깔

> **해설** 상처 형태에 따라 찰과상, 열상, 절상, 교상, 자상 등으로 구분한다.

15 2도 화상의 가장 큰 특징으로 옳은 것은?

① 호흡곤란　　② 수포　　③ 홍반성
④ 괴사　　⑤ 피하조직의 손상

> **해설**
> • 1도 화상 : 홍반성 화상
> • 2도 화상 : 수포성 화상
> • 3도 화상 : 괴사성 화상

16 연탄가스(CO) 중독 대상자에게 가장 먼저 해야 할 처치는?

① 환기　　② 활력징후 측정　　③ 혈당 측정
④ 관장　　⑤ 기도 삽관

> **해설** 일산화중독 시 산소 공급이 가장 우선된다.

17 간호조무사의 업무로 틀린 것은?

① 환자의 입ㆍ퇴원을 돕는다.
② 환자 진찰 시 보조한다.
③ 검사를 위해 필요한 물품을 준비한다.
④ 환자의 검사실 이동에 동행한다.
⑤ 처방에 따라 혈액을 채취한다.

> **해설** 혈액 채취와 같은 진단검사는 간호조무사의 업무에 해당하지 않는다.

18 한 사람이 감독할 수 있는 부하의 수가 적절해야 한다는 원리는 다음 중 어느 조직원리에 해당하는가?

① 계층제의 원리　　② 통솔범위의 원리
③ 명령통일의 원리　　④ 조정의 원리
⑤ 분업ㆍ전문화의 원리

> **해설**
> • 통솔범위의 원리 : 한 사람이 감독할 수 있는 부하의 수가 적절해야 한다는 원리
> • 계층제의 원리 : 권한과 책임의 정도에 따른 직무등급의 체계

19 석고붕대의 말단 부위에 감각이 없고 피부가 차다. 무엇을 의심해볼 수 있는가?

① 순환장애　　② 염증반응　　③ 출혈반응
④ 욕창 증상　　⑤ 영양 부족

> **해설** 차갑고 감각이 없는 경우에는 순환장애, 체온 상승과 불쾌한 냄새는 감염을 의심해볼 수 있다.

20 소변의 배양검사를 위해 필요한 인공 도뇨법은 무엇인가?

① 유치 도뇨　　② 단순 도뇨　　③ 자연 도뇨
④ 일회성 도뇨　　⑤ 정체 도뇨

> **해설** 무균적으로 소변을 채취하기 위해 단순 도뇨를 실시한다.

정답　11 ④　12 ③　13 ③　14 ③　15 ②　16 ①　17 ⑤　18 ②　19 ①　20 ②

3회 실전모의고사

21 위관 영양 시 필요한 것으로 코를 통해 위까지 도달하는 관의 올바른 명칭은?

① L-Tube(Levin Tube)　② R-Tube(Rectal Tube)
③ F-Cath(Foley Cath)　④ N-Cath(Nelaton Cath)
⑤ Suction Cath

> 해설　L-Tube : 위관 영양 시, R-Tube : 관장 시, N-Cath : 도뇨 시

22 L-tube(위관 튜브) 영양 시 체위로 옳은 것은?

① 좌위　② 측위　③ 앙와위
④ 복위　⑤ 슬흉위

> 해설　L-tube 영양 시 중력에 의해 유동식이 들어가도록 좌위나 반좌위를 취하도록 한다.

23 다음 중 복수천자 시 환자에게 적합한 체위는?

① 반좌위　② 복위　③ 측위
④ 앙와위　⑤ 새우등 자세

> 해설　복수천자 시 호흡곤란이 올 수 있으므로 반좌위를 취하게 한다.

24 침 시술 금기 대상자로 틀린 것은?

① 임산부　② 항응고제 치료 중인 자
③ 화상 환자　④ 종양 환자
⑤ 고령자

> 해설　침 시술 금기 대상자 : 화상, 심장 질환자, 암 환자, 출혈 질환자 등

25 고압 증기 멸균하기에 적당한 물품으로 옳은 것은?

① 수술기구　② 파우더
③ 연고　④ 고무 글러브
⑤ 유리제품

> 해설　고압 증기 멸균은 120℃의 증기로 아포를 포함한 모든 미생물을 사멸시키므로 높은 온도에 약한 물품은 적합하지 않다.

26 치아의 부딪힘과 같은 감각이 신경에 전달되도록 하는 부위는?

① 법랑질　② 치수　③ 법랑질
④ 상아질　⑤ 치주인대

> 해설　치주인대(치근막) : 치아를 치조골에 고정하고 감각을 신경에 전달한다.

27 부정교합을 바르게 잡아 안면의 비정상적인 조화를 교정하는 치료를 무엇이라고 하는가?

① 교정치료　② 스켈링　③ 발치
④ 미백　⑤ 임플란트

> 해설　부정교합 : 치아의 배열이 가지런하지 않고 서로 맞물리지 않는 상태

28 미숙아 인큐베이터 온도와 습도로 옳은 것은?

① 22~24℃, 30~40%　② 24~26℃, 40~45%
③ 26~28℃, 45~50%　④ 28~30℃, 50~55%
⑤ 30~32℃, 55~65%

> 해설　인큐베이터는 세균으로부터 신생아를 보호하며 온도는 30~32℃, 습도는 55~65%를 유지한다.

29 신생아 아프가 점수 기준의 항목으로 묶인 것은?

① 근긴장도, 혈압, 피부색
② 호흡, 피부색, 맥박
③ 소변, 자극에 대한 반응, 근긴장도
④ 혈압, 맥박, 호흡, 체온
⑤ 호흡, 맥박, 머리둘레

> 해설　신생아 아프가 점수 기준 : 심박수, 호흡, 자극에 대한 반응, 근력, 피부색

30 최종 월경일의 월경 시작일이 2020년 1월 6일이고 마지막 일이 2020년 1월 12일인 임부의 분만 예정일로 옳은 것은?

① 최종 월경 첫날에 280일을 더한다.
② 최종 월경 첫날에 180일을 더한다.
③ 최종 월경 마지막 날에 180일을 더한다.
④ 최종 월경 마지막 날에 80일을 더한다.
⑤ 최종 월경 첫날에 80일을 더한다.

> 해설　네겔레 법칙
> • 월 : 최종 월경 달에 +9, -3
> • 일 : 최종 월경 첫날에 +7
> • 분만 예정일 : 최종 월경 첫날 +280일

정답　21 ①　22 ①　23 ①　24 ⑤　25 ①　26 ⑤　27 ①　28 ⑤　29 ②　30 ①

| 문제편 |

3 회 실전모의고사

31 임신 후반기에 출혈이 발생했다면 주된 이유는 무엇인가?

① 유산   ② 전치태반   ③ 정상적인 증상
④ 임신중독증   ⑤ 포상기태

> **해설** 임신 후반기 출혈성 합병증 : 전치태반, 태반 조기 박리 등

32 비위관 삽입 시 대상자의 자세는 무엇이 적당한가?

① 반좌위   ② 쇄석위   ③ 트렌델렌버그
④ 복위   ⑤ 배횡와위

> **해설** 반좌위는 중력에 의한 삽입이 용이하도록 하는 체위이다.

33 특별 구강 간호의 대상자에 해당하는 사람은?

> 가. 산소요법을 시행중인 환자
> 나. 대퇴부 골절이 있는 환자
> 다. 무의식 환자
> 라. 백내장 수술을 받은 환자

① 가, 나, 다   ② 가, 다   ③ 나, 라
④ 라   ⑤ 가, 나, 다, 라

> **해설** 특별 구강 간호를 통해 구강 점막의 건조를 예방할 수 있다.

34 다음 중 뇌척수액 검사 후 간호로 적합한 것은?

① 환자는 호흡곤란을 호소할 수 있으므로 반좌위를 취해 준다.
② 조기이상을 권장한다.
③ 기침과 심호흡을 권장한다.
④ 수분 섭취를 제한하도록 한다.
⑤ 두통이 있을 수 있으므로 앙와위로 안정을 취해주도록 한다.

> **해설** 뇌척수액 검사 후 발생할 수 있는 두통을 예방하기 위해 앙와 위를 취해준다.

35 호흡에 대한 설명 중 바르게 설명한 것은?

① 정상 범위는 12회/분이다.
② 확산에 의해 폐의 안과 밖으로 공기를 이동시킨다.
③ 흡기는 이산화탄소를 배출하는 과정이다.
④ 호기는 산소를 들이마시는 과정이다.
⑤ 폐포와 탄산가스의 교환을 내호흡이라 한다.

> **해설** 호흡은 산소를 받아들이고 이산화탄소를 배출하는 과정이다.

제 2 과목 보건간호학 개요

36 토의에 참여한 인원이 많을 경우 몇 개의 조로 나누어 각각 토의하고 다시 모여 의견을 종합하는 방식은 어느 보건교육 방법에 해당하는가?

① 분단토의   ② 심포지엄   ③ 집단토의
④ 시범교육   ⑤ 패널토의

> **해설** 분단토의(Buzz Session)에 관한 설명이다.

37 오염된 물로 인한 수인성 질환을 고르면?

① 콜레라   ② 백일해   ③ 뇌수막염
④ 결핵   ⑤ B형 간염

> **해설** 마시는 물 또는 식품을 매개로 발생하는 감염병 종류 : 콜레라, 장티푸스, 파라티푸스, 세균성 이질, 장출혈성 대장균 감염증, A형 간염 이 있다.

38 다음이 설명하는 것은 보건교육 방법 중 무엇에 해당하는가?

> • 참여하는 모든 이가 전문가들로 구성된 것이 패널토의 와 다른 점이다.
> • 사회자는 발표자들의 발표 내용을 빠른 시간에 요약할 수 있어야 하고, 청중을 공개토론회의 방식으로 참여시 켜야 한다.

① 심포지엄   ② 브레인 스토밍
③ 집단토의   ④ 강의
⑤ 시범교육

> **해설** 심포지엄(Symposium)에 관한 설명이다.

39 군집독의 증상으로 잘못된 것은?

① 현기증   ② 구토   ③ 설사
④ 불쾌감   ⑤ 두통

> **해설** 군집독은 사람이 많이 모인 장소에서 환기 불량으로 인해 나타 나며, 증상으로는 두통, 현기증, 구토, 불쾌감 등이 있다.

정답 31 ②   32 ①   33 ②   34 ⑤   35 ②   36 ①   37 ①   38 ①   39 ③

3회 실전모의고사

40 보건교육의 가장 중요한 이유로 옳은 것은?
① 교육자와 학습자의 대인관계
② 지역사회 건강문제에 대한 이해
③ 스스로의 건강문제를 해결하기 위한 능력 배양
④ 감염병 진단과 치료
⑤ 교육을 통한 인격 함양

> 해설 보건교육이란 건강 보호, 건강 유지, 건강 증진을 위해 태도와 습관을 변화시키고 필요한 지식을 전달하여 스스로 건강문제를 해결할 수 있도록 하는 과정이다.

41 가장 경제적인 보건교육 방법은?
① 강의 ② 역할극 ③ 브레인 스토밍
④ 심포지엄 ⑤ 패널토의

> 해설 정해진 시간에 많은 양의 지식을 전달하기 좋은 교육 방법은 강의이다.

42 DO에 대한 설명으로 맞는 것은?
① DO가 높을수록 맑은 물이다.
② DO가 낮을수록 맑은 물이다.
③ BOD와 DO는 비례한다.
④ DO가 낮을수록 순수한 물이다.
⑤ BOD가 높을수록 순수한 물이다.

> 해설 DO(용존산소) : 물에 녹아 있는 산소량

43 호흡 중추 신경 마비로 사망할 수 있으며 미틸로톡신이 독소인 동식물은 어느 것인가?
① 버섯 ② 매실 ③ 굴
④ 조개 ⑤ 감자

> 해설 미틸로톡신은 조개의 독소이며, 호흡 중추 신경 마비로 사망할 수 있다.

44 보건교육 방법 중 강의에 대한 설명을 고르면?
① 학습자가 중심이 된다.
② 대상자들이 적극적으로 참여할 수 있다.
③ 많은 양의 지식을 전달하기 위해 긴 시간이 필요하다.
④ 지식을 전달하기 위해 많은 비용이 든다.
⑤ 흔히 사용되는 교육 방법이며 교육자가 중심이 된다.

> 해설 강의 : 짧은 시간에 많은 양의 지식 전달이 가능하고 교육자가 중심이 된다.

45 실내공기 오염의 지표이며 무색, 무취인 이산화탄소의 공기 중 비중은?
① 0.003% ② 0.03% ③ 0.3%
④ 3% ⑤ 0.033%

> 해설 CO_2(이산화탄소) : 대기 중의 0.03%를 차지하며 군집독의 원인이다.

46 적조현상 시 수질의 상태를 잘못 설명한 것은?
① 플랑크톤이 사라진다.
② 적조현상은 수질이 오염되었음을 의미한다.
③ 수질의 기능이 없어지는 부영영화가 초래된다.
④ DO가 낮아진다.
⑤ BOD가 높아진다.

> 해설 적조현상은 플랑크톤이 대량 증식해서 생긴다.

47 잠함병과 관련된 물질은 다음 중 어느 것인가?
① CO ② CO_2 ③ SO_2
④ N_2 ⑤ O_3

> 해설 잠함병 : 고기압의 환경에서 급히 저기압의 환경으로 변화가 일어날 때 발생하는 질환으로 질소(N_2)가 원인이다.

48 역할극(Role Play)에 대한 설명으로 틀린 것은?
① 실제 대상자들을 이해할 수 있다.
② 직접 참여할 수 있다.
③ 학습목표 도달이 용이하다.
④ 경제적이다.
⑤ 흥미와 동기 유발에 효과적이다.

49 다음 중 수인성 질환이 아닌 것은?
① 결핵 ② 콜레라 ③ 장티푸스
④ 세균성 이질 ⑤ 파라디푸스

> 해설 결핵은 비말로 감염되는 질환이다.

정답 40 ③ 41 ① 42 ① 43 ④ 44 ⑤ 45 ② 46 ① 47 ④ 48 ④ 49 ①

| 문제편 |

3 회 실전모의고사

---

50 식중독에 대한 설명으로 틀린 것은?

① 보툴리누스 식중독은 감염형이다.
② 포도상구균 식중독은 독소형이다.
③ 보툴리누스 식중독은 사망률이 가장 높다.
④ 포도상구균 식중독의 증상은 보통 위장계 증상이다.
⑤ 절인 식품이나 어패류에 의한 식중독은 장염 비브리오이다.

> **해설**
> • 독소형 식중독 : 보툴리누스, 포도상구균
> • 감염형 식중독 : 살모넬라증, 장염 비브리오

제 3 과목 공중보건학 개론

51 의료광고의 심의는 누구에게 받아야 하는가?

① 보건복지부장관 ② 대한의사협회장
③ 여성가족부장관 ④ 병원장
⑤ 서울시장

> **해설** 의료광고 심의는 보건복지부장관이 한다.

52 다음 중 법정 감염병 환자에 대한 신고 의무자로 옳은 것은?

① 의사, 치과의사, 한의사
② 의사, 간호사, 한의사
③ 의사, 간호사, 치과의사, 조산사, 한의사
④ 의사, 한의사
⑤ 의사, 간호사

> **해설** 법정 감염병 신고 의무자 : 의사, 치과의사, 한의사

53 요양병원 입원 대상자로 옳은 것은?

① 치매 ② 급성 질환자 ③ 정신질환자
④ 결핵 환자 ⑤ 감염성 질환자

> **해설** 요양병원은 의료법에 명시된 의료기관으로 의사와 한의사가 개설할 수 있으며 30개 이상의 요양 병상을 갖추어야 한다. 감염병 질환자와 정신질환자(치매 제외)는 입원 대상에서 제외된다.

54 특정 수혈 부작용 발생 시 누구에게 신고하는가?

① 경찰서장 ② 병원장 ③ 보건소장
④ 보건복지부장관 ⑤ 질병관리본부장

> **해설** 수혈 중 발생하는 특정 수혈 부작용은 발생 시 보건복지부장관에게 15일 이내 신고해야 한다. 다만, 사망의 경우는 지체 없이 신고하도록 한다.

---

55 변사체 신고의 의무가 있는 의료인을 모두 고르면?

가. 의사	나. 한의사
다. 치과의사	라. 조산사

① 가, 나, 다 ② 가, 다
③ 나, 라 ④ 라
⑤ 가, 나, 다, 라

> **해설** 변사체 신고의 의무가 있는 의료인은 의사, 한의사, 조산사, 치과의사이다.

56 요양병원 입원 대상자로 옳지 않은 것은?

① 치매
② 외과적 수술 후 회복기 환자
③ 장티푸스
④ 만성 질환자
⑤ 상해 후 회복기 환자

> **해설** 요양병원 입원 대상자는 노인성 질환자, 만성 질환자 및 외과적 수술 후 또는 상해 후의 회복 기간에 있는 자로서 주로 요양이 필요한 자로 한다. 다만, 정신질환자(노인성 치매 환자 제외) 및 감염병 환자 등은 입원 대상으로 하지 아니한다.

57 만성 퇴행성 질환의 특징을 잘못 설명한 것은?

① 유병률이 발생률보다 높다.
② 원인이 명확하지 않다.
③ 미리 예측하고 예방하기가 어렵다.
④ 완치가 어렵다.
⑤ 연령 증가에 반비례성을 갖는다.

> **해설** 노년기 대부분의 질환이 만성 퇴행성 질환으로 완치가 어려워 장기간의 관리가 필요하다.

58 피코르나 바이러스가 원인이며 구토와 황달을 동반한 제2급 감염병은?

① 세균성 이질 ② A형 간염
③ 장티푸스 ④ 파라티푸스
⑤ 장출혈성 대장균 감염증

> **해설** A형 간염 : 제2급 법정 감염병으로 피코르나 바이러스가 원인으로 발생한다.

정답 50 ① 51 ① 52 ① 53 ① 54 ④ 55 ⑤ 56 ③ 57 ⑤ 58 ②

3회 실전모의고사

59 디프테리아에 대한 설명으로 틀린 것은?
① 제1급 감염병이다.
② 인두염, 후두염 등의 증상이 있다.
③ 예방접종은 MMR이다.
④ 원인균은 디프테리아균이다.
⑤ DPT 접종에 해당한다.

해설 디프테리아 예방접종은 DPT이다.

60 홍역의 가장 특징적이고 대표적인 증상은?
① 코플릭 반점　② 부종
③ 수포　④ 가려움
⑤ 혈압 하강

해설 홍역은 기침과 발열, 코플릭 반점이 증상으로 나타나고 Measles Virus가 원인이다.

61 신혼부부의 피임에 적당하고 성병도 예방할 수 있는 방법은?
① 질외 사정　② 콘돔　③ 정관절제술
④ 구강피임약　⑤ 자궁 내 장치

해설 콘돔 : 성병 예방에 기본이 되는 도구로 피임에도 효과적이다.

62 세계보건기구(WHO)에서 정의하는 모자보건이란?
① 모성과 영유아의 육체적, 정신적 건강 증진
② 모성과 영유아의 사망률 감소
③ 모성의 건강과 영유아의 영양 증진
④ 모성의 정상분만과 산후관리
⑤ 모성의 건강지도와 영유아의 예방접종

해설 모자보건이란 모성과 영유아의 육체적, 정신적 건강 증진을 위한 보건활동을 말하며 초경에서 폐경의 모든 여성과 출생에서 사춘기의 남녀를 포함한다.

63 풍진에 대한 설명으로 잘못된 것은?
① Rubella Virus가 원인이다.
② 백신이 없다.
③ 제2급 법정 감염병이다.
④ 발진, 발열의 증상이 나타난다.
⑤ 증상 완화를 위해 대증요법을 시행한다.

해설 풍진은 생후 12~15개월에 접종하는 MMR로 예방할 수 있다.

64 다음 중 의원을 개설하고자 할 때 맞는 것은?
① 보건소장의 허가가 있어야 한다.
② 시·군·구청장에게 신고해야 한다.
③ 시·도지사에게 신고해야 한다.
④ 보건복지부장관에게 신고해야 한다.
⑤ 시·군·구청장의 허가가 있어야 한다.

해설
- 의원급 개설 시 : 시·군·구청장에게 신고
- 병원급 개설 시 : 시·도지사의 허가

65 지역사회를 대상으로 보건사업을 계획할 때 가장 첫 단계는?
① 예산 확보　② 보건계획 평가
③ 요구도 파악　④ 사업단 구성
⑤ 보건사업 통계 파악

해설 지역사회의 요구도를 분석하여 사업의 계획을 세운다.

66 항문의 가려움증과 발적, 종창을 동반한 증상은 어떤 감염병을 의심할 수 있는가?
① 구충증　② 요충증　③ 회충증
④ 간흡충증　⑤ 폐흡충증

해설 요충증은 항문의 발적과 종창, 가려움을 발생시킨다.

67 혈액관리를 할 수 없는 기관은?
① 병원　② 종합병원
③ 치과병원　④ 요양원
⑤ 대한적십자사

해설 혈액관리를 할 수 있는 기관 : 의료기관, 대한적십자사, 혈액제제 제조업(채혈은 금지)

68 매독의 진단 방법을 고르면?
① Widal Test　② VDRL
③ Dick Test　④ Shick Test
⑤ Elisa

해설
- 매독은 성적 접촉에 의해 전파되는 트레포네마 팔리듐균이 원인이며 진단은 VDRL로 한다.
- 매독을 예방하려면 매독 환자와의 접촉을 피하고 콘돔을 사용하도록 한다.

정답　59 ③　60 ①　61 ②　62 ①　63 ②　64 ②　65 ③　66 ②　67 ④　68 ②

| 문제편 |

3 회 실전모의고사

69 MMR의 'R'이 의미하는 것은?

① 수두　　　　② 홍역　　　　③ B형 간염
④ 풍진　　　　⑤ 일본뇌염

> **해설**
> • MMR : 홍역, 유행성 이하선염, 풍진
> • DPT : 디프테리아, 백일해, 파상풍

70 결핵의 전파 경로로 맞는 것은?

① 파리　　　　② 비말(기침)　　　③ 피부 상처
④ 대변　　　　⑤ 정액

> **해설** 결핵
> • 제2급 법정 감염병
> • 전파 경로 : 비말(기침)

제 4 과목 실기

71 배OO(여, 30)은 치질 수술 예정으로 입원 중이다. 통증이 심해 앉기도 힘들어 한다. 다음 중 권장되는 치료적 목욕은 무엇인가?

① 좌욕　　　　② 중조 목욕　　　③ 알코올 목욕
④ 통목욕　　　⑤ 샤워

> **해설** 좌욕은 회음부의 통증 완화와 이완에 효과적이다.

72 다음 중 실온에 보관해야 되는 검체물은?

① 혈액　　　　② 소변　　　　③ 뇌척수액
④ 대변　　　　⑤ 객담

> **해설** 모든 검체는 즉시 검사실로 운반해야 하나 지연될 경우 냉장 보관하도록 한다(뇌척수액 제외).

73 상처 치료와 관련된 내용으로 틀린 것은?

① 드레싱 부위를 밝게 해서 치료한다.
② 드레싱 세트는 드레싱 직전에 풀어서 사용한다.
③ 혈관 섭자는 섭자통에 하나씩 꽂혀 있도록 한다.
④ 혈관 섭자의 끝을 위로 들고 치료를 돕는다.
⑤ 치료자의 손에 맞는 멸균 장갑을 준비한다.

> **해설** 혈관 섭자의 끝은 아래로 향하게 든다.

74 일반소변검사의 수집 방법으로 옳은 것은?

① 이른 아침 첫 소변 – 2/3
② 이른 아침 첫 소변 – 가득
③ 식후 소변 – 2/3 이상
④ 중간 소변 – 2/3 이상
⑤ 무균뇨 – 1/2 이상

> **해설** 소변검사는 크게 일반소변검사와 소변배양검사로 나뉘며 일반소변검사는 수집병의 2/3의 중간뇨가 필요하다.

75 철분제제가 처방될 경우 대상자에게 설명해줘야 하는 내용으로 틀린 것은?

① 대변색이 검어질 수 있음을 설명한다.
② 흡수에 방해가 되는 오렌지주스는 제한할 것을 설명한다.
③ 철분제제는 치아 착색의 우려가 있다고 설명한다.
④ 액체로 된 철분제제는 빨대 사용을 안내한다.
⑤ 철분제제의 투여 목적은 적혈구 생성을 위해서임을 설명한다.

> **해설** 철분제제는 치아 착색의 우려가 있어 빨대를 사용하도록 하고 비타민 C는 철분제제의 흡수를 돕는다.

76 두통과 발열을 호소할 때 출혈의 염려 없이 안전하게 투여할 수 있는 비마약성 진통제는 무엇인가?

① 아스피린　　　　　② 모르핀
③ 데메롤　　　　　　④ 미다졸람
⑤ 아세트아미노펜

> **해설** 비마약성 진통제 : 아스피린, 아세트아미노펜

77 협심증 대상자에게 투여되는 니트로글리세린의 효과적인 투약 경로는?

① 설하　　　　　　② 피부 도포
③ 정맥주사　　　　④ 피하주사
⑤ 패치

> **해설** 혈관의 분포가 많은 설하는 경구보다 효과적인 흡수를 기대할 수 있는 경로이다.

정답　69 ④　70 ②　71 ①　72 ③　73 ④　74 ④　75 ②　76 ⑤　77 ①

3회 실전모의고사

78 응급실에 도착하자마자 기침과 구토 증상을 보이는 대상자에게 옳은 체위는?

① 고개를 옆으로 돌려준다.
② 머리를 뒤로 젖히도록 한다.
③ 하지보다 머리를 낮추어 준다.
④ 똑바로 눕게 한다.
⑤ 트렌델렌버그씨 체위를 취한다.

> 해설: 응급처치의 우선은 기도 유지이며, 구토물이 흡인되지 않도록 고개를 옆으로 하는 것이 기본이다.

79 눈에 충혈이 있고 쉽게 멍이 드는 대상자에게 제공할 수 있는 혈액 응고 기능이 있는 영양소는?

① 비타민 A   ② 비타민 C   ③ 비타민 D
④ 비타민 K   ⑤ 비타민 B_{12}

> 해설: 비타민 K는 혈액 응고 기능이 있어 출혈 질환을 예방하는 식이로 적절하다.

80 임상에서 상체를 상승시켜야 하는 대상자로 바른 것은?

① 의식이 없는 대상자
② 내장이 밖으로 나온 대상자
③ 경추 골절이 의심되는 대상자
④ 구토하는 대상자
⑤ 호흡이 곤란한 대상자

> 해설: 상체가 상승된 자세는 폐가 확장되어 호흡을 용이하게 한다.

81 변비가 있는 대상자에게 제공할 수 있는 식이는?

① 수분 제한   ② 고섬유질   ③ 비타민 C
④ 육류   ⑤ 흰쌀밥

> 해설: 운동과 섬유질이 풍부한 식이를 통해 변비를 예방하도록 한다.

82 L-Tube를 통해 제공되는 식이로 맞는 것은?

① 일반식   ② 경식   ③ 연식
④ 유동식   ⑤ 죽

> 해설: L-Tube에는 물과 유동식만 주입되도록 한다.

83 더운물 주머니 제공 시 화상 주의에 대해 반드시 설명해야 되는 대상자는?

① 당뇨 환자   ② 치질 환자
③ 고혈압 환자   ④ 생리통 환자
⑤ 골절 환자

> 해설: 당뇨 환자는 혈액순환의 장애로 감각이 둔화되어 있기 때문에 화상에 주의하도록 설명한다.

84 발목이 붓고 통증을 호소하는 대상자에게 적용할 수 있는 간호처치는?

① 산소   ② Hot-Bag
③ 찬물 찜질   ④ 좌욕
⑤ 항생제

> 해설: 인대가 늘어나 통증과 부종이 있는 부위에는 찬 것을 적용한다.

85 항생제 투약 전 반드시 확인해야 하는 반응검사는 다음 중 어느 주사법으로 시행되는가?

① 피내주사
② 피하주사
③ 정맥주사
④ 근육주사
⑤ 반응검사 처방이 없으면 안해도 된다.

> 해설: 피내주사 : 피부반응검사

86 다음 중 수분 배설량에 기록해야 하는 내용으로 틀린 것은?

① 소변   ② 구토
③ 수술 부위 배액량   ④ 정상대변
⑤ 수술 부위 젖은 드레싱

> 해설: 정상대변은 수분 함유량을 측정하기 어려워 배설량에 포함시키지 않는다.

87 수술 후 열이 나고 수술 부위에 발적과 부종이 있으며 통증을 호소하는 대상자에게 주의 깊게 관찰해야 할 사항은?

① 혈전   ② 경색   ③ 출혈
④ 감염   ⑤ 혈종

> 해설: 염증 : 발적, 부종, 동통, 열감 등의 증상

정답 78 ① 79 ④ 80 ⑤ 81 ② 82 ④ 83 ① 84 ③ 85 ① 86 ④ 87 ④

| 문제편 |

3 회 실전모의고사

88 환자를 직접 볼 수 있는 시간이 없어 전화로 처방을 받은 경우 어느 처방에 해당하는가?

① 정규 처방　　　　② 즉시 처방
③ 일회 처방　　　　④ 필요시 처방
⑤ 구두 처방

> **해설** 구두 처방은 24시간 이내에 반드시 서면으로 처방 받아야 한다.

89 환자 침상의 부스러기를 제거하는 직접적인 이유는 무엇인가?

① 침상의 외관을 보기 좋게 하기 위해서이다.
② 시트 교환을 요구하기 전에 해주는 것이다.
③ 욕창의 원인인 압력을 제거하는 간호이다.
④ 간호서비스 차원의 행동이다.
⑤ 대상자의 수면을 위한 행동이다.

> **해설** 욕창의 원인이 될 수 있는 요인 : 침구류의 주름, 부스러기, 젖은 시트 등

90 수술 전 대상자에게 반드시 교육하여야 하는 내용은?

① 자가 배뇨법 교육　　② 기침 연습
③ 고개 돌리기　　　　④ 퇴원 교육
⑤ 삼키는 연습

> **해설** 기침 연습을 통해 수술 후 발생할 수 있는 호흡기 합병증인 무기폐, 폐렴을 예방한다.

91 수술 후 장 운동이 돌아온 대상자에게 처음으로 제공되는 식이는?

① 일반식　　　② 죽　　　　③ 미음
④ 차　　　　　⑤ 유동식

> **해설** 금식 후에는 차 → 유동식 → 연식 → 경식 → 일반식의 순서로 식이가 시작된다.

92 혈중 산소 분압의 정상치는?

① 50~60mmHg　　② 60~70mmHg
③ 70~80mmHg　　④ 80~90mmHg
⑤ 90~100mmHg

> **해설** 장소 분압 정상치 : 90~100mmHg

93 다량의 출혈이 있는 대상자에게 나타날 수 있는 쇼크는?

① 심인성 쇼크
② 아나필라틱 쇼크
③ 신경성 쇼크
④ 저혈량성 쇼크
⑤ 패혈성 쇼크

94 다음 중 호흡을 감소시키는 요인에 해당하는 것은?

① 연령 증가
② 스트레스
③ 음식을 먹고 소화하는 과정
④ 카페인이나 흡연
⑤ 운동 시

> **해설** 호흡이 증가되는 경우 : 활동, 운동, 약물, 심리적 요인 등

95 다음 중 욕창이 쉽게 발생할 수 있는 대상자는?

① 위궤양 환자
② 당뇨병 환자
③ 치질 환자
④ 편도선 절제술 환자
⑤ 충수염 환자

> **해설** 혈액순환 장애는 욕창 발생 가능성을 높인다.

96 회음부 수술 부위 상처를 고정할 수 있는 방법은 무엇인가?

① T-바인더　　　　② 유방 바인더
③ 회귀대　　　　　④ 환행대
⑤ 8자대

> **해설** 회음부 고정법 : T 바인더

97 창상 치료를 위한 드레싱 세트에서 제외되어야 하는 소독용액은?

① 생리식염수
② 붕산수
③ 포비돈 아이오다인
④ 과산화수소수
⑤ 알코올

> **해설** 상처 간호 시 사용되는 용액 : 생리식염수, 포비돈 아이오다인, 과산화수소, 붕산수 등

정답 88 ⑤　89 ③　90 ②　91 ④　92 ⑤　93 ④　94 ①　95 ②　96 ①　97 ⑤

3회 실전모의고사

98 심첨맥박에 대한 설명이다. 옳지 않은 것은?

① 좌측 쇄골 중심선과 제5늑간이 만나는 지점이 심첨부이다.
② 심첨맥박은 심첨부에서 촉진을 통해 측정한다.
③ 심첨맥박은 1분 동안 정확히 측정한다.
④ 신생아, 3세 이하 어린이의 맥박을 사정하기에 적합하다.
⑤ 건강한 사람은 요골동맥과 심첨맥박의 수가 동일하다.

> 해설 심첨맥박 : 직접 청진하여 심박동을 측정한다.

99 반좌위로 있는 대상자가 엉덩이 부분이 저리고 자꾸 발치로 미끄러져 내려간다고 호소한다. 어떤 간호가 제공되어야 하는가?

① 적절한 체위 변경과 압력 부위 지지대 제공
② 고농도의 산소 공급
③ 족저굴곡 예방을 위한 발 지지대 제공
④ 호흡곤란 예방을 위해 참아야 함을 설명
⑤ 복위로 체위를 변경

> 해설 압력과 마찰로 인한 욕창이 발생하지 않도록 예방 간호가 이루어져야 한다.

100 사후 간호는 언제 시작하는 것인가?

① 가족의 요구가 있을 때
② 의사의 사망 선언이 있을 때
③ 활력징후에 반응이 없을 때
④ 맥박이 잡히지 않을 때
⑤ 모든 반사감각이 소실되었을 때

> 해설 의사의 사망 선언이 있고 사후 간호를 시작한다.

정답 98 ② 99 ① 100 ②

| 문제편 |

4 회 실전모의고사

제 1 과목 기초간호학 개요

01 척추 골절 대상자에게 알맞은 간호 처치는?

① 밖으로 돌출된 뼈를 넣어준다.
② 호흡곤란이 오지 않게 앉혀준다.
③ 통증 감소를 위해 복위로 눕힌다.
④ 머리와 목을 고정하여 2차 손상을 예방한다.
⑤ 하지를 고정한다.

> 해설 척추 골절 : 고정

02 익수자 구조 후 응급처치의 순서로 옳은 것은?

① 기도유지 → 인공호흡 → 흉부압박
② 흉부압박 → 인공호흡 → 기도유지
③ 흉부압박 → 기도유지 → 인공호흡
④ 인공호흡 → 기도유지 → 흉부압박
⑤ 인공호흡 → 흉부압박 → 기도유지

> 해설 기도유지 → 인공호흡 → 흉부압박 순으로 처치하며 보온과 마사지를 통해 체온을 유지해준다.

03 쇼크 환자에게 나타날 수 있는 일반적인 증상으로 묶인 것은?

① 핍뇨, 혈압 하강, 서맥, 차고 축축한 피부
② 발한, 의식불명, 심계항진, 혈압 상승
③ 열, 서맥, 혈압 하강
④ 창백, 차고 축축한 피부, 혈압 하강, 빈맥
⑤ 서맥, 차고 축축한 피부, 빈맥, 의식상실

> 해설 쇼크의 종류 : 저혈량성 쇼크, 심인성 쇼크, 혈관성 쇼크

04 다음 중 토혈과 객혈을 잘 비교한 것은 무엇인가?

① 구토물에 피 찌꺼기 같은 위 내용물이 있는 것은 객혈이다.
② 토혈은 거품이 있다.
③ 토혈은 알칼리성이다.
④ 토혈은 소화기계 출혈이다.
⑤ 객혈은 위장관 출혈이다.

> 해설 토혈은 소화기계로부터의 출혈이고 객혈은 호흡기계로부터의 출혈이다.

05 노인 빈곤의 원인이 아닌 것은?

① 의료비 증가
② 부양 기능의 약화
③ 노인복지 예산 부족
④ 평균수명 연장
⑤ 재취업의 증가

> 해설 평균수명 증가에 따른 의료비 증가, 노인복지 예산의 부족 등은 노인 빈곤의 원인이 되고 있다.

06 우리나라 노인복지법에서 정한 노인의 연령은?

① 55세
② 55세~60세
③ 65세 이상
④ 65세~70세
⑤ 70세 이상

> 해설 기초연금, 노인 일자리, 복지서비스, 노인장기요양보험, 경로우대제도 등의 대상 연령은 65세 이상이며, 노인복지법에서는 70세로 상향 조정하는 방안을 검토 중에 있다.

07 니트로글리세린으로 통증이 완화되는 노년기 대표적인 순환기계 질환은?

① 심근경색
② 협심증
③ 부정맥
④ 고혈압
⑤ 하지정맥류

> 해설 협심증의 가장 효과적인 약물은 NTG(니트로글리세린)이며 혈관이 많이 분포되어 비교적 흡수가 빠른 설하로 투약된다.

08 시력 감소, 두통, 구토, 충혈, 시야 결손 등의 증상을 보이며 안압 하강이 치료와 간호의 목적인 노년기 대표적 질환은?

① 백내장
② 녹내장
③ 시력상실
④ 안구건조증
⑤ 뇌졸중

> 해설 녹내장은 안압 상승으로 인해 시신경이 눌려 혈액 공급에 장애가 생기는 질환이다.

09 간호조무사의 업무로 틀린 것은?

① 환자의 입·퇴원을 돕는다.
② 환자 진찰 시 보조한다.
③ 검사를 위해 필요한 물품을 준비한다.
④ 환자의 검사실 이동에 동행한다.
⑤ 처방에 따라 혈액을 채취한다.

> 해설 진단검사와 관련된 처방 및 수행은 의료진이 하도록 한다.

정답 01 ④ 02 ① 03 ④ 04 ④ 05 ⑤ 06 ③ 07 ② 08 ② 09 ⑤

10 보구여관에 대한 설명으로 옳은 것은?

① 대한간호협회의 모태가 된 기관이다.
② 지금의 서울대학교 병원을 말한다.
③ 제1차 의료기관의 모델이 된 기관이다.
④ 요양보호사가 양성된 기관이다.
⑤ 우리나라 최초의 간호양성소이다.

> 해설 우리나라 최초의 간호양성소는 보구여관이다.

11 피를 만들고 신(神)을 간수하는 곳이며 인간의 중심으로 보는 것은 오장육부 중 어느 장기에 해당하는가?

① 간(肝)   ② 폐(肺)   ③ 비(脾)
④ 담(膽)   ⑤ 심(心)

> 해설 심(心) : 피를 만들고 신(神)을 간수하는 곳

12 관속의 공기를 빼내어 피부 표면에 흡착시킨 후 울혈하는 치료는?

① 뜸   ② 부황요법   ③ 추나요법
④ 지압요법   ⑤ 한증요법

> 해설 부황 : 피부 표면에 흡착시켜 울혈하는 치료법

13 치아우식증 질환과 관련이 없는 식이는?

① 굴   ② 설탕   ③ 엿
④ 맥아당   ⑤ 초콜릿

> 해설 충치를 발생시키는 식이 : 설탕, 엿, 초콜릿 등

14 치과 진료실의 환경 관리에 대한 설명으로 틀린 것은?

① 모든 기구는 소독과 멸균을 통해 감염이 발생하지 않도록 한다.
② 의사의 의자 높이는 간호조무사의 의자 높이보다 낮도록 한다.
③ 무영등은 환자의 눈에 직접 비추지 않도록 한다.
④ 진료 시 모든 기구는 주기적으로 점검하도록 한다.
⑤ 석션팁은 영구용으로 잘 씻어서 사용한다.

> 해설 치과 진료실 의사의 의자는 간호조무사의 의자보다 낮게 위치하며 모든 기구는 소독하거나 1회용으로 사용하며 재사용하지 않는다.

15 탈수가 있는 대상자에게 전해질 균형을 위해 권장할 수 있는 무기질은?

① 철   ② 인   ③ 나트륨
④ 마그네슘   ⑤ 요오드

> 해설 나트륨 : 수분 및 전해질과 관련 있는 무기질

16 수분에 대한 설명이다. 틀린 것은?

① 영양소를 운반한다.   ② 노폐물을 배설한다.
③ 체온을 조절한다.   ④ 생명 유지에 중요하다.
⑤ 체중의 1/3이다.

> 해설 체중의 2/3를 차지하는 수분은 영양소와 노폐물을 운반하며, 생명 유지에 있어 음식물보다 더 중요하다.

17 비타민 A 결핍 시 발생되는 질환을 모두 고르면?

가. 빈혈   나. 야맹증
다. 골다공증   라. 안구건조증

① 가, 나, 다   ② 가, 다
③ 나, 라   ④ 라
⑤ 가, 나, 다, 라

> 해설 비타민 A : 시력 증진, 체모와 피부, 점막의 통합 증진, 안구건조증 예방의 기능

18 다음 중 취침 전 투약을 뜻하는 약어는 무엇인가?

① ac   ② bid   ③ qd
④ prn   ⑤ hs

> 해설
> • ac : 식전   • bid : 하루 2회
> • qd : 매일   • prn : 필요시

19 다음 중 식후를 뜻하는 약어는 무엇인가?

① qid   ② ac   ③ pc
④ prn   ⑤ npo

> 해설 ac : 식전, pc : 식후

정답 10 ⑤ 11 ⑤ 12 ② 13 ① 14 ⑤ 15 ③ 16 ⑤ 17 ③ 18 ⑤ 19 ③

4 회 실전모의고사

20 약물의 길항작용을 잘 설명하고 있는 것은?

① 약물을 반복 사용하여 같은 효과를 얻으려면 용량을 증가시켜야 하는 현상을 말한다.
② 두 가지 이상의 약을 같이 쓸 때 각각의 약물작용 효과가 감소되는 것을 말한다.
③ 기분전환을 목적으로 쓰이는 약물의 작용을 말한다.
④ 약물이 혈액으로 흡수된 후에 나타나는 전신작용을 말한다.
⑤ 직접 도달하지 않은 장기에 나타나는 약물작용을 말한다.

해설
• 길항작용 : 두 가지 이상의 약을 병용했을 때 각각의 효과가 감소하는 것
• 상승작용 : 두 가지 이상의 약을 병용했을 때 효과가 각각의 합보다 큰 것

21 다음 중 마약성 진통제를 모두 고른 것은?

가. 모르핀	나. 데메롤
다. 푸로세마이드	라. 코데인

① 가, 나, 다   ② 가, 다   ③ 가, 나, 라
④ 나, 라   ⑤ 가, 나, 다, 라

해설
• 마약성 진통제 : 모르핀, 코데인, 데메롤
• 비마약성 진통제 : 아스피린, 아세트아미노펜

22 심장의 리듬이 불규칙하거나 박동수가 비정상적인 순환기계 질환은 무엇인가?

① 심근경색   ② 심장염   ③ 심부정맥
④ 류마티스열   ⑤ 고혈압

해설 1분간 정상범위의 수치로 측정되어도 리듬이 불규칙하면 부정맥을 의심할 수 있다.

23 3층형 객담의 양상을 보이는 호흡기계 질환은?

① 결핵   ② 만성 폐쇄성 폐질환
③ 기관지 확장증   ④ 천식
⑤ 기관지염

해설 기관지 확장증은 만성 기침과 화농성 객담(3층형)이 특징이며 호흡곤란과 식욕감퇴 등이 증상으로 나타난다.

24 우하복부의 반동성 압통과 발열, 오심과 구토는 다음 중 어느 질환의 증상에 해당하는가?

① 위궤양   ② 위염   ③ 복막염
④ 충수염   ⑤ 간염

해설 충수염은 우하복부의 통증과 발열, 오심과 구토가 증상으로 나타난다.

25 피부의 기능으로 틀린 것은?

① 체온을 조절한다.
② 수분과 전해질, 노폐물을 배설한다.
③ 감각을 느낀다.
④ 감염으로부터 신체를 보호한다.
⑤ 호흡을 조절한다.

해설 피부는 크게 표피, 진피, 피하조직으로 구분되며 인체 내부를 보호하고 체온을 조절하며 노폐물을 배설한다.

26 두개 내에 혈액을 공급하는 동맥끼리 묶인 것은?

① 폐동맥, 관상동맥   ② 추골동맥, 내경동맥
③ 요골동맥, 대퇴동맥   ④ 상완동맥, 요골동맥
⑤ 경동맥, 측두동맥

해설 뇌의 각 부분은 내경동맥과 추골동맥으로부터 혈액을 공급받는다.

27 백혈구의 기능과 정상수치가 옳게 배열된 것은?

① 혈액응고, 450만~500만   ② 식균작용, 5천~1만
③ 산소운반, 1만5천~2만   ④ 혈액응고, 5천~1만
⑤ 식균작용, 40만~100만

해설 백혈구는 면역 기능을 담당하며 혈중 정상수치는 5천~1만개이다.

28 환자의 주관적 자료에 해당하는 것은?

① 혈압   ② 두통   ③ 체온
④ 얼굴 표정   ⑤ 부종

해설 스스로 느껴지는 증상은 주관적 자료에 해당한다.

정답 20 ② 21 ③ 22 ③ 23 ③ 24 ④ 25 ⑤ 26 ② 27 ② 28 ②

4회 실전모의고사

29 고막 체온계의 올바른 측정법에 해당하는 것은?

① 성인은 후상방, 7살 이하는 후하방으로 측정
② 성인은 후하방, 7살 이하는 후상방으로 측정
③ 성인은 후상방, 3세 이하는 후하방으로 측정
④ 성인은 후하방, 3세 이하는 후상방으로 측정
⑤ 성인은 후하방, 3세 이하는 후하방으로 측정

> 해설
> • 외이도를 곧게 하여 측정이 용이하도록 한다.
> • 성인은 후상방으로, 3세 이하는 후하방으로 하여 고막 체온을 측정한다.

30 생후 4주 이내에 반드시 접종해야 하는 예방접종은?

① 풍진   ② 폴리오   ③ BCG
④ 수두   ⑤ DTap

> 해설 BCG는 출생 후 4주 안에 접종을 마치도록 한다.

31 신생아에게 수정체 후부 섬유증식증(미숙아 망막증) 등과 같은 실명의 위험을 초래할 수 있는 원인은?

① 고농도의 산소 투여   ② 저농도의 산소 투여
③ 과도한 수액 공급   ④ 과도한 광선요법 제공
⑤ 잘못된 체위 유지

> 해설 미숙아 망막증은 신생아 실명의 주된 원인이며 고농도의 산소가 망막혈관의 경련을 초래한다.

32 아프가 점수의 기준 항목에 해당하지 않는 것은?

① 심박수   ② 호흡
③ 자극에 대한 반응   ④ 피부색
⑤ 혈압

> 해설 아프가 점수 5가지 항목 : 심박수, 호흡, 자극에 대한 반응, 근력, 피부색

33 광선치료 중인 신생아 간호 중 옳지 않은 것은?

① 체온을 유지하기 위해 환의를 벗기지 않는다.
② 안대를 착용한다.
③ 고체온 증상을 관찰한다.
④ 체위 변경을 자주 해준다.
⑤ 기저귀를 벗기지 않는다.

> 해설 광선치료 중인 신생아 간호 시 유의사항
> • 체온증을 관찰하고 안대를 착용해 각막 손상을 예방하여야 한다.
> • 섭취량과 배설량 측정을 통해 수분 공급량을 정하고 자주 체위를 변경해준다.
> • 기저귀를 제외하고 환의를 벗긴다.

34 임신 말기 올 수 있는 정맥류에 대한 설명으로 옳은 것은?

① 취침 시 하지를 아래로 떨어뜨린다.
② 취침 시 하지를 상승시킨다.
③ 육류 식이를 통해 정맥류를 예방한다.
④ 수분 섭취를 최대한으로 한다.
⑤ 임신 5개월에 주로 발생한다.

> 해설 정맥귀환 혈량을 증가시키기 위해 하지를 상승시킨다.

35 사망 전 가장 마지막까지 남아있는 감각은?

① 시각   ② 청각   ③ 후각
④ 미각   ⑤ 촉각

> 해설 청각은 가장 마지막까지 남아있는 감각이다.

제 2 과목 보건간호학 개요

36 DO(용존산소량)가 높다는 것은 어떤 의미인가?

① 오염된 물이다.
② 미지근한 물이다.
③ 깨끗한 물이다.
④ BOD, COD도 높다는 뜻이다.
⑤ DO가 낮아지면 BOD, COD도 낮아진다.

> 해설 DO(용존산소) : 물에 녹아있는 산소량

37 군집독의 원인은?

① CO   ② CO_2 ③ SO_2
④ N_2 ⑤ O_3

> 해설 군집독
> • 실내 환기가 불량한 곳에서 나타나는 증상
> • 원인 : 이산화탄소
> • 치료 : 환기

정답 29 ③ 30 ③ 31 ① 32 ⑤ 33 ① 34 ② 35 ② 36 ③ 37 ②

| 문제편 |

4 회 실전모의고사

38 매립장이 없을 때 사용되고 위생적이지만 공기의 오염을 발생시킬 수 있는 폐기물 관리법은?

① 소각법   ② 퇴비법   ③ 투기법
④ 매립법   ⑤ 압축

> **해설** 불에 태우는 소각법은 가장 위생적인 장점이 있지만 공기를 오염시킬 수 있는 단점이 있다.

39 복어의 독소가 분포하지 않는 곳은?

① 내장   ② 난소   ③ 복어의 알
④ 간   ⑤ 아가미

> **해설** 복어는 테트로도톡신이라는 독소를 가지고 있으며, 내장에 가장 많이 분포하고 있다.

40 독소가 잘못 연결된 것은?

① 복어 – 테트로도톡신   ② 감자 – 솔라닌
③ 버섯 – 솔라닌   ④ 조개 – 미틸로톡신
⑤ 굴 – 베네루핀

> **해설** 버섯 : 무스카린

41 보건의료분야에서 간호조무사의 업무로 옳은 것은?

① 급성 질환자의 치료
② 영아의 예방접종
③ 보건교육 장소 정리 및 물품 준비
④ 진료의뢰서 발급
⑤ 상처 치료

> **해설** 간호조무사는 간호사의 업무를 도와 진료 및 간호에 협조한다.

42 선진국형 인구 구조 유형으로 0~14세 인구가 50세 인구의 2배와 같아지는 인구 구조는?

① 별형   ② 호로형
③ 피라미드형   ④ 항아리형
⑤ 종형

> **해설** 종형 : 출생률과 사망률이 낮아지는 선진국형 형태

43 발표자와 사회자는 전문가이며 청중은 비전문가로 이루어진 보건교육 방법은?

① 패널토의   ② 심포지엄   ③ 브레인 스토밍
④ 강의   ⑤ 시범

> **해설** 전문가가 참여하여 다수의 청중 앞에서 자유롭게 토론하고 질의에 응답하는 방식으로 이루어지는 방법은 패널토의이다.

44 일차 보건의료에 대한 설명으로 옳은 것은?

① 국민의 기본적이고 기초적인 건강문제를 다룬다.
② 예방보다 치료에 더 비중을 둔다.
③ 일차 보건의료의 대상은 영유아가 우선이다.
④ 보건의료 취약지에 해당하는 제도이다.
⑤ 난이도가 높은 의료 행위가 이루어진다.

> **해설** 일차 보건의료는 포괄적이며 기초적인 건강문제들을 다룬다.

45 다음 중 불감기류의 기준은?

① 0.1m/sec   ② 0.2m/sec   ③ 0.5m/sec
④ 1m/sec   ⑤ 1.5m/sec

> **해설** 불감기류는 실제로 느껴지지 않는 바람을 말하며 0.5m/sec이다.

46 다음 중 수질오염의 지표가 되는 것은?

① 대장균   ② 적조   ③ 용존산소
④ 일반 세균   ⑤ 온도

> **해설** 대장균은 물 100cc에 한 마리도 검출되면 안 된다.

47 산성비의 원인으로 옳은 것은?

① CO   ② CO_2 ③ SO_2
④ O_2 ⑤ N

> **해설** 아황산가스는 산성비의 원인 물질이다.

48 다음 중 제1급 법정 감염병 발생 또는 유행 시 신고시기로 올바른 것은?

① 즉시   ② 24시간 이내에 신고
③ 48시간 이내에 신고   ④ 7일 이내에 신고
⑤ 14일 이내에 신고

> **해설** 제1급 법정 감염병
> • 생물테러감염병 또는 치명률이 높거나 집단 발생의 우려가 큰 감염병
> • 음압격리와 같은 높은 수준의 격리 필요
> • 에볼라바이러스병, 중동호흡기증후군(MERS), 디프테리아 등

정답 38 ①   39 ⑤   40 ③   41 ③   42 ⑤   43 ①   44 ①   45 ③   46 ①   47 ③   48 ①

4회 실전모의고사

49 식품의 부패는 어떤 영양소 때문에 일어나는가?

① 단백질　② 탄수화물　③ 당질
④ 무기질　⑤ 비타민

 식품의 악취와 부패는 단백질 식품의 미생물 작용으로 발생한다.

50 폐기물을 육해상에 버리는 방법은 다음 폐기물 관리법 중 어디에 해당하는가?

① 소각법　② 퇴비법　③ 투기법
④ 매립법　⑤ 압축

 투기법 : 폐기물을 육해상에 버리는 폐기물 관리법

제 3 과목 공중보건학 개론

51 특정 진료과목이나 특정 질환에 대해 난이도가 높은 의료행위를 전문적으로 하는 기관을 무엇이라고 하는가?

① 병원　② 대학병원　③ 3차병원
④ 전문병원　⑤ 상급종합병원

 전문병원은 보건복지부장관이 지정하며 특정 진료과목이나 특정 질환에 대해 난이도가 높은 의료행위를 전문적으로 행하는 기관이다.

52 4대보험에 해당하지 않는 것은?

① 생명보험　② 건강보험
③ 국민연금　④ 고용보험
⑤ 산재보험

 4대보험 : 국민연금, 고용보험, 산재보험, 건강보험

53 다음 감염병 중 전파 경로가 다른 감염병은 무엇인가?

① A형 간염　② B형 간염
③ 장티푸스　④ 콜레라
⑤ 파라티푸스

해설
- 경구 전파 감염병 : A형 간염, 장티푸스, 콜레라, 파라티푸스, 세균성 이질 등
- B형 간염 전파 경로 : 혈액, 체액

54 다음 중 5년 보존하여야 하는 기록은?

① 수술기록부　② 진료기록부　③ 진단서
④ 처방전　⑤ 간호기록부

- 5년 보관 : 간호기록부, 조산기록부
- 10년 보관 : 진료기록부, 수술기록부

55 의료법의 목적을 가장 잘 설명한 것은?

① 국민의 건강을 보호하고 증진하는 데 목적이 있다.
② 국민의 건강을 보호하고 보건의료를 향상시키는 데 목적이 있다.
③ 국민보건을 향상시키는 데 목적이 있다.
④ 감염병의 발생과 유행을 방지하는 데 목적이 있다.
⑤ 국민을 위한 의료 향상에 이바지함을 목적으로 한다.

해설 의료법 : 국민의 건강을 보호하고 증진하는 데 목적이 있다.

56 부적격 혈액에 해당하지 않는 것은?

① B형 간염 음성
② C형 간염 양성
③ 간기능 검사 120IU/L 이상
④ 매독 검사 양성
⑤ 혼탁이 보이고 변색된 혈액

 부적격 혈액은 채혈 시 또는 채혈 후 이상이 발견된 혈액, 또는 혈액제제를 말한다.

57 유행성 이하선염의 합병증을 고르면?

① 위궤양　② 고환염　③ 고혈압
④ 당뇨　⑤ 신부전

해설 유행성 이하선염의 합병증 : 고환염, 난소염

58 발진 → 수포 → 딱지의 순서가 특징인 바이러스성 질환은?

① 두창　② 수두　③ AIDS
④ 매독　⑤ 결핵

 수두는 수포성 대상포진 바이러스가 원인으로 미열과 가려움, 발진 등의 증상이 나타난다.

정답 49 ① 50 ③ 51 ④ 52 ① 53 ② 54 ⑤ 55 ① 56 ① 57 ② 58 ②

4회 실전모의고사

59 쌀뜨물과 같은 설사가 특징인 제2급 감염병은 무엇인가?

① 콜레라　　　② A형 간염　　　③ 세균성 이질
④ 장티푸스　　⑤ 파라티푸스

> **해설** 콜레라는 콜레라균이 원인으로 구토와 설사가 동반된 증상이 나타난다.

60 수두에 대한 설명으로 틀린 것은?

① 발생 시 24시간 이내에 신고하여야 한다.
② 미열과 피부 발진이 있다.
③ 발생 즉시 신고하여야 한다.
④ 직접 접촉과 비말로 감염된다.
⑤ Chicken Pox라고도 한다.

> **해설** 수두는 제2급 법정 감염병이다.

61 다음 중 제2급 법정 감염병에 해당하지 않는 것은?

① 결핵　　　　　　② 디프테리아
③ 홍역　　　　　　④ 파라티푸스
⑤ 백일해

> **해설** 디프테리아는 제1급 법정 감염병에 속한다.

62 지역사회의 보건사업을 기획하고 조직을 구성하여, 지휘 · 평가를 담당하는 것은 지역사회 간호사의 역할 중 어디에 해당하는가?

① 관리자　　　② 간호 제공자　　　③ 상담자
④ 촉진자　　　⑤ 교육자

> **해설** 지역사회 간호사의 역할 : 관리자, 대변자, 간호제공자, 팀 요원, 상담자, 촉진자, 교육자, 평가자 등

63 농촌지역의 인구 구성을 나타내며 생산연령 인구가 다수 유출되는 인구형태는?

① 호로형　　　② 종형　　　③ 별형
④ 파라미드형　⑤ 항아리형

> **해설** 호로형(농촌형) 인구 구조 : 15세~64세 인구가 50% 미만

64 모기가 매개하는 기생충은 다음 중 무엇인가?

① 장흡충증　　② 선모충　　③ 편충
④ 사상충　　　⑤ 회충

> **해설** 사상충 : 모기

65 감염병 환자 발생 시 가장 먼저 해야 할 조치는 무엇인가?

① 대상자와의 접촉자 확인
② 대상자 주거지의 교통 차단
③ 대상자 격리
④ 대상자 주거지 소독
⑤ 대상자와 가족 예방접종

> **해설** 감염병의 전파와 확산을 막기 위해 대상자를 격리시킨다.

66 피임 방법 중 기초 체온 측정 시간으로 옳은 것은?

① 취침 전 안정 상태에서 측정한다.
② 아침에 일어나 누운 채로 안정 시 측정한다.
③ 아침 식후 수분 섭취를 충분히 한 후 측정한다.
④ 아침 식후 활력징후를 측정해 정상범위일 때 측정한다.
⑤ 저녁 식후 측정한다.

> **해설** 아침 기상 후 일정한 시간에 체온을 측정하고 체온이 높아진 것은 배란을 의미한다.

67 생물테러감염병 또는 치명률이 높거나 집단 발생이 우려가 커서 발생 또는 유행 즉시 신고해야 하는 감염병은?

① 제1급 감염병
② 제2급 감염병
③ 제3급 감염병
④ 제4급 감염병
⑤ 기생충 감염병

> **해설** 제1급 법정 감염병 : 생물테러감염병 또는 치명률이 높거나 집단 발생이 우려가 커서 발생 또는 유행 즉시 신고해야 한다(음압격리와 같은 높은 수준의 격리가 필요).

68 다음 감염성 질환의 특성으로 바르지 않은 것은?

① 유행성이하선염 – 이하선의 종창, 연하곤란
② 홍역 – 코플릭반점, 발진 5일까지 격리
③ 디프테리아 – 설사, 오심, 구토
④ 백일해 – 구토, 경련
⑤ 풍진 – 발진, 발열, 림프절 비대

> **해설** 디프테리아
> • 호흡성 감염병
> • 증상 : 발열, 기침(개 짖는 소리), 호흡곤란, 청색증 등
> • 진단 : Schick Test

정답 59 ①　60 ③　61 ②　62 ①　63 ①　64 ④　65 ③　66 ②　67 ①　68 ③

4회 실전모의고사

69 전문병원에 대한 보건복지부장관의 평가는 몇 년마다 이루어지는가?

① 2년마다 ② 3년마다 ③ 5년마다
④ 10년마다 ⑤ 수시 평가

해설) 전문병원과 상급종합병원은 3년마다 평가를 받는다.

70 결핵 예방법에 따른 결핵 예방접종 의무 대상자는?

① 출생 후 1주 이내
② 출생 후 4주 이내
③ 출생 후 6주 이내
④ 출생 후 8주 이내
⑤ 출생 후 12주 이내

해설) BCG 접종 : 0~4주 이내에 접종 받도록 한다.

제 4 과목 실기

71 색이 검고 자장면 찌꺼기와 같은 대변의 양상으로 예상할 수 있는 소화기계 장애는?

① 상부위장관 출혈 ② 하부위장관 출혈
③ 위산 역류 ④ 치질
⑤ 설사

해설) 흑색변은 상부위장관 출혈, 붉은 변은 하부위장관 출혈을 의심해볼 수 있다.

72 환자가 검사를 위해 병실 자리를 비운 사이 만드는 침상은 무엇인가?

① 빈 침상 ② 개방 침상
③ 골절 환자 침상 ④ 수술후 환자 침상
⑤ 크래들 침상

해설)
• 빈 침상 : 신환을 위한 침상
• 개방 침상 : 잠시 자리를 비운 환자를 위해 준비한 침상

73 치질로 인한 심한 통증을 호소하는 대상자에게 적절한 목욕법은?

① 좌욕 ② 중조 목욕 ③ 알코올 목욕
④ 통목욕 ⑤ 샤워

해설) 좌욕 : 회음부의 통증과 부종 완화에 도움을 준다.

74 이른 아침에 수집한 것이 가장 효과적인 검체물은 무엇인가?

① 혈액검사 ② 소변검사
③ 뇌척수액검사 ④ 대변검사
⑤ 객담검사

해설) 밤새 농축된 객담은 미생물과 세균을 받기에 적합하다.

75 간경화로 입원 치료중인 대상자에게 라식스(푸로세마이드, 이뇨제)가 처방되었다. 이 대상자에게 주의 깊게 관찰해야 할 부분은?

① 의식 상태 ② 머리둘레
③ 수분과 전해질 불균형 ④ 산과 염기
⑤ 혈당 수치

해설) 푸로세마이드(라식스) : 이뇨제

76 당뇨발로 인해 왼쪽 하지 절단 수술을 받은 대상자의 수술 부위 말단에 적용될 붕대법은 무엇인가?

① T-바인더 ② 유방 바인더 ③ 회귀대
④ 환행대 ⑤ 8자대

해설) 말단, 절단 부위 고정 : 회귀대

77 편도선 절제술 후 침상 안정 중인 대상자에게 수술 부위의 출혈과 염증 증상을 완화시켜줄 수 있는 식이는?

① 뜨거운 보리차 ② 아이스크림
③ 퇴원 시까지 금식 ④ 스낵
⑤ 갈비찜

해설) 통증, 출혈과 부종 감소에는 차고 부드러운 식이를 제공한다.

78 췌장암 말기 판정을 받은 김○○(F/33) 씨는 진단이 틀렸다고 생각하고 여러 군데의 의료기관을 다니며 재검사를 받고 있다. 죽음에 대한 심리적 적응 단계 중 어디에 해당하는가?

① 부정 ② 분노 ③ 협상
④ 우울 ⑤ 수용

해설) 부정 : 진단을 믿지 않고 받아들이지 않는 단계

정답 69 ② 70 ② 71 ① 72 ② 73 ① 74 ⑤ 75 ③ 76 ③ 77 ② 78 ①

4 회 실전모의고사

| 문제편 |

79 골절로 수술 받은 70세 남자 조○○ 씨는 장기 침상 안정이 요구된다. 주의해서 간호해야 할 부분이 아닌 것은?

① 혈액순환 장애로 인한 욕창
② 부동으로 인한 근육의 위축
③ 흡인성 폐렴
④ 실금과 같은 생활기능 장애
⑤ 의존성 감소와 같은 심리적 변화

> **해설** 부동이 인체 기관에 미치는 영향과 사회 심리적 상태에 미치는 영향을 고려하여 간호한다.

80 수혈 시작 20분이 지나 체온이 37.8℃로 측정되었으며 가슴 답답함을 호소하는 대상자에게 어떤 처치를 해야 하는가?

① 혈액형 검사를 다시 해본다.
② 생리식염수를 빠른 속도로 정맥 주입한다.
③ 즉시 수혈을 중지한다.
④ 수혈의 속도를 줄이고 절대안정 시킨다.
⑤ 수혈 시 정상적인 증상이므로 특별한 처치를 하지 않는다.

> **해설** 수혈 중 비정상적인 반응이 나타나면 수혈을 즉시 중단한다.

81 내시경 검사로 금식 중이던 환자가 검사 대기시간이 길어지면서 어지러움과 두통, 식은땀과 허기짐을 호소한다. 무엇을 의심해볼 수 있는가?

① 심계항진   ② 저혈당   ③ 고혈압
④ 쇼크   ⑤ 충수염

> **해설** 저혈당 증상 : 어지러움, 두통, 식은땀 등

82 성인 대상자 흡인 시 흡인기의 압력으로 맞는 것은?

① 30~40mmHg   ② 40~50mmHg
③ 50~60mmHg   ④ 70~80mmHg
⑤ 100~120mmHg

> **해설** 기도 흡인 시 흡인기의 압력은 연령에 따라 다르며, 성인은 100 mmHg이다.

83 기관지 내관 소독 시 적합한 소독액은 무엇인가?

① 베타민   ② 과산화수소   ③ 알코올
④ 붕산수   ⑤ 크레졸

> **해설** 과산화수소는 혈액과 점액을 묽게 하며 산화력을 이용해 세균을 세척한다.

84 ABGA 채혈 시 사용되는 혈관으로 틀린 것은?

① 대퇴동맥   ② 요골동맥   ③ 쇄골하정맥
④ 상완동맥   ⑤ 족배동맥

> **해설** 혈중 산소 분압을 측정할 때는 동맥을 천자한다.

85 다음 중 외과적 무균술의 기본 원칙을 바르게 설명한 것은?

① 손을 닦을 때 팔꿈치에서 손가락 방향으로 손을 닦는다.
② 손 씻기에 포함시켜야 할 부위는 전박까지이다.
③ 손이 오염되지 않도록 팔꿈치가 항상 아래로 가도록 손을 올린다.
④ 멸균겸자의 끝은 항상 위를 향하도록 한다.
⑤ 멸균용액을 너무 많이 따랐을 경우 다시 채우도록 한다.

> **해설** 외과적 무균술은 멸균의 개념과 같다.

86 피부 소독에 많이 사용하고 피부를 건조하게 하는 소독약으로 자극성이 강해 개방성 상처에는 사용하지 않는 것은?

① 과산화수소   ② 베타딘
③ 0.9% 생리식염수   ④ 붕산수
⑤ 알코올

> **해설** 알코올은 피부 소독에는 적합하나 상처 치료에는 사용하지 않는다.

87 감염 예방의 가장 쉽고 효과적인 방법은 무엇인가?

① 항생제 복용   ② 엽산 복용
③ 손 씻기   ④ 활력징후 측정
⑤ 체중 관리

> **해설** 감염 예방에 가장 기본은 손 씻기이다.

88 오늘 퇴원하는 나○○(남/40)는 그동안 돌봐줘서 고맙다며 간호조무사 K씨에게 금전적으로 마음을 표현하려고 한다. 이에 대한 간호조무사의 바른 태도는?

① 받아서 간호사실에 전달한다.
② 감사를 표시하고 받도록 한다.
③ 정중하게 거절한다.
④ 두 번 이상 거절하지 않는다.
⑤ 밖에서 만나 받도록 한다.

> **해설** 금전적인 보상은 정중히 거절한다.

정답 79 ⑤ 80 ③ 81 ② 82 ⑤ 83 ② 84 ③ 85 ③ 86 ⑤ 87 ③ 88 ③

제4회 | 실전모의고사

4회 실전모의고사

89 축구동호회 친선 경기가 있던 날 주장으로 뛰던 강○○(남/38) 씨가 넘어져 발목 통증을 호소한다. 발끼리 엇갈려 넘어졌다고 한다. 다음 중 옳은 처치는?

① 발목 관절 운동
② 환측 상승
③ 더운물 찜질
④ 마사지 실시
⑤ 전신 부목 적용

해설 부종을 감소하기 위해 환측을 상승시킨다.

90 다음 중 교차 감염을 바르게 설명한 것은?

① 교차 감염이란 감염이 재발된 것을 의미한다.
② 한 환자의 병원균이 다른 환자에게 전파되어 감염을 일으키는 것을 말한다.
③ 병원에서 드물게 발생하는 감염이다.
④ 교차 감염은 공기를 통해서만 전파된다.
⑤ 교차 감염을 예방할 수 있는 기본은 마스크 착용이다.

해설 교차 감염 : 의료인의 손이 매개가 되어 전파되는 감염이다.

91 다음 중 흉강천자 시 환자에게 적합한 체위는?

① 반좌위 ② 복위 ③ 측위
④ 앙와위 ⑤ 새우등 자세

해설 흉강천자 시 발생할 수 있는 호흡곤란을 예방하기 위해 폐를 확장시키는 자세를 취하도록 한다.

92 잠혈검사를 위해 대변검사를 하는 경우 3일 전부터 피해야 하는 것은?

① 생선 ② 바나나 ③ 녹색 채소
④ 철분제제 ⑤ 영양제

해설 잠혈검사에 위양성을 나타낼 수 있는 붉은색 채소, 육류, 철분제제를 피하도록 한다.

93 다음 검사물 중 실온으로 보관해야 하는 검사물은?

① 혈액 ② 뇌척수액 ③ 대변
④ 소변 ⑤ 객담

해설 모든 검사물은 수집 즉시 검사실로 운반되도록 하여야 한다(뇌척수액 제외).

94 다음 중 구강으로 체온 측정을 할 수 있는 경우는?

① 흡연 직후
② 차가운 음식을 먹은 지 30분이 지나지 않은 환자
③ 6세 이전의 환자
④ 노인환자
⑤ 쿠키를 먹은 지 20분이 지난 환자

해설 음식물 섭취 후 10분이 지나서, 뜨겁거나 찬 음식을 섭취한 뒤 30분이 지나서 구강 체온을 측정한다.

95 다음 중 활력징후 측정이 필요한 환자는?

가. 입원한 환자
나. 몰핀을 투여하였을 경우
다. 수술실 가기 전
라. 환자가 호흡곤란과 두통을 호소하는 경우

① 가, 나, 다 ② 가, 다
③ 나, 라 ④ 라
⑤ 가, 나, 다, 라

해설 활력징후 측정은 모든 간호의 기본이 된다.

96 자주 어지럽고 혀의 통증이 있었으며 특히 숟가락 모양 손톱의 증상으로 병원을 찾은 배○○(여/44)는 철결핍성 빈혈을 진단 받았다. 철분제제가 처방될 경우 대상자에게 설명해줘야 하는 내용으로 틀린 것은?

① 대변색이 검어질 수 있음을 설명한다.
② 흡수에 방해가 되는 오렌지주스는 제한할 것을 설명한다.
③ 철분제제는 치아 착색의 우려가 있다고 설명한다.
④ 액체로 된 철분제제는 빨대 사용을 안내한다.
⑤ 철분제제의 투여 목적은 적혈구 생성을 위해서임을 설명한다.

해설 비타민 C는 철분제제의 흡수를 돕는다.

97 사체를 반듯하게 눕히는 이유는 다음 중 무엇인가?

① 보기 좋게 하기 위함이다.
② 곧 가족들이 올 것이기 때문이다.
③ 의사의 처방이기 때문이다.
④ 영안실의 요구이기 때문이다.
⑤ 사후강직이 오기 때문이다.

해설 사후강직이 오기 때문에 사망 선언이 있은 후 가장 먼저 사체를 반듯하게 눕힌다.

정답 89 ② 90 ② 91 ① 92 ④ 93 ② 94 ⑤ 95 ⑤ 96 ② 97 ⑤

| 문제편 |

4 회 실전모의고사

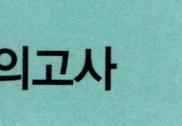

98 질 좌약을 삽입한 후 그 자세를 몇 분간 유지해야 하는 이유는?

① 소변이 나올 수 있기 때문이다.
② 갑작스런 체위 변경은 혈압을 떨어뜨릴 수 있기 때문이다.
③ 약물의 흡수를 돕기 위함이다.
④ 수면을 취하게 하기 위함이다.
⑤ 요통이 발생할 수 있기 때문이다.

> **해설** 흡수를 돕기 위한 절차이다.

99 피내주사에 대한 설명으로 옳은 것은?

① 바늘의 끝이 근육조직까지 들어간다.
② 주사 후 잘 문질러 약의 흡수를 돕는다.
③ 18G의 바늘이 사용된다.
④ 조직으로 10cc의 용액이 들어간다.
⑤ 바늘의 각도가 15도로 삽입된다.

> **해설** 1cc의 주사기가 사용되며 15도 각도로 삽입된다.

100 다약제 내성균의 대한 설명이다. 옳지 않은 것은?

① 다약제 내성균의 대표적인 균은 MRSA, VRE이다.
② MRSA, VRE 환자가 있을 시 건강요원들에게 대상자의 감염 사실을 알려야 한다.
③ 다약제 내성균 환자와 접촉이 예상되는 경우에는 보호장비를 착용한다.
④ 항생제의 선택이 제한되므로 치료에 어려움이 있다.
⑤ 다약제 내성균의 가장 큰 원인은 서구화된 식습관 때문이다.

> **해설** 다약제 내성은 여러 가지 약제에 대하여 동시에 저항을 보이는 현상을 말한다.

정답 98 ③ 99 ⑤ 100 ⑤

110

제4회 | 실전모의고사

5회 실전모의고사

제 1 과목 기초간호학 개요

01 머리를 들거나 앉아서는 안 되는 골절 환자는?
① 늑골 골절 환자 ② 대퇴 골절 환자
③ 척추 골절 환자 ④ 주관절 골절 환자
⑤ 무릎 골절 환자

> 해설: 척추 골절 환자 : 전신 부목으로 척추 고정

02 기도 폐쇄에 의해 체내 산소가 부족하게 될 때 나타나는 증상으로 옳은 것은?
① 호흡수 증가 ② 맥박수 감소 ③ 패혈증
④ 호흡기계 출혈 ⑤ 후궁반장

> 해설: 저산소증의 주증상 : 청색증, 호흡수와 맥박수 증가

03 찰과상을 잘 표현한 것은?
① 긁힌 상처 ② 찔린 상처 ③ 찢어진 상처
④ 괴사된 상처 ⑤ 잘려나간 상처

> 해설: 찰과상 : 피부의 표피층이 손상된 상처

04 파상풍이 발생할 가능성이 가장 높은 상처는?
① 자상 ② 찰과상 ③ 창상
④ 절상 ⑤ 열상

> 해설:
> • 날카롭고 뾰족한 물체에 찔린 상처인 자상은 파상풍의 위험이 가장 크다.
> • 파상풍은 깊고 좁은 상처에 침입한다.
> • 파상풍 증상 : 아관긴급, 후궁반장, 조소

05 정맥을 통한 수액 주입이 끝난 후 바늘 제거 부위 간호는?
① 주사 부위를 생리식염수로 세척한다.
② 소독솜으로 눌러준다.
③ 소독솜으로 문질러준다.
④ 주사 부위를 심장보다 높게 유지한다.
⑤ 봉합한다.

> 해설: 바늘 제거 후 주사 부위를 눌러 지혈하도록 한다.

06 헤파린 주사에 대한 설명으로 틀린 것은?
① 주사 후 문지르지 않는다.
② 출혈의 양상을 관찰해야 한다.
③ 헤파린 주사 시 바늘의 삽입 각도는 45도이다.
④ 헤파린은 항응고제이다.
⑤ 혈액 응고 시간을 촉진시킨다.

> 해설: 헤파린은 항응고제로서 출혈이 발생할 수 있고 혈액 응고 시간을 지연시킨다.

07 피부에 접착하는 부착제(Patch)는 주로 어느 부위에 적용되는가?
① 신경 분포가 적은 곳에 적용한다.
② 심장에서 멀리 떨어진 곳에 적용한다.
③ 혈관이 많이 분포된 곳에 적용한다.
④ 점막에만 적용 가능하다.
⑤ 부종이 있는 부위에 적용한다.

> 해설: 혈관이 많이 분포된 곳에 적용하여 부착제의 약물효과를 증대시킨다.

08 눈에 연고를 투약할 때 틀린 것은?
① 튜브의 끝이 눈에 닿지 않도록 한다.
② 투약 후 눈을 감게 하고 손으로 만지지 않도록 한다.
③ 약물이 고르게 퍼질 수 있도록 투약 후 안구를 굴리도록 한다.
④ 하부결막낭 외각에서 내각 방향으로 연고를 바른다.
⑤ 하부결막낭 내각에서 외각 방향으로 연고를 바른다.

> 해설: 눈의 투약
> 하부결막낭 내각 → 외각 방향으로 바른다.

정답 01 ③ 02 ① 03 ① 04 ① 05 ② 06 ⑤ 07 ③ 08 ④

| 문제편 |

5 회 실전모의고사

09 노년기 근골격계에 대한 설명으로 옳은 것은?

① 키가 커진다.
② 뼈의 광물질 소실로 골다공증에 노출되어 있다.
③ 팔과 다리 등 근육에 힘이 세진다.
④ 지구력과 민첩성이 증가한다.
⑤ 퇴행성 질환은 발생하지 않는다.

> **해설** 노년기 근골격계의 특징
> • 뼈의 광물질 소실. 뼈 질량의 감소로 골다공증이 발생한다.
> • 근량 감소로 팔과 다리의 근육에 힘이 없어지고 지구력과 민첩성이 감소한다.
> • 추간판이 얇아지고 인대가 강직되어 척추가 단축되므로 키는 줄어든다.

10 골반 근육 이완, 근육의 탄력성 감소로 인해 의지와 상관없이 배설되는 노년기 대표적 비뇨기계 질환은?

① 전립선 비대   ② 신우신염   ③ 요실금
④ 방광염   ⑤ 비뇨기계 감염

> **해설**
> • 골반 근육 이완, 근육의 탄력성 감소로 인해 많은 노인이 요실금을 겪는다.
> • 수분 섭취와 배뇨 습관, 피부 간호 및 정서적 지지가 포함된 간호가 계획되어야 한다.

11 먼 곳보다 가까운 곳이 잘 보이는 것을 무엇이라고 하는가?

① 원시   ② 근시
③ 녹내장   ④ 백내장
⑤ 난시

> **해설**
> • 원시 : 가까운 곳보다 먼 곳이 잘 보이는 상태
> • 근시 : 먼 곳보다 가까운 곳이 잘 보이는 상태

12 임신의 확정적 증후로 볼 수 있는 것은?

① 임산부가 느끼는 태동, 경부의 유연성
② 임신반응검사 양성, 복부 증대
③ 임신반응검사 양성, 초음파에 의한 태아 확인
④ 태아 심음 청취, 태동
⑤ 임신반응검사 양성, 무월경

> **해설** 임신의 확정적 증후는 태아 심음, 태동, 초음파에 의한 태아 확인이다.

13 무색투명한 액체로 외부로부터 태아를 보호하는 것은?

① 태반   ② 양수   ③ 태수
④ 점액   ⑤ 이슬

> **해설** 양수는 태아를 둘러싸고 있는 양막 안에 차 있는 액체로 태아를 보호하는 역할을 한다.

14 임산부가 진료 받을 때 적절한 체위는?

① 슬흉위   ② 절석위   ③ 반좌위
④ 앙와위   ⑤ 복위

> **해설** 절석위(쇄석위) : 회음부와 질 등의 생식기 검사 및 분만에 적절한 체위이다.

15 영유아가 구토나 설사를 하는 경우 나타날 수 있는 증상은?

① 감염   ② 호흡곤란   ③ 고열
④ 탈수   ⑤ 저혈당

> **해설** 설사나 구토로 전해질을 많이 함유한 소화액을 잃어버리게 되어 탈수에 빠질 수 있다.

16 결핵 예방접종 시기로 적합한 것은?

① 생후 12개월 이내   ② 생후 6개월 이내
③ 3세 이전   ④ 2세 이전
⑤ 출생 4주 이내

> **해설** 결핵 예방접종은 출생 4주 이내에 마쳐야 한다.

17 BCG와 같은 예방접종약 보관 온도는?

① 실온에 보관한다.
② 2℃~5℃의 냉암소에 보관한다.
③ 2℃~5℃의 햇볕이 잘 드는 곳에 보관한다.
④ 12℃~15℃의 냉암소에 보관한다.
⑤ 20℃에 보관한다.

> **해설** 예방백신, 인슐린, 혈청 등은 2℃~5℃의 냉암소에 보관한다.

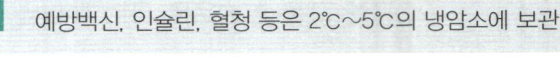

정답 09 ② 10 ③ 11 ② 12 ④ 13 ② 14 ② 15 ④ 16 ⑤ 17 ②

5회 실전모의고사

18 다음 중 이중잠금장치 등 더욱 철저한 관리가 필요한 약물은?

① 소화제 ② 연고제 ③ 항생제
④ 마약   ⑤ 이뇨제

해설 마약, 향정신성 의약품 등은 약물의 오용을 방지하기 위해 별도의 공간에 이중잠금장치로 관리한다.

19 직장이나 질에 투여되는 약의 종류는?

① 좌약 ② 연고 ③ 로션
④ 시럽 ⑤ 캡슐

해설 좌약은 체강에 삽입되어 체온에 의해 용해, 흡수되는 약이다.

20 빛을 차단시켜야 하는 약물에 해당하는 용기는?

① 밀폐용기 ② 유리용기 ③ 차광용기
④ 밀봉용기 ⑤ 기밀용기

해설 빛을 차단시켜야 하는 약물은 광선의 투과를 방지하는 차광용기(보통 갈색)에 보관한다.

21 다음 중 결핍 시 각기병이 생기는 영양소는?

① 비타민 B_1(티아민)   ② 비타민 B_2(리보플라빈)
③ 비타민 B_6(피리독신) ④ 비타민 B_{12}(코발라민)
⑤ 비타민 B_3(니아신)

해설 비타민 B_1(티아민)
- 주요기능 : 신경계 증상, 소화
- 결핍증 : 각기병
- 함유식품 : 우유, 강낭콩, 살코기, 생선

22 다음 중 조혈작용의 기능이 있으며 결핍 시 악성빈혈이 발생할 수 영양소는?

① 비타민 B_1(티아민)   ② 비타민 B_2(리보플라빈)
③ 비타민 B_6(피리독신) ④ 비타민 B_{12}(코발라민)
⑤ 비타민 B_3(니아신)

해설 비타민 B_{12}(코발라민)
- 주요기능 : 조혈작용
- 결핍증 : 악성빈혈
- 함유식품 : 우유, 계란, 굴, 새우, 건조품

23 다음 중 비타민 C 결핍 시 발생하는 대표적인 질환은?

① 빈혈   ② 괴혈병
③ 구루병 ④ 위궤양
⑤ 펠라그라

해설 비타민 C
- 결핍증 : 괴혈병
- 함유식품 : 과일류, 녹색채소

24 비타민 C(아스코르빈산)의 기능에 대한 설명으로 틀린 것은?

① 감염에 대한 저항력
② 상처에 대한 치유 기능
③ 조혈작용
④ 철분제제 흡수
⑤ 괴혈병 예방

해설 비타민 C
- 기능 : 감염 저항력, 상처 치유, 철분제제 흡수, 뼈 재생
- 결핍증 : 괴혈병
- 함유식품 : 과일류, 녹색 채소

25 두부 손상 시 간호로 틀린 것은?

① 기도 개방을 관찰한다.
② 머리 부분을 낮춰준다.
③ 두부를 움직이지 않도록 고정한다.
④ 변비에 걸리지 않도록 주의한다.
⑤ 의식 수준을 파악한다.

해설 두부 손상 시 간호
- 머리를 상승시켜 뇌압 상승을 예방한다.
- 침상머리 상승 : 정맥순환 증진 → 울혈예방 → 두개내압 하강

26 간호의 필수 요소 중 대상자의 요구를 이해하고 보듬을 수 있는 덕목은 무엇에 해당하는가?

① 봉사 ② 사랑 ③ 기술
④ 인내 ⑤ 지식

해설 간호의 3대 요소
- 신속하고 정확한 간호를 위한 기술
- 간호수행의 근거가 되는 지식
- 대상자의 요구를 이해할 수 있고 보듬을 수 있는 사랑

정답 18 ④ 19 ① 20 ③ 21 ① 22 ④ 23 ② 24 ③ 25 ② 26 ②

| 문제편 |

5 회 실전모의고사

27 진료 시 지속적으로 발생하는 타액을 흡수시키는 방법을 무엇이라고 하는가?

① 방습법　　② 흡인법　　③ 양치법
④ 흡수법　　⑤ 지혈법

해설　방습법 : 진료 시 지속적으로 발생하는 타액을 흡수시키는 방법

28 간호조무사의 기본 업무로 거리가 먼 것은?

① 진료 예약　　　　② 진공 흡인 작동
③ 잇솔질 교육　　　④ 치주염 진단
⑤ 환자 위치 교정

해설　진단 및 치료는 의사의 업무이다.

29 치과 간호조무사의 기본 업무로 옳은 것은?

① 구강 치료　　　　② 점막 피부 치료
③ 타액 흡인　　　　④ 발치
⑤ 부분마취

해설　진단 및 치료, 마취는 의사의 업무이다.

30 치과기구를 가장 효과적으로 멸균 소독할 수 있는 방법은?

① 자비 소독　　　　② 비드 소독
③ 건열 멸균법　　　④ 고압 증기 멸균법
⑤ 세척

해설　120℃의 증기를 이용한 고압 증기 멸균법은 모든 기구의 아포와 미생물을 사멸하여 감염의 가능성을 차단한다.

31 발침 후 간호로 틀린 것은?

① 발침 시에는 적당한 힘을 주어야 효과적이다.
② 발침 개수를 반드시 확인한다.
③ 발침 시간과 대상자를 정확하게 확인한다.
④ 발침 후에는 환자에게 남아있는 침이 없도록 한다.
⑤ 대상자의 피부가 상하지 않도록 주의해 발침한다.

해설　발침 후 간호
• 발침 후 출혈 부위를 보릭(붕산솜)으로 닦아준다.
• 발침 시 과도한 힘을 주지 않도록 한다.
• 소독솜은 의료 폐기물로, 침은 손상성 폐기물로 분리한다.

32 다음 중 부황요법의 금기가 아닌 대상자는?

① 빈혈
② 피부의 탄력성이 없는 대상자
③ 출혈성 질환
④ 혈액순환 장애
⑤ 임산부

해설　부황요법 금기 대상자
임산부, 빈혈, 출혈성 질환이 있는 대상자, 피부의 탄력성이 좋지 않은 대상자

33 손으로 직접 압박(지혈) 시 발생할 수 있는 것은 무엇인가?

① 감염　　　② 동통　　　③ 의식소실
④ 혈압 저하　⑤ 골절

해설　직접 압박 지혈법
• 손을 이용, 상처 부위를 직접 압박한다.
• 손이 상처에 닿아 감염의 위험이 있으나 지혈을 우선으로 한다.

34 지혈대 적용에 대한 설명으로 맞는 것은?

① 직접 압박이나 지압법으로도 출혈이 멎지 않을 경우 응급상황에 사용한다.
② 지혈대를 제거하는 것은 지혈대를 적용한 사람이어야 한다.
③ 출혈 부위를 심장보다 낮춘다.
④ 지혈대는 상처로부터 멀리 묶는다.
⑤ 지혈대는 한 시간마다 풀어준다.

해설　지혈대 적용 시 주의사항
• 직접 압박이나 지압법으로 출혈이 멎지 않을 경우 사용한다.
• 지혈대 적용 시간이 길어질 경우 말초 부분의 괴사로 절단의 위험이 있다.
• 지혈대를 제거하는 것은 의사의 판단으로 의사가 풀도록 한다.
• 20분마다 풀어 휴식을 주고 다시 적용한다.
• 출혈 부위를 심장보다 높인다.
• 지혈대는 상처 가깝게 묶는다.

35 응급처치 구명 단계를 바르게 나열한 것은?

① 기도 유지 - 지혈 - 쇼크 예방 - 상처 보호
② 기도 유지 - 쇼크 예방 - 상처 보호 - 지혈
③ 기도 유지 - 상처 보호 - 지혈 - 쇼크 예방
④ 상처 보호 - 쇼크 예방 - 지혈 - 기도 유지
⑤ 지혈 - 기도 유지 - 쇼크 예방 - 상처 보호

해설　응급처치의 구명 4단계
기도 유지 - 지혈 - 쇼크 예방 - 상처 보호

정답　27 ①　28 ④　29 ③　30 ④　31 ①　32 ④　33 ①　34 ①　35 ①

제 2 과목 보건간호학 개요

36 그레이브병의 원인이 되는 호르몬은?
① 갑상선 호르몬 ② 부신 호르몬
③ 췌장 호르몬 ④ 부갑상선 호르몬
⑤ 항체 호르몬

> 해설 그레이브병은 갑상선 기능 항진증으로 30~40대 여성에게 주로 생긴다.

37 보건교육 방법 중 패널토의에 대해 설명하고 있는 것은?
① 시간 제한 없이 결론이 날 때까지 토의하는 방식이다.
② 청중을 포함해 참여한 모든 이가 전문가이다.
③ 시간과 비용이 절약되는 교육 방법이다.
④ 청중들의 자유로운 참여가 이루어진다.
⑤ 발표자와 사회자는 전문가이며 청중은 비전문가로 새로운 지식을 얻게 된다.

> 해설 패널토의 : 상반된 의견을 가진 전문가들이 진행에 따라 토의하며 참여한 청중은 새로운 지식을 얻게 된다. 토의 시간이 제한되어 있고 전문가 선정에 비용이 든다.

38 추나요법의 목적이 아닌 것은?
① 경락 소통 ② 체질 강화
③ 동통 감소 ④ 음양 조절
⑤ 식욕 저하

> 해설 추나요법의 목적 : 음양 조화, 경락 소통, 통증 경감 등

39 다음 중 수정이 이루어지는 부위는?
① 간질부 ② 협부 ③ 팽대부
④ 음양 조절 ⑤ 식욕 저하

> 해설 팽대부는 정자와 난자가 만나 수정이 이루어지는 곳이다.

40 실내공기의 오염도를 판정할 수 있는 기준은 무엇인가?
① CO ② CO_2 ③ SO_2
④ N_2 ⑤ O_3

> 해설 CO_2는 대기의 0.03%를 차지하며, 실내공기 오염의 기준이 된다. 군집독을 일으키는 원인이기도 하다.

41 메틸 수은이 유발하는 것으로 틀린 것은?
① 사지마비 ② 정신이상
③ 언어이상 ④ 뇌 중독
⑤ 수질오염

> 해설 메틸 수은은 정신·언어이상, 시각장애, 근육진전, 구내염 등을 유발한다.

42 포도상구균으로 발생하는 식중독의 독소는?
① 솔라닌 ② 무스카린
③ 장독소 ④ 베네루핀
⑤ 아미그달린

> 해설 포도상구균 식중독은 비위생적으로 관리된 음식물을 통해 균이 번식하며 장독소를 생산한다.

43 가정 방문 시 가장 먼저 방문해야 할 대상자는?
① 신생아(미숙아) ② 아동
③ 성병 환자 ④ 감염병 환자
⑤ 고혈압 환자

> 해설 방문 순서 : 신생아(미숙아) → 임산부 → 학령전기 → 학령기 → 성병 환자 → 결핵 환자(감염병 환자)

44 보툴리누스 식중독과 관련된 식품을 고르면?
① 복어 ② 칠면조 알 ③ 조개
④ 생선회 ⑤ 소시지

> 해설 보툴리누스 식중독 : 통조림, 소시지 등 밀폐된 상태의 식품에 번식하는 세균이 원인이 된다.

45 버섯의 독소로 옳은 것은?
① 테트로도톡신 ② 아미그달린
③ 무스카린 ④ 베네루핀
⑤ 미틸로톡신

> 해설 버섯 독소 : 무스카린

정답 36 ① 37 ⑤ 38 ⑤ 39 ③ 40 ② 41 ④ 42 ③ 43 ① 44 ⑤ 45 ③

| 문제편 |

5 회 실전모의고사

46 대장 내시경 검사 시 적절한 체위는?

① 심스위   ② 앙와위
③ 쇄석위   ④ 좌위
⑤ 복위

> **해설** 대장 내시경이나 관장 시 심스위를 취하여 대장의 해부학적 구조에 따라 약물 주입을 돕는다.

47 급성 감염병 발생 시 효과적인 보건교육 방법은?

① 토론회   ② 대중매체
③ 상담   ④ 시범
⑤ 방문

> **해설** TV나 라디오 등의 대중매체는 단시간에 많은 사람에게 효과적으로 내용을 전달할 수 있다.

48 다음 중 장내 세균이 위장관에 작용해 발생하는 식중독은?

① 장염 비브리오   ② 살모넬라
③ 보툴리누스   ④ 포도상구균
⑤ 웰치균

> **해설** 살모넬라증은 장내 세균으로 대장균과 비슷하며, 위생적이지 못한 식품에 번식한다.

49 수질 기준에 대한 설명으로 맞는 것은?

① 수질에 녹아있는 산소를 BOD라고 한다.
② 수질에 녹아있는 산소는 COD라고 한다.
③ BOD가 높으면 깨끗한 물이다.
④ 깨끗한 물에는 특유의 냄새가 있다.
⑤ 일반 세균수는 물 1cc에 100마리 이하이다.

> **해설**
> • 용존산소(DO) : 물에 녹아있는 산소량
> • 생물화학적 산소요구량(BOD) : 미생물에 의해 소비되는 산소량
> • 깨끗한 물 : DO가 높고 BOD가 낮으며 냄새가 없어야 함

50 수질과 관련 대장균수의 기준은?

① 물 1cc에 100마리 이하   ② 물 100cc에 10마리 이하
③ 물 100cc에 5마리 이하   ④ 물 100cc에 3마리 이하
⑤ 물 100cc에 한 마리도 없어야 한다.

> **해설** 일반 세균수 : 1cc에 100마리 이하, 대장균수 : 100cc에 0마리

제 3 과목 공중보건학 개론

51 눈이 본인의 의사와 관계없이 상하좌우로 떨리거나 도는 질환을 무엇이라고 하는가?

① 안구진탕증   ② 녹내장   ③ 근시
④ 백내장   ⑤ 망막증

> **해설** 안구진탕증은 뇌손상이나 약물 중독, 또는 낮은 조도에서 장시간 근무하는 대상군에서 나타나기도 한다.

52 결핵을 잘못 설명한 것은?

① MMR 접종이 가장 효과적이다.
② 만성적인 감염병이며 유병률이 높다.
③ 결핵 보균자 색출에 힘써야 한다.
④ 원인균은 결핵균이다.
⑤ 전염력이 강할 경우 격리 등의 관리가 필요하다.

> **해설** 결핵을 예방하기 위해 BCG 접종이 필수적이다.

53 당뇨가 태아나 신생아에게 미치는 영향으로 틀린 것은?

① 거대아   ② 선천성 기형
③ 고칼슘혈증   ④ 호흡곤란증
⑤ 저혈당증

> **해설** 당뇨는 태아나 신생아에게 거대아, 저혈당증, 저칼슘혈증, 호흡곤란증, 선천성 기형을 발생시킬 위험이 있다.

54 다음 중 세균과 거리가 먼 것은?

① 콜레라   ② 백일해   ③ 홍역
④ 결핵   ⑤ 디프테리아

> **해설** 홍역 : 바이러스

55 다음 중 감염성 질환을 진단하는 방법으로 옳지 않은 것은?

① 디프테리아 – Schick Test
② 매독 – Widal Test
③ 유행성이하선염 – Lemon Test
④ 성홍열 – Dick Test
⑤ 장티푸스 – Widal Test

> **해설** 매독 진단검사 : Wassermann, VDRL

정답   46 ①   47 ②   48 ②   49 ⑤   50 ⑤   51 ①   52 ①   53 ③   54 ③   55 ②

제5회 | 실전모의고사

5회 실전모의고사

56 쌀과 견과 등 탄수화물이 풍부한 곡류에 있는 독소는 무엇인가?

① 아플라톡신　② 솔라닌　③ 미틸로톡신
④ 무스카린　⑤ 테트로도톡신

 곡류 : 아플라톡신

57 수은이 원인으로 일본에서 크게 문제가 되었던 질병은?

① 미나마타병　② 이타이이타이병
③ 조류 인플루엔자　④ 말라리아
⑤ 쯔쯔가무시

- 미나마타병 : 수은
- 이타이이타이병 : 카드뮴

58 유기물질로 인해 물의 가치가 상실되는 것을 무엇이라고 하는가?

① 수질오염　② 부활현상　③ 녹조현상
④ 적조현상　⑤ 부영양화

해설
- 부활현상 : 염소 처리된 물에 세균이 평상시보다 증가하는 현상
- 적조현상 : 홍조류인 플랑크톤이 과다하게 번식하는 현상
- 녹조현상 : 녹조류가 대량 번식하여 물이 녹색으로 변하는 현상
- 부영양화 : 유기물질이 과도하게 유입되어 오염되는 현상

59 다음 중 작은빨간집모기로 인한 질병은?

① 일본뇌염　② 뎅기열　③ 사상충
④ 말라리아　⑤ 황열

- 중국얼룩날개모기 : 말라리아
- 작은빨간집모기 : 일본뇌염
- 토고숲모기 : 사상충

60 적합한 음료수에 대한 설명으로 거리가 먼 것은?

① 무색이다.
② 투명하다.
③ ph는 5.8~8.2이다.
④ 대장균이 없어야 한다.
⑤ 일반 세균은 물 1cc에 200마리 이하이어야 한다.

- 대장균 : 물 100cc에 한 마리도 없어야 한다.
- 일반 세균 : 물 1cc에 100마리 이하여야 한다.

61 CO_2의 실내 허용 범위는?

① 0.033%　② 0.03%　③ 3%
④ 1%　⑤ 0.1%

해설 CO_2 : 대기의 0.03%를 차지하고 허용 범위는 0.1%이며, 실내공기 오염의 기준이 된다.

62 산성비의 원인은?

① CO　② CO_2　③ SO_2
④ N_2　⑤ O_3

 이산화탄소는 실내 공기오염의 지표이며 군집독의 원인이다. 아황산가스는 산성비의 원인이다.

63 포도상구균 식중독에 대한 설명으로 틀린 것은?

① 우리나라에서는 찾기 힘든 식중독균이다.
② 위장염 증상이 흔히 나타난다.
③ 불량한 위생 상태의 음식물이 경로가 된다.
④ 여름철에 주로 발생한다.
⑤ 집단으로 발생할 때가 많다.

- 포도상구균 식중독 : 독소형 식중독으로 우리나라에서 흔히 많이 발생하는 식중독
- 증상 : 구토, 설사, 복통

64 살모넬라균으로 인해 발생하는 감염병은 무엇인가?

① 풍진　② 장티푸스　③ 홍역
④ 백일해　⑤ 수두

해설 장티푸스 : 제2급 법정 감염병으로 살모넬라균이 원인이다.

65 바이러스가 뇌척수액 공간에 침투하는 감염병이며 뇌척수액 검사를 통해 진단한다. 열과 오한, 두통이 증상인 이 감염병은?

① 뇌수막염　② 풍진　③ 홍역
④ 백일해　⑤ 유행성 이하선염

 뇌수막염
- 원인 : 바이러스가 뇌척수액 공간에 침투
- 증상 : 열, 두통, 오한
- 예방 : 격리, 예방주사(진단 : 뇌척수액 검사)

정답 56 ①　57 ①　58 ⑤　59 ①　60 ⑤　61 ⑤　62 ③　63 ①　64 ②　65 ①

| 문제편 |

5 회 실전모의고사

66 다음 중 전파 경로가 모기인 것끼리 묶인 것은?

① 두창 – 백일해
② 말라리아 – 뎅기열
③ 페스트 – 유행성 출혈열
④ 말라리아 – 편충증
⑤ 뎅기열 – 중증급성 호흡기 증후군

> **해설** 전파 경로
> • 페스트 : 쥐벼룩   • 뎅기열 : 모기
> • 두창 : 두창 바이러스   • 말라리아 : 모기

67 수두는 발진 → (   ) → 딱지의 순서가 특징인 바이러스성 질환이다. (   ) 안에 알맞은 것은?

① 두드러기   ② 발적   ③ 욕창
④ 가려움   ⑤ 수포

> **해설** 수두
> • 원인 : Varicella Zoster Virus(수포성 대상포진 바이러스)
> • 증상 : 미열, 가려움, 발진 → 수포 → 딱지

68 결핵균이 전파되는 경로로 옳은 것은?

① 기침, 재채기   ② 성적 접촉   ③ 손
④ 오염된 물   ⑤ 혈액

> **해설** 결핵 : 비말 전파

69 다음 법정 감염병 중 분류 체계가 다른 것은?

① 파상풍   ② 폴리오   ③ B형 간염
④ 말라리아   ⑤ 발진티푸스

> **해설**
> • 폴리오 : 제2급 법정 감염병
> • 파상풍, B형 간염, 말라리아, 발진티푸스 : 제3급 법정 감염병

70 만성 퇴행성 질환에 대한 설명으로 옳은 것은?

① 완치의 가능성이 높다.
② 장기간의 꾸준한 관리가 필요한 질환들이다.
③ 2주 이상의 경과 기간을 갖는다.
④ 상태의 호전은 없고 악화만 계속된다.
⑤ 원인이 명확하다.

> **해설** 만성 퇴행성 질환의 특징
> • 3개월 이상의 경과 기간을 갖는다.
> • 원인이 직접적이거나 명확하지 않다.
> • 장기간의 관리가 필요하다.
> • 상태의 호전과 악화가 반복되는 과정으로 진행된다.

제 4 과목 실기

71 수술 전날 대상자의 식이에 대한 설명으로 맞는 것은?

① 수술 전날 아침 식후부터 금식한다.
② 전날 저녁 10시부터 물을 제외하고 금식한다.
③ 전날 저녁 10시부터 구강으로의 모든 음식물을 금한다.
④ 소량의 간식을 제공한다.
⑤ 죽으로 식사를 대신한다.

> **해설** 수술 전 금식 : 수술 중 구토하여 흡인의 위험이 있으므로 수술 전날 밤 10시부터 금식한다.

72 금식 상태의 환자가 갈증을 호소할 때 바람직한 간호는?

① 수술 후의 금식 상태라면 수분 섭취가 가능하다.
② 무의식 환자가 아니면 수분을 제공한다.
③ 거즈에 물을 적셔 입술에 대어준다.
④ 정맥으로 수분 공급을 대신하겠다고 설명한다.
⑤ 물 대신 오렌지 쥬스를 준다.

> **해설** 금식
> • 물을 포함한 모든 음식물을 제한한다.
> • 담배, 껌 등 구강으로의 모든 항목을 금지한다.
> • 입이 마를 경우 물에 적신 거즈를 입술에 대어준다.

73 다음이 설명하고 있는 것은?

> • 병태생리적 변화를 유발한다.
> • 미생물이 숙주 내에 침입하여 인체에 영향을 준다.

① 오염   ② 감염   ③ 염증
④ 멸균   ⑤ 소독

> **해설** 감염 : 미생물이 숙주에 침입하여 증식하고 숙주에 영향을 주는 상태

74 염증의 증상끼리 묶인 것은?

① 복통, 두통, 경색, 동통   ② 발열, 발적, 동통, 괴사
③ 경색, 동통, 부종, 혈전   ④ 발적, 동통, 부종, 혈전
⑤ 발열, 발적, 동통, 부종

> **해설**
> • 염증 : 숙주에 미생물이 침입했을 때 나타나는 방어적 반응
> • 염증의 증상 : 발열, 발적, 동통, 부종

정답 66 ②   67 ⑤   68 ①   69 ②   70 ②   71 ③   72 ③   73 ②   74 ⑤

75. 관장 시 심스 체위를 취해야 하는 이유는?

① 관장 시 환자의 숙면을 돕기 위함이다.
② 대상자의 긴장을 완화시켜주는 체위이기 때문이다.
③ 중력에 의해 관장 용액이 잘 주입되기 때문이다.
④ 관장 시행자에게 편한 체위이기 때문이다.
⑤ 환자의 프라이버시를 지켜주기 위해서이다.

해설 항문에서 직장을 통해 주입되는 용액은 곧이어 S상결장 – 하행결장 – 횡행결장 – 상행결장의 방향으로 흘러 들어간다. 대장의 해부학적인 구조에 의해 대상자는 좌측위로 눕는다.

76. 다음 중 수술 후 올 수 있는 호흡기계 합병증을 고르면?

가. 무기폐	나. 폐렴
다. 혈전성 정맥염	라. 기관지염

① 가, 나
② 가, 나, 다
③ 가, 나, 다, 라
④ 가, 라
⑤ 라

해설 수술 후 올 수 있는 합병증에는 무기폐, 폐렴, 수술부위 감염과 출혈, 장폐색, 요정체, 혈전성 정맥염, 심맥관 허탈 등이 있다.

77. 수술 후 의식이 돌아오면 가장 많이 쓰이는 체위는?

① 앙와위
② 배횡와위
③ 트렌델렌버그씨
④ 반좌위
⑤ 측위

해설 좌위, 반좌위는 배액을 도와주는 체위이기도 하며 폐가 확장되어 환기에 유용한 체위이다.

78. 수술 후 의식이 없는 환자의 고개를 옆으로 하는 이유는?

① 분비물이 흡인될 수 있기 때문이다.
② 휴식을 주는 체위이기 때문이다.
③ 두부의 욕창을 예방하기 때문이다.
④ 마취가 쉽게 깨도록 하기 때문이다.
⑤ 호흡을 도와주기 때문이다.

해설 수술 후 의식이 돌아오지 않았을 때 목을 옆으로 한 앙와위로 흡인을 예방한다.

79. 숙주에 미생물이 침입했을 때 우리 몸에서 나타나는 방어적 반응을 무엇이라 하는가?

① 종양
② 혈종
③ 부종
④ 종창
⑤ 염증

해설
• 염증 : 숙주에 미생물이 침입했을 때 나타나는 방어적 반응
• 염증의 증상 : 발열, 발적, 동통, 부종

80. 수술 후 환자에게 다리운동과 사지운동 및 조기이상을 격려하는 이유가 아닌 것은?

① 하지 순환이 이루어지고 정맥울혈을 예방할 수 있다.
② 기관지 분비물 배출이 용이하다.
③ 장 운동이 빨리 증진되어 식이를 시작할 수 있다.
④ 혈전성 정맥염을 예방한다.
⑤ 마취가 빨리 깨어 의식이 회복된다.

해설 수술 후 격려할 사항
• 기침과 심호흡 : 무기폐와 폐렴을 예방한다.
• 다리운동, 사지운동, 조기이상
  – 하지 순환이 이루어지고 정맥울혈을 예방한다.
  – 기관지 분비물 배출이 용이하고 장 운동이 빨리 증진된다.
  – 특히 순환기 합병증인 혈전성 정맥염을 예방한다.

81. 금식 상태로 수술했던 환자의 장 운동 회복으로 식이를 시작할 때 올바른 순서는?

① 차 → 유동식 → 연식 → 경식 → 일반식
② 차 → 연식 → 유동식 → 경식 → 일반식
③ 차 → 경식 → 유동식 → 연식 → 일반식
④ 일반식 → 경식 → 연식 → 유동식 → 차
⑤ 유동식 → 차 → 연식 → 경식 → 일반식

해설 차 → 유동식 → 연식 → 경식 → 일반식의 단계로 식이가 시작된다.

82. 호흡기계 분비물을 감소시키기 위해 투여되는 수술 전 약물은?

① 아트로핀
② 리도카인
③ 아스피린
④ 데메롤
⑤ 디아제팜

해설 수술 전날 투약
• 수면제 : 환자의 체력을 아끼고 숙면하도록 한다.
수술 날 투약
• 아트로핀 : 호흡기의 점액 분비를 감소시킨다.
• 데메롤과 모르핀 : 환자 이완, 마취효과가 증대된다.

정답 75 ③ 76 ① 77 ④ 78 ① 79 ⑤ 80 ⑤ 81 ① 82 ①

| 문제편 |

5회 실전모의고사

83 소화기 출혈을 멈추게 하기 위한 관장으로 맞는 것은?

① 구풍관장   ② 수지관장   ③ 수렴관장
④ 배출관장   ⑤ 정체관장

> **해설**   관장의 종류
> • 배출관장 : 연동 운동으로 결장의 분변을 제거시킨다.
> • 정체관장(약물관장, 보유관장) : 변의를 일으키지 않으면서 치료적인 목적을 갖는다.
> • 역류관장(구풍관장) : 장내 가스를 제거하기 위한 목적이 있다.
> • 수렴관장 : 지혈을 주목적으로 하는 관장이다.
> • 수지관장(Finger Enema) : 관장으로 해결되지 못한 분변을 제거하는 직접적인 관장이다.

84 가스가 배출되지 않는 고창 증상의 대상자에게 시행될 관장으로 바른 것은?

① 구풍관장   ② 수지관장   ③ 수렴관장
④ 배출관장   ⑤ 정체관장

> **해설**   관장의 종류
> • 배출관장 : 연동 운동으로 결장의 분변을 제거시킨다.
> • 정체관장(약물관장, 보유관장) : 변의를 일으키지 않으면서 치료적인 목적을 갖는다.
> • 역류관장(구풍관장) : 장내 가스를 제거하기 위한 목적이 있다.
> • 수렴관장 : 지혈을 주목적으로 하는 관장이다.
> • 수지관장(Finger Enema) : 관장으로 해결되지 못한 분변을 제거하는 직접적인 관장이다.

85 임종 시 호흡은 불규칙하며 무호흡과 과도호흡이 반복된다. 다음 중 어느 호흡에 해당하는가?

① 체인–스톡 호흡   ② 쿠스마울 호흡
③ 호흡곤란   ④ 서호흡
⑤ 무호흡

> **해설**   체인–스톡 호흡(Cheyne–Stokes) : 빠르고 얕고 불규칙적이며 비정상적으로 느렸다 하는 등 임종을 앞둔 환자들의 공통적인 호흡 양상이다.

86 임종의 단계 중 '부정' 단계를 잘 설명한 것은?

① 죽음을 수용하지 못하고 의사의 진단을 오진이라 생각한다.
② 삶의 시간을 더 연장하고 싶어한다.
③ 깊은 슬픔에 빠진다.
④ 죽음을 수용하고 기다린다.
⑤ 화를 내고 적개심이 심해진다.

> **해설**   임종 단계 : 부정 – 분노 – 협상 – 우울 – 수용
> • 부정 단계 : 죽음을 받아들이지 않는 단계
> • 분노 단계 : 화를 내고 폭언하는 등 감정 조절이 어려운 단계
> • 협상 단계 : 종교에 기대어 남은 시간을 더 연장하고 싶어 하는 단계
> • 우울 단계 : 죽음을 어느 정도 수용하고 극도의 슬픔과 우울에 빠지는 단계
> • 수용 단계 : 죽음을 인정하고 신상을 정리하는 단계

87 의료기록의 원칙에 해당하는 것은?

> 가. 정확해야 한다.
> 나. 완전하고 간결해야 한다.
> 라. 비밀이 보장되어야 한다.
> 마. 기록은 판독이 가능하도록 정자로 쓰도록 한다.

① 가, 나, 다   ② 가, 다   ③ 나, 라
④ 라   ⑤ 가, 나, 다, 라

> **해설**   기록은 의료원들 간에 의사소통의 도구이며 법적 증거 등의 목적을 갖고 있다. 그러므로 판독이 가능하도록 정자로 써야 하며 완전하고 간결하며 보안성을 갖춰야 한다.

88 활력징후에 대한 설명으로 옳지 않은 것은?

① 대상자의 체온, 호흡, 맥박, 혈압, 혈당을 말한다.
② 활력징후는 환자의 건강 상태를 민감하게 반영한다.
③ 환자의 상태에 변화가 있을 때 활력징후를 측정한다.
④ 활력징후는 신체 사정에 있어 중요한 지표이다.
⑤ 체온, 호흡, 맥박, 혈압을 말한다.

> **해설**   활력징후(Vital Sign) : 혈압, 맥박, 호흡, 체온

89 다음 중 일반적인 신체 검진의 순서로 알맞은 것은?

① 시진 → 촉진 → 타진 → 청진
② 청진 → 촉진 → 타진 → 시진
③ 촉진 → 청진 → 타진 → 시진
④ 촉진 → 청진 → 시진 → 타진
⑤ 타진 → 청진 → 시진 → 촉진

> **해설**   일반적인 신체 검진의 순서 : 시진 → 촉진 → 타진 → 청진

정답   83 ③   84 ①   85 ①   86 ①   87 ⑤   88 ①   89 ①

5회 실전모의고사

90 다음 중 금식이 필요한 검사에 해당하지 않는 것은?

> 가. 심전도(EKG)　　나. 기초신진대사율(BMR)
> 다. 흉부 X-ray　　　라. 정맥신우 촬영

① 가, 나, 다　② 가, 다　③ 나, 라
④ 라　　　　⑤ 가, 나, 다, 라

해설
- 심전도(EKG), 흉부 X-ray : 금식 필요 없다.
- 기초신진대사율(BMR) : 신체를 유지하는 데 필요한 최소 에너지량을 확인하는 검사로, 검사 전 안정과 금식이 유지되어야 한다.
- 정맥신우 촬영 : 관장과 금식이 필요하다.

91 다음 중 MRI와 CT에 대한 설명이다. 바르지 않은 것은?

① MRI는 자기장 내에서 고주파를 이용한다.
② CT는 초음파를 이용한 정밀검사이다.
③ MRI는 뇌, 척추 질환을 검사하기에 적합하다.
④ CT가 MRI보다 검사 시간이 짧다.
⑤ MRI는 검사 시 몸에 금속물질을 지니고 검사를 할 수 없다.

해설
- CT 검사 : X선을 이용하여 인체의 횡단면의 영상을 확인한다.
- MRI 검사 : 자기장을 이용하므로 몸에 금속물질을 지니고 검사를 할 수 없다.

92 다음 중 식도, 위, 십이지장의 폐쇄와 염증 병변을 보기 위한 검사는?

① 바륨관장　　　　② 정맥신우 촬영
③ 기관지경 검사　　④ 상부위장관 촬영
⑤ 요추천자

해설 상부위장관 촬영(UGI) : 식도, 위, 십이지장의 폐쇄와 염증을 보기 위한 검사이다.

93 다음 중 검사가 올바르게 연결되지 않은 것은?

① 정맥신우 촬영 : 신장, 신우, 요관, 방광을 보기 위한 검사
② 폐기능 검사 : 호흡곤란의 원인을 규명하고 폐기능 상태를 확인하기 위한 검사
③ 상부위장관 촬영 : 식도, 위, 십이지장의 상태를 확인하는 검사
④ 동맥혈 가스검사 : 산염기 균형, 산소 공급 상태를 사정하기 위한 검사
⑤ 요배양 검사 : 당뇨의 진단이나 신장 질환, 감염 등을 평가하기 위한 검사

해설 배양 검사는 미생물의 존재와 유형을 알아보기 위해 실시하는 검사로, 검사물은 오염되지 않도록 무균적으로 수집해야 한다.

94 자기장 내에서 고주파를 이용하여 영상을 얻으며 주로 뇌와 척추를 검사하는 것은 무엇인가?

① 전신단층촬영　② 자기공명영상　③ 요추천자
④ 뇌파검사　　　⑤ 기초신진대사율

해설 자기공명영상(MRI)
- 자기장 내에서 고주파를 이용한다.
- 폐쇄공포증을 경험할 수 있다.
- 주로 뇌, 척추, 관절 질환을 검사한다.

95 예방주사액 소독법으로 적합한 것은?

① 자비 소독　　② 약품 소독
③ E.O 가스　　④ 저온 살균
⑤ 고압 증기 멸균

해설 저온 살균
- 63℃에서 30분간 습열한다.
- 저온으로 살균하므로 영양소는 파괴되지 않는다.
- 우유나 예방주사액 소독에 적합하다.

96 소각, 약물 등으로 소독하기 어려울 때 사용하는 소독법으로 서적이나 침구류에 적합한 소독은?

① 일광 소독　② 종말 소독　③ 자비 소독
④ E.O 가스　⑤ 크레졸

해설 일광 소독은 10~15시의 강한 햇볕을 이용하는 것으로 서적이나 침구류 소독에 적합하다.

97 고무제품이나 각종 카테터, 내시경 소독에 적합한 것은?

① 건열 멸균법　　② 고압 증기 멸균법
③ 자비 소독　　　④ E.O 가스
⑤ 종말 소독

해설 에틸렌옥사이드(E.O 가스)
- 냉멸균으로 열에 약한 기구에 적당하다.
- 고무제품, 내시경, 각종 카테터, 세밀한 수술기구 등의 소독에 적합하다.

정답 90 ② 91 ② 92 ④ 93 ⑤ 94 ② 95 ④ 96 ① 97 ④

| 문제편 |

5 회 실전모의고사

98 체액의 농도와 동일하게 만들어져 상처 세척에 많이 사용되는 용액은?

① 알코올
② 과산화수소
③ 베타딘
④ 붕산수
⑤ 0.9% 생리식염수

> **해설**
> • 알코올은 소독효과가 좋아 피부 소독에 많이 사용하지만 피부를 건조하게 하여 상처 회복 과정을 방해하며 자극적이므로 개방성 상처에는 적용하지 않는다.
> • 0.9% 생리식염수는 체액의 농도와 동일하게 만들어져 삼투변화를 일으키지 않기 때문에 상처 세척에 많이 사용한다.

99 균의 생활환경을 불리하게 하여 유해한 미생물의 증식이나 발육을 저지하는 약물은?

① 과산화수소
② 베타딘
③ 0.9% 생리식염수
④ 붕산수
⑤ 알코올

> **해설** 붕산수(Boric) : 살균력이 약하고 자극성이 없기 때문에 점막면의 무자극성 방부 세척제로 쓰인다.

100 E.O 가스에 대한 설명으로 바르지 않은 것은?

① 고온을 이용한 멸균법이다.
② 값이 비싸다.
③ 인체에 해가 있다.
④ 통기 시간이 최소 8~16시간 필요하다.
⑤ 열에 약하거나 마모되기 쉬운 기구에 적용하는 멸균법이다.

> **해설** E.O 가스 멸균법
> • 낮은 온도에서 멸균하는 냉멸균에 해당한다.
> • 독성이 있어 통기 시간이 최소 8~16시간 필요하다.

정답 98 ⑤   99 ④   100 ①

6회 실전모의고사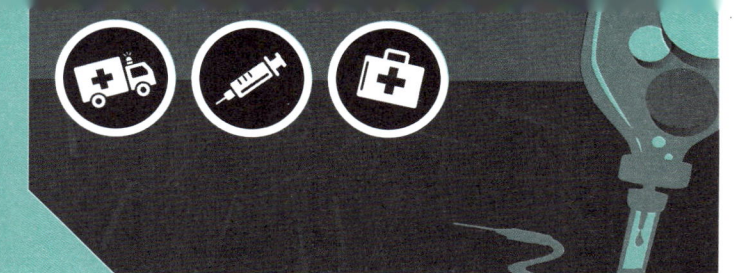

제 1 과목 기초간호학 개요

01 간호 기록에 대한 설명으로 틀린 것은?

① 법적 증거가 되므로 정확하게 기록한다.
② 통계의 자료가 되기도 한다.
③ 사실에 기초해서 작성해야 한다.
④ 환자라는 주어는 생략한다.
⑤ 간호 행위 전에 기록한다.

> 해설 기록은 간호 행위가 일어난 직후에 이루어져야 하며 미리 작성해서는 안 된다.

02 체온 측정법에 대한 설명으로 틀린 것은?

① 체온을 측정하기 전에 수은주는 35℃ 이하로 떨어뜨린다.
② 체온을 측정하여 정상 범위보다 높거나 낮으면 지체 없이 보고한다.
③ 체온은 측정 부위마다 측정 시간이 다르다.
④ 뇌의 시상하부에서 체온을 조절한다.
⑤ 체온은 나이, 스트레스, 호르몬 등의 영향을 받는다.

> 해설 체온 측정 결과가 정상보다 높거나 낮다면 다른 체온계로 다시 확인한다.

03 비효율적인 심장 수축 상태를 나타내는 것으로 심첨맥박과 요골맥박의 수가 차이가 있는 것을 무엇이라 하는가?

① 심첨맥박 ② 결손맥박 ③ 요골맥박
④ 간헐맥박 ⑤ 이중맥박

> 해설 결손맥박 : 심첨맥박과 요골맥박의 수가 차이가 있는 것

04 다음 중 금식이 필요한 검사는?

① 심전도 ② 대변검사 ③ 기관지경 검사
④ 흉부 X-ray ⑤ 복수천자

> 해설 기관지경 검사
> 검사 전 8~12시간 금식하며, 검사가 끝나면 구개반사가 돌아올 때까지 금식한다.

05 결핵약 투여 시 2가지 이상의 약물을 사용하는 이유는?

① 빠른 흡수 ② 내성 감소
③ 약의 독성 약화 ④ 위장 장애 감소
⑤ 비용 절감

> 해설 항결핵제 병용 요법의 목적 : 내성 감소, 치료효과 상승

06 가장 정확한 농도의 산소를 투여할 수 있는 방법은 무엇인가?

① 비재호흡 마스크 ② 벤츄리 마스크
③ 비강 캐뉼라 ④ 부분재호흡 마스크
⑤ 단순 마스크

> 해설 벤츄리 마스크는 대상자의 호흡 양상에 상관없이 가장 정확한 농도로 산소를 투여할 수 있다.

07 청색증이 발생하는 이유는?

① 혈액 내 나트륨 증가로 인해서
② 혈액 내 부적당한 가스 교환에 의해서
③ 혈액 내 노폐물이 배설되지 않아서
④ 혈액 내 콜레스테롤 상승 때문에
⑤ 혈액 내 세균에 의해

> 해설 청색증은 저산소증의 대표 증상으로 혈액 내 산소와 이산화탄소의 부적당한 가스 교환이 원인이 되어 발생한다.

08 상처 치유에 영향을 미치는 요인으로 틀린 것은?

① 노화는 상처 치유를 방해한다.
② 상처 지지는 치유를 촉진시킨다.
③ 스테로이드는 상처 치유를 촉진시킨다.
④ 스트레스, 흡연은 상처 치유를 방해한다.
⑤ 상처 치유를 위해 적절한 영양 공급이 필요하다.

> 해설 스테로이드는 상처의 염증 반응을 억제하여 치유 과정을 지연시킨다.

정답 01 ⑤ 02 ② 03 ② 04 ③ 05 ② 06 ② 07 ② 08 ③

| 문제편 |

6 회 실전모의고사

09 약물의 흡수 속도가 빠른 순서로 배열된 것은?

① 정맥 – 근육 – 피하 – 피내 – 경구
② 정맥 – 피하 – 근육 – 피내 – 경구
③ 정맥 – 피내 – 경구 – 근육 – 피하
④ 피내 – 정맥 – 근육 – 피하 – 경구
⑤ 경구 – 피내 – 피하 – 근육 – 정맥

해설 투약효과가 빠른 순서 : 정맥 – 근육 – 피하 – 피내 – 구강

10 임산부를 위한 식사로 올바르지 못한 것은?

① 과식을 피하고 음식을 소량씩 먹는다.
② 입덧이 심할 때는 비스킷이나 토스트를 먹는 것이 좋다.
③ 저단백, 저지방 식이를 하도록 한다.
④ 치아 보호를 위하여 칼슘을 섭취한다.
⑤ 임신 말기 환자에게는 나트륨은 제한하고 철분을 더욱 섭취하도록 한다.

해설 임산부는 균형 잡힌 식사(고단백, 저지방)를 한다.

11 임산부의 자궁 경부가 매우 부드러워지는 현상을 무엇이라 하는가?

① 네겔레   ② 맥도날드   ③ 레오폴드
④ 굳델 징후   ⑤ 챠드윅 징후

해설 굳델 징후(Goodell's Sign) : 임신 기간 동안 자궁에 있는 세포들이 비대해지고 증식이 일어나며 결체 조직의 부종으로 자궁 경부가 부드러워지는 현상

12 임신 시 혈구의 증가보다 혈장의 증가량이 많아 생기는 것은?

① 저혈압   ② 자간증   ③ 임신성 고혈압
④ 생리적 빈혈   ⑤ 산후 출혈

해설 임신을 하게 되면 혈액량이 임신 전보다 30% 정도 증가하기 때문에 혈구의 증가보다 혈장의 증가량이 많아 생리적 빈혈을 초래한다.

13 임신 초반기에 발생하는 출혈성 질환에 속하는 것은?

① 자궁외 임신, 전치태반, 포상기태
② 태반 조기 박리, 전치태반, 포상기태
③ 태반 조기 박리, 포상기태, 자궁외 임신
④ 자궁 경관 무력증, 전치태반, 포상기태
⑤ 자궁외 임신, 포상기태, 자궁 경관 무력증

해설 임신 초반기의 출혈성 합병증 : 자궁외 임신, 포상기태, 자궁 경관 무력증

14 에릭슨의 심리사회 발달이론에서 신뢰감이 형성되는 시기는?

① 출생 시~1세   ② 1~3세   ③ 3~6세
④ 6~12세   ⑤ 12~18세

해설 영아기(0~1세) : 기본 욕구의 충족을 통해 신뢰감이 형성되며, 그렇지 못한 경우 불신감 형성되는 시기

15 영유아의 활력징후에 대한 설명으로 옳은 것은?

① 영유아 활력징후 측정 시 체온, 맥박, 호흡 순으로 측정한다.
② 맥박은 심첨부에 청진기를 대고 측정할 수 있다.
③ 울어도 활력징후는 측정해야 한다.
④ 체온은 구강 체온계를 이용하여 측정한다.
⑤ 맥박은 30초 동안 측정한다.

해설
• 3세 이하의 어린이 맥박은 심첨부(제5늑간)에 청진기를 대고 1분간 측정한다.
• 6세 이하의 어린이에게는 구강 체온계 사용이 어려우므로 직장 체온계를 사용한다.
• 울고 있는 상태에서는 활력징후를 정확하게 측정하기 어렵기 때문에 수면 시나 안정 시에 측정한다.
• 영유아 활력징후 측정 시 호흡, 맥박, 체온 순으로 측정한다.

16 신생아에 대한 설명으로 옳지 않은 것은?

① 우리나라 신생아의 평균 체중은 3.4kg이다.
② 생후 3~4일까지 출생 시 체중의 약 15% 정도가 감소한다.
③ 생후 1년이 되면 출생 시 체중의 3배가 된다.
④ 머리에는 대천문과 소천문이 있다.
⑤ 신생아는 두위가 흉위보다 크다.

해설 생리적 체중 감소 : 생후 3~4일까지 출생 시 체중의 약 10% 정도가 감소한다.

17 다음 중 부교감 신경 자극 시 일어날 수 있는 생리현상이 아닌 것은?

① 혈압 상승   ② 심박수 감소   ③ 소화 촉진
④ 동공 수축   ⑤ 방광 수축

해설 부교감 신경 : 에너지를 보존하는 기능을 하며 혈압은 하강한다.

정답 09 ①   10 ③   11 ④   12 ④   13 ⑤   14 ①   15 ②   16 ②   17 ①

6회 실전모의고사

18 저산소증이 있을 때 나타나는 신체 변화에 해당되지 않는 것은?

① 호흡곤란　　② 청색증
③ 불안　　　　④ 느리고 깊은 호흡
⑤ 두통

> 해설　산소 부족 시 증상 : 얕고 빠른 호흡, 호흡 시 보조근 사용, 안절부절 못함, 청색증 등

19 혈액 성분 중 전신으로 산소를 운반하는 기능을 하는 것은?

① 헤모글로빈　② 백혈구　③ 혈소판
④ 혈장　　　　⑤ 글로블린

> 해설　적혈구 속 헤모글로빈은 산소를 운반한다.

20 다음 중 협심증에 대한 설명으로 바르지 않은 것은?

① 심근에 혈액이 충분히 공급되지 않아 발생한다.
② 가슴 통증이 있을 수 있다.
③ 혈관 이완제인 니트로글리세린이 증상 완화에 도움이 된다.
④ 심근 조직이 괴사되어 가슴에 통증을 호소한다.
⑤ 관상동맥의 경화나 혈전이 원인이다.

> 해설　협심증은 심장 근육에 일시적으로 피가 덜 가서 통증이 생기는 것이며, 혈관이 막혀서 심장 근육의 일부가 괴사되면 심근경색증이다.

21 다음 중 간의 기능으로 옳지 않은 것은?

① 해독기능　② 철분 저장　③ 지방대사
④ 배설기능　⑤ 조혈기능

> 해설　간의 기능
> - 분비기능 : 담즙 생산
> - 해독기능 : 화학물질 해독
> - 배설기능 : 빌리루빈 제거
> - 대사기능 : 단백질, 지방, 탄수화물 및 수분 대사
> - 맥관기능 : 혈액의 저장과 여과
> - 저장기능 : 비타민 A, D, B_{12} 및 철분 저장
> - 태생기에만 조혈기능이 있다.

22 다음 중 침 요법을 적용할 수 없는 대상자는?

① 뇌졸중　　　② 통증이 심한 경우
③ 내출혈　　　④ 정신질환자
⑤ 복부 불편감이 있는 환자

> 해설　출혈이 있는 환자는 침이나 부항 요법을 금한다.

23 다음 중 치아의 가장 바깥에 해당되는 것은?

① 상아질　② 법랑질　③ 치수
④ 치조골　⑤ 치관

> 해설　법랑질은 치아의 맨 바깥쪽을 구성하는 부분으로 치아 우식에 가장 처음 노출되는 부분이다.

24 구강 내 접근하기 어려운 부위에 손상이 있을 시 감지하기 위해 사용하는 기구는?

① 탐침　　　　② 사출기　③ 치경
④ 핸드피스　　⑤ 커튼 플라이어

> 해설　탐침 : 접근하기 어려운 구강의 손상 부위 감지 기구

25 우하복부의 반동성 압통과 발열, 오심과 구토는 다음 중 어느 질환의 증상에 해당하는가?

① 충수염　② 위염　③ 복막염
④ 위궤양　⑤ 간염

> 해설　우측하복부의 반동성 압통은 충수염의 특이적인 증상이며, 발열이 있고 염증으로 인해 백혈구 수치가 증가한다.

26 신생아에게 시력장애를 초래할 수 있는 수정체 후부 섬유증식증의 주된 원인은 무엇인가?

① 혈중 빌리루빈 상승
② 고농도의 산소 투여
③ 지속적 체온 상승
④ 혈당 상승
⑤ 혈압 상승

> 해설　수정체 후부 섬유증식증 : 고농도의 산소가 망막혈관의 경련을 초래하여 망막혈관 혈액의 누출을 가져와 망막이 박리되어 시력장애를 초래하는 질환

27 다음 중 악관절은 어떤 뼈로 구성되어 있는가?

① 하악골, 측두골　　② 접형골, 상악골
③ 치조골, 하악골　　④ 두정골, 관골
⑤ 구개골, 접형골

> 해설　악관절(턱관절) : 하악골을 두개골로 연결시키는 관절로 측두골과 하악골로 구성된다.

정답　18 ④　19 ①　20 ④　21 ⑤　22 ③　23 ②　24 ①　25 ①　26 ②　27 ①

6 회 실전모의고사

28 비출혈이 있는 경우 처치로 옳지 않은 것은?

① 입으로 숨을 쉬도록 한다.
② 머리를 뒤로 젖히고 얼음찜질을 해주도록 한다.
③ 콧등에 얼음찜질을 해준다.
④ 목 뒤로 피가 넘어가면 뱉도록 한다.
⑤ 코를 풀지 않도록 한다.

> **해설** 코피가 비인두로 넘어가 기도로 흡인되지 않도록 환자의 머리를 앞으로 숙이고 입으로 숨을 쉬게 한다.

29 결핵 환자에게 제공되어야 하는 식이는?

① 고단백 식이　　　　② 염분 제한 식이
③ 고지방 식이　　　　④ 저단백 식이
⑤ 고탄수화물 식이

> **해설** 결핵은 소모성 질환이므로 고단백 식이를 제공한다.

30 결핍되면 출혈성 질환을 유발하는 비타민은 무엇인가?

① 비타민 A　　② 비타민 B_{12}　　③ 비타민 C
④ 비타민 D　　⑤ 비타민 K

> **해설** 비타민 K 결핍 : 혈액 응고 지연으로 출혈성 질환 유발

31 다음 중 투약효과를 가장 신속하게 얻을 수 있는 방법은?

① 경구투여　　② 정맥주사　　③ 근육주사
④ 피내주사　　⑤ 피하주사

> **해설** 투약효과 : 정맥주사 > 근육주사 > 경구투여

32 아스피린의 가장 주요한 부작용에 해당하는 것은?

① 두통　　　② 구토　　　③ 경련
④ 고열　　　⑤ 위장 출혈

> **해설** 아스피린의 부작용으로 위장 출혈과 지혈작용 방해가 있다.

33 환자에게 투약하던 도중 약이 잘못 투여된 것을 알게 되었을 때 간호조무사의 적절한 행동은?

① 환자의 상태를 지속적으로 관찰한다.
② 원래 복용해야 하는 약을 다시 복용하도록 한다.
③ 간호사에게 즉시 보고하여 조치를 취할 수 있도록 한다.
④ 다음 투약 시간에 두 배의 용량으로 투여한다.
⑤ 환자에게 알리고 비밀로 해줄 것을 요청한다.

> **해설** 간호조무사는 의료기관에서 의사와 간호사의 지시에 따라 환자의 간호 및 진료에 관련된 보조업무를 하며, 업무 중 사고 발생 시 담당 간호사에게 바로 보고해야 한다.

34 다음 중 실온에 보관해야 하는 약물은?

① 좌약　　　　② 인슐린　　　③ 간장 추출물
④ 혈청　　　　⑤ 예방용 백신

> **해설** 좌약은 온도가 낮은 곳에서 보관하면 약효가 떨어지기 때문에 실온 보관한다.

35 초유에 대한 설명으로 바르지 않은 것은?

① 초유의 염분은 변비를 유발할 수 있다.
② 우유에 비해 단백질과 염류가 풍부하다.
③ 산욕 3일까지 분비되는 유즙이다.
④ 초유는 신생아에게 꼭 먹이도록 한다.
⑤ 면역체가 많이 함유되어 신생아의 감염을 예방한다.

> **해설** 초유의 염분은 태변의 배설을 촉진하며 초유의 IgA는 신생아의 감염을 예방하므로 꼭 먹이도록 한다.

제 2 과목 보건간호학 개요

36 제왕절개 분만과 백내장 등의 일부 질환에 적용하고 있는 진료비 지불 제도로 진단명에 따라 균등하게 진료비를 지불하는 것을 무엇이라 하는가?

① 포괄수가제　　　　② 행위별 수가제
③ 총액점수제　　　　④ 인두제
⑤ 봉급제

> **해설** 포괄수가제란 환자에게 제공되는 의료서비스의 양이나 질과는 상관없이 진단명에 따라 진료비를 포괄적으로 책정하여 지불하는 제도이다.

37 우리나라 국민건강보험에 대한 설명으로 바르게 설명한 것은?

① 본인 의지에 따라 자율적으로 가입한다.
② 소득에 따라 보험료가 산정된다.
③ 보험급여의 혜택은 소득에 따라 다르게 적용된다.
④ 보험료는 소득과 상관없이 균등하게 납부한다.
⑤ 가입자가 적을수록 국민건강보험 운영에 도움이 된다.

> **해설** 우리나라 국민건강보험의 특징은 법률에 의한 강제가입, 보험급여의 균등한 혜택, 보험료 납부의 의무성 등이 있다.

정답　28 ②　29 ①　30 ⑤　31 ②　32 ⑤　33 ③　34 ①　35 ①　36 ①　37 ②

6회 실전모의고사

38 다음 중 우리나라의 국민의료비 상승 원인에 해당되지 않는 것은?

① 노인 인구 증가
② 급성 질환 증가
③ 의료인력의 인건비 상승
④ 전국민 의료보험
⑤ 국민의 소득수준 향상

> 해설 　**국민의료비 상승 원인**
> • 인구의 노령화　　　• 의료인력의 인건비 상승
> • 국민의 소득수준 향상　• 만성질환 증가
> • 전국민 의료보험으로 본인 부담의 비용 감소
> • 도로 및 교통의 발달로 의료기관 접근성이 높아짐

39 1차 보건의료가 대두된 이유가 아닌 것은?

① 노인 인구의 증가
② 치료 중심의 의료
③ 의료비 상승
④ 의료자원의 불균형적 분포
⑤ 종합병원 중심의 치료

> 해설 　**1차 보건의료의 대두 배경**
> • 의료자원의 불균형적 분포　• 종합병원 중심의 의료
> • 의료의 불균형　　　　　　• 치료 중심의 의료
> • 인간의 기본권 보장　　　　• 의료인력의 전문화
> • 비전염성 질환의 양상

40 급성 감염병이 유행할 때 가장 효과적인 보건교육 방법은 무엇인가?

① TV　　② 개별상담　　③ 시범
④ 패널토의　⑤ 강의

> 해설 　대중을 단시간에 교육시킬 수 있는 가장 좋은 매체는 대중매체(TV, 라디오)이다.

41 어떤 주제에 대한 상반된 의견을 가진 전문가 4~7명이 사회자의 안내에 따라 토의를 하고 청중의 질의응답을 통해 결론을 얻는 집단토의 방법은?

① 강연　　　　　② 심포지엄
③ 패널토의　　　④ 분단토의
⑤ 브레인 스토밍

> 해설 　패널토의 : 상반된 의견을 가진 전문가 여러 명이 사회자의 안내에 따라 토의 진행 후 청중과 질의응답을 통해 결론을 얻는 방법

42 12명 정도 크기의 집단이 의견을 교환하여 모든 면을 검토하는 의사소통 방법에 해당하는 것은?

① 브레인 스토밍　② 집단토의　③ 원탁토의
④ 심포지엄　　　⑤ 포럼

> 해설 　브레인 스토밍은 6~18명 정도 집단이 서로 폭넓게 토의하는 것으로 모든 면을 검토하는 방법이다.

43 보건교육 중 실천적인 내용을 교육하려고 할 때 가장 효과가 높은 것은?

① 강의　　② 심포지엄　　③ 시범
④ 역할극　⑤ 패널

> 해설 　시범 : 실천적인 내용을 교육하려고 할 때 가장 효과적이다.

44 기온역전을 잘 설명한 것은?

① 대기오염과는 상관이 없다.
② 하층부의 온도가 높아진 상태를 말한다.
③ 짙은 연무가 발생하는 상태이다.
④ 하층부의 기온이 상층부보다 낮아진 경우를 말한다.
⑤ 일교차와 같은 의미로 해석한다.

> 해설 　기온역전은 상층부의 기온이 하층부의 기온보다 높아지는 현상을 말한다.

45 군집독에 대한 설명으로 바르지 않은 것은?

① 밀폐된 공간에 장시간 있을 시 발생한다.
② 군집독의 예방과 처치로 환기가 가장 중요하다.
③ 두통, 불쾌감, 권태감, 어지러움, 구토 등의 증상을 초래한다.
④ 공기의 화학적 조성 변화가 원인이다.
⑤ 고온, 고습 등 물리적 변화와는 관계가 없다.

> 해설 　군집독은 밀폐된 공간의 화학적·물리적 변화가 원인이다.

46 사지마비, 혼돈, 진행성 보행 실조, 언어장애 등을 유발하는 수질오염 물질은?

① 페놀　　② 메틸 수은　　③ 주석
④ 카드뮴　⑤ 납

> 해설
> • 메틸 수은 : 수은과 메틸기가 결합한 것으로 미나마타병의 원인 물질이다.
> • 미나마타병 증상 : 사지마비, 보행장애, 언어장애, 시력장애, 감각마비 등

정답 38 ② 39 ① 40 ① 41 ③ 42 ① 43 ③ 44 ④ 45 ⑤ 46 ②

| 문제편 |

6 회 실전모의고사

47 암반이나 암석 따위에 구멍을 뚫기 위해 착암기를 많이 사용하는 근로자의 손가락이 창백해지는 말초혈관 순환장애는?

① 잠함병 ② 진폐증 ③ 레이노씨병
④ 경견완 증후군 ⑤ VDT 증후군

해설 레이노씨병 : 진동에 의한 장애(주로 착암기를 사용하는 근로자에게서 발생)

48 실내공기의 오염 정도를 판정하는 기준으로 사용되는 것은?

① 이산화탄소 ② 질소 ③ 산소
④ 암모니아 ⑤ 아황산가스

해설 실내오염의 지표 : 이산화탄소(CO_2)

49 수질기준 항목 중 분변오염의 지표에 해당하는 것은?

① 일반 세균 ② 대장균 ③ 용존산소
④ 수소이온농도 ⑤ 특수 유해물질

해설
• 분변오염의 지표 : 대장균
• 음용수의 대장균 허용 기준 : 100cc 중 한 마리도 검출되지 않아야 한다.

50 질병의 원인으로 옳지 않은 것은?

① 기압 – 잠함병 ② 진동 – 레이노씨병
③ 분진 – 골연화증 ④ 낮은 조도 – 안구진탕
⑤ 수분과 염분의 소실 – 열경련

해설 분진 : 진폐증

제 3 과목 공중보건학 개론

51 지역사회 간호의 목표로 가장 알맞은 것은?

① 주민들 스스로 건강문제를 해결할 수 있도록 힘을 길러주는 것이다.
② 지역사회의 문제를 적극적으로 개입하여 해결해주는 것이다.
③ 지역사회 보건소를 적극 활용하도록 홍보하는 것이다.
④ 지역주민들의 환자수를 최소화하는 것이다.
⑤ 지역주민들이 질병이 없도록 하는 것이다.

해설 지역사회 간호의 목표는 가족에게 건강의 필요성을 인식시키고 건강문제를 해결할 수 있는 힘을 길러주는 것이다.

52 지역사회 간호사업의 기본원리로 볼 수 없는 것은?

① 과학적이고 합리적이어야 한다.
② 제한된 자원으로 최대의 효과를 달성해야 한다.
③ 가족은 지역사회 보건사업의 기본 단위이다.
④ 지역사회 주민의 적극적인 참여가 필요하다.
⑤ 질병의 치료는 사업의 중요한 부분이다.

해설 지역사회 간호업무 중 가장 포괄적이고 중요한 것은 보건교육이다.

53 지역사회 보건사업에서 가장 우선적으로 고려해야 할 대상은?

① 영유아가 많은 지역 ② 감염병이 발생한 지역
③ 노인이 많은 지역 ④ 임산부가 있는 지역
⑤ 빈민층이 많은 지역

해설 다른 질병보다 감염병 환자를 우선적으로 관리한다.

54 주민들의 요구를 여러 분야와 접촉하여 의뢰하는 지역사회 간호사의 역할로 알맞은 것은?

① 알선자 ② 대변자 ③ 상담자
④ 촉진자 ⑤ 보건조직 관리자

해설 지역주민들의 요구를 여러 분야에 의뢰하는 역할 : 알선자

55 지역사회 간호조무사가 간호사업을 하기 위해 가장 먼저 해야 할 일은?

① 지역주민들의 요구를 알아낸다.
② 보건교육을 위한 자료를 수집한다.
③ 지역적 인구 특성을 확인한다.
④ 보건통계 작성에 협조한다.
⑤ 환자의 조기 발견에 힘쓴다.

해설 간호사업을 위해 가장 먼저 지역 주민들의 요구를 알아낸다.

56 불쾌지수 75는 무엇을 의미하는가?

① 25%의 사람이 불쾌감을 느낌
② 50%의 사람이 불쾌감을 느낌
③ 75%의 사람이 불쾌감을 느낌
④ 95%의 사람이 불쾌감을 느낌
⑤ 대부분의 사람이 불쾌감을 느낌

해설
• 불쾌지수 75 이상 : 50%의 사람이 불쾌감을 느낌
• 불쾌지수 80 이상 : 대부분의 사람이 불쾌감을 느낌

정답 47 ③ 48 ① 49 ② 50 ③ 51 ① 52 ⑤ 53 ② 54 ① 55 ① 56 ②

제6회 | 실전모의고사

6회 실전모의고사

57 밀스-라인케 현상에 대한 설명으로 올바른 것은?

① 환기를 통해 실내공기를 개선하는 현상을 말한다.
② 상수도의 여과 급수로 수인성 감염병 환자의 발생률이 감소하는 현상을 말한다.
③ 상수도의 관리를 통해 물이 정화되는 현상을 말한다.
④ 해수면의 온도가 높아지는 현상을 말한다.
⑤ 도시의 오염으로 인해 도심의 온도가 주변 지역보다 높은 것을 말한다.

> 해설 **밀스-라인케 현상**
> 물을 정화 처리하여 급수함으로써 장티푸스, 이질 등 수인성 감염병의 발생률이 감소되고 일반 사망률이 저하되는 현상을 말한다.

58 지역사회 주민의 건강 수준을 측정을 하기 위해 가장 적합한 것은?

① 지역사회 주민의 평균 체중
② 지역사회 주민의 평균 나이
③ 조출생률
④ 사망률
⑤ 질병의 이환상태

> 해설 질병의 이환상태를 파악하는 것이 가장 구체적인 건강문제를 알 수 있는 방법이다.

59 투베르쿨린 반응검사에서 양성이 나온 사람은 어떻게 처치해야 하는가?

① 결핵균에 감염되었음을 의미하므로 결핵약 처방이 필요하다.
② 결핵균에 노출된 적이 없음을 의미한다.
③ BCG 접종을 해야 한다.
④ 흉부 X-ray 검사를 실시한다.
⑤ 결핵이므로 바로 격리시킨다.

> 해설 투베르쿨린 반응검사 음성은 결핵이 아님을 의미하며 양성이라도 우리나라에서는 BCG를 보급하고 있기 때문에 반드시 감염된 것으로 간주하지 않는다(투베르쿨린 반응검사 양성 시 흉부 X-ray를 실시하여 결핵 발병 유무를 확인한다).

60 다음 중 바이러스 질환에 해당되는 것은?

① 성홍열   ② 디프테리아   ③ 폐결핵
④ 콜레라   ⑤ 풍진

> 해설
> • 성홍열, 디프테리아, 폐결핵, 콜레라 : 세균
> • 풍진 : 바이러스

61 보균자란 무엇을 의미하는가?

① 병원체를 보유하고 있지만 병적 증상을 나타내지 않고 균을 배출하는 사람을 말한다.
② 병원체에 노출되어 질병에 걸린 사람을 말한다.
③ 생물이 기생하기 위한 환경을 갖춘 사람을 말한다.
④ 병원체를 보유했지만 타인에게 감염시킬 우려가 없는 사람을 말한다.
⑤ 임상 증상이 가벼운 환자를 말한다.

> 해설 보균자는 증상은 없지만 감염시키는 전파력을 가지고 있으므로 중요하게 관리해야 한다.

62 다음 중 장티푸스에 대한 설명이 아닌 것은?

① 비말감염으로 전파된다.
② 계류열이 특징적이다.
③ 제2급 법정 감염병에 속한다.
④ Widal Test를 통하여 진단이 가능하다.
⑤ 장천공의 위험이 있다.

> 해설 **장티푸스(제2급 법정 감염병)**
> • 물, 식품을 매개로 전파되는 급성 전신성 발열성 질환
> • 증상 : 계류열, 장미진, 설사, 오한 등
> • 합병증 : 장출혈, 장천공
> • 진단검사 : Widal Test

63 다음 중 수인성 감염병에 대한 설명으로 바르지 않은 것은?

① 병원성 미생물에 오염된 물에 의해 매개되는 전염병을 말한다.
② 보통 설사, 복통, 구토 등의 위장관과 관련된 증상을 보인다.
③ 같은 시기에 다수의 환자가 발생하여 폭발적으로 유행할 수 있다.
④ 수인성 감염을 예방하기 위해서는 손 씻기가 중요하다.
⑤ 수인성 감염병은 산발적으로 나타난다.

> 해설 수인성 감염병은 유행 지역과 음용수 사용 지역이 일치하며 환자 발생률이 폭발적이다.

64 DPT 예방주사로 바르게 연결된 것은?

① 디프테리아, 파상풍, 백일해
② 디프테리아, 풍진, 파상풍
③ 디프테리아, 풍진, 백일해
④ 디프테리아, 폴리오, 풍진
⑤ 디프테리아, 풍진, 홍역

> 해설 DPT : Diphtheria(디프테리아), Tetanus(파상풍), Pertussis(백일해)

정답 57 ② 58 ⑤ 59 ④ 60 ⑤ 61 ① 62 ① 63 ⑤ 64 ①

6 회 실전모의고사

| 문제편 |

65 수인성 감염병 중 심한 복통, 설사, 점액 섞인 혈변과 발열이 있는 질환은?

① 콜레라　　　② 세균성 이질　　③ A형 간염
④ 장티푸스　　⑤ 파라티푸스

> **해설**　세균성 이질은 점액이나 혈액 또는 농이 섞인 빈번한 설사, 복통, 발열 등의 증상이 있다.

66 감염성 질병과 매개체 연결이 바르지 않은 것은?

① 페스트 – 쥐　　　　　② 황열 – 모기
③ 공수병 – 소, 돼지　　④ 결핵 – 소, 돼지
⑤ 일본뇌염 – 돼지, 말, 가금류

> **해설**　공수병(광견병) : 인수 공통 감염병으로 개, 고양이, 여우 등이 매개체이다.

67 지역사회 보건사업을 성공적으로 수행하기 위해서 가장 중요하게 요구되는 것은?

① 지역주민들의 적극적인 참여
② 지역사회 보건사업 목표 설정
③ 지역사회 간호사의 적극적인 참여
④ 보건의료기관의 적극적인 참여
⑤ 보건사업에 대한 경제적 지원

> **해설**　정확한 지역사회 진단과 지역주민의 적극적인 참여가 중요하다.

68 다음 중 보건진료원에 대한 설명으로 적합한 것은?

① 보건의료 취약 주민에게 진료 행위를 할 수 있도록 군수의 위촉을 받은 간호조무사
② 보건의료 취약 주민에게 진료 행위를 할 수 있도록 군수의 위촉을 받은 간호사나 조산사
③ 보건의료 취약 주민에게 보건서비스를 제공하는 공중보건의
④ 보건소에 근무하는 의료요원
⑤ 보건진료소에서 근무하는 의사

> **해설**　보건진료원 : 의사가 없는 농·어촌 등 의료취약지역의 보건진료소에서 주민들을 진료하고 기타 1차 보건의료 업무를 수행하는 간호사나 조산사

69 대기오염이 지구환경에 미치는 영향으로 적합하지 않은 것은?

① 지구온난화
② 오존층 파괴로 인한 백내장
③ 열섬현상

④ 산성비
⑤ 이산화탄소 증가로 식물의 성장 억제

> **해설**　식물에 피해를 주는 유해성분은 분진과 가스 등이며 이산화탄소는 식물의 광합성 작용에 필요한 요소이다.

70 개설 시 시·도지사에게 허가받아야 하는 의료기관은?

① 한의원　　　② 종합병원　　　③ 조산원
④ 요양원　　　⑤ 정신과 의원

> **해설**
> • 의원급 개설 시 : 시·군·구청장에게 신고
> • 병원급 개설 시 : 시·도지사의 허가

제 4 과목 실기

71 호흡에 대한 설명으로 틀린 것은?

① 흡기에 산소를 받아들이고 호기에 이산화탄소를 배출한다.
② 내호흡은 폐포와 모세혈관 사이의 가스 교환이다.
③ 가스 교환은 환기, 전도, 확산, 관류에 의해 이루어진다.
④ 호흡은 의식적으로 조절이 가능하다.
⑤ 확산에 의해 폐의 안과 밖으로 공기를 이동시킨다.

> **해설**
> • 외호흡(폐 호흡) : 폐포와 모세혈관 사이의 가스 교환
> • 내호흡(조직 호흡) : 혈액과 체조직 사이의 가스 교환

72 활력징후 중 의식적으로 조절이 가능하므로 환자 모르게 측정해야 하는 것은?

① 호흡　　　② 혈압　　　③ 맥박
④ 심첨맥박　　⑤ 체온

> **해설**　호흡은 환자가 수의적으로 조절이 가능하다.

73 다음 중 여성 생식기 검진을 위한 방법으로 적합하지 않은 것은?

① 환자가 이완할 수 있도록 한다.
② 질경은 따뜻하게 하여 삽입한다.
③ 슬흉위를 취해주도록 한다.
④ 검사 전 24시간 동안 질 세척을 금지한다.
⑤ 검사 전에 방광을 비우도록 한다.

> **해설**　여성 생식기 검진을 위한 자세 : 절석위

정답 65 ②　66 ③　67 ①　68 ②　69 ⑤　70 ②　71 ②　72 ①　73 ③

130
제6회 | 실전모의고사

6회 실전모의고사

74 멸균 세트에 멸균 용액을 따르는 방법으로 올바르지 않은 것은?

① 멸균 용액의 뚜껑을 들었을 때 내면이 아래로 향하도록 한다.
② 뚜껑을 바닥에 놓을 때는 내면이 아래로 향하도록 한다.
③ 용액을 따를 때는 조금 따라 버리고 사용한다.
④ 필요할 때만 뚜껑을 열고 되도록 빨리 닫도록 한다.
⑤ 멸균된 용액을 용기에 따른 후 다시 붓지 않도록 한다.

> 해설 뚜껑을 바닥에 내려놓을 때는 내면이 위로 향하도록 한다.

75 여성 환자 인공 도뇨 시 올바른 소독법은?

① 대음순 - 소음순 - 요도 순으로 닦는다.
② 소음순 - 대음순 - 요도 순으로 닦는다.
③ 요도를 제일 먼저 닦는다.
④ 순서에 상관없이 깨끗이 닦는다.
⑤ 대상자의 청결 상태에 따라 결정한다.

> 해설
> • 대음순 - 소음순 - 요도 순으로 닦는다(피부 표면을 제일 먼저 소독하고 심부 조직면을 소독한다).
> • 요도에서 항문으로 소독하는 것은 직장에서 요도구로 미생물이 들어가는 것을 막기 위해서이다.

76 대상자 간호 시 N95 마스크(방진 마스크)가 필요한 질환은?

① 결핵   ② 폐렴
③ A형 간염   ④ 다약제 내성균
⑤ 감기

> 해설
> • 감기 및 폐렴 : 기침이나 재채기를 통해 전파되는 비말주의(일반 마스크 적용)
> • 결핵 : 공기를 통해 전파되는 공기주의(N95 마스크 적용)

77 내과적 무균술을 적용해야 하는 경우는?

① 비위관 삽입   ② 정맥주사
③ 복수천자   ④ 수술 부위 소독
⑤ 주사약 준비 과정

> 해설 내과적 무균술이 적용되는 경우 : 관장, 비위관 삽입 등 비침습적인 처치

78 기관 절개관을 통해 흡인하는 경우 1회 흡인 시 10초 이내, 총 5분을 넘어서는 안 되는 이유는?

① 호흡기계 감염을 유발할 수 있기 때문이다.
② 기관지 출혈이 발생할 수 있기 때문이다.
③ 저산소증에 빠질 위험이 있기 때문이다.
④ 기관 절개 부위에 세균이 증식할 수 있기 때문이다.
⑤ 기관 절개 부위가 건조해지기 때문이다.

> 해설 흡인 시 발생할 수 있는 대표적인 부작용은 저산소증이다.

79 족저굴곡을 예방하기 위해 필요한 침상 보조 기구는?

① 대전자 두루마리   ② 크레들
③ 발 지지대   ④ 손 두루마리
⑤ 침상 난간

> 해설 발 지지대(Foot Board) : 족저굴곡을 예방하기 위한 보조 기구

80 마사지의 시작과 마무리 단계에 적용하는 마사지 방법은?

① 경찰법   ② 유날법   ③ 경타법
④ 지압법   ⑤ 진동법

> 해설 경찰법 : 마사지의 시작과 마무리 단계에 적용하며 손바닥을 이용하여 길고 부드럽게 문지르는 방법이다.

81 구강 간호 시 사용하지 않는 소독수는?

① 알코올   ② 과산화수소   ③ 생리식염수
④ 글리세린 ⑤ 붕산수

> 해설 알코올은 자극적이며 점막을 건조하게 만들 수 있어 구강 간호에 사용하지 않는다.

82 복수천자를 시행하는 경우 환자에게 적절한 체위는?

① 앙와위   ② 반좌위
③ 트렌델렌버그 체위   ④ 심스 체위
⑤ 슬흉위

> 해설 상체를 높이는 반좌위를 해주게 되면 중력에 의해 복막액이 하복부로 몰리므로 복막천자에 적합하다.

정답 74 ② 75 ① 76 ① 77 ① 78 ③ 79 ③ 80 ① 81 ① 82 ②

| 문제편 |

6 회 실전모의고사

83 목발 보행에 대한 내용으로 틀린 것은?

① 계단을 오를 때는 건강한 다리부터이다.
② 계단을 내려갈 때는 건강한 다리부터이다.
③ 계단을 내려갈 때는 목발과 다친 다리를 먼저 이동시킨다.
④ 목발 보행 중 넘어지거나 미끄러짐에 주의한다.
⑤ 목발 보행 시 시선은 정면을 향한다.

> **해설** 계단에서 목발 보행 순서
> • 계단 오르기 : 건강한 다리 → 목발 → 아픈 다리
> • 계단 내려오기 : 목발 → 아픈 다리 → 건강한 다리

84 억제대를 사용하는 경우 주의 깊게 관찰해야 하는 것은?

① 의식상태
② 병원성 감염에 노출 여부
③ 저린감, 마비된 감각, 사지의 창백감 등
④ 기분 변화
⑤ 호흡곤란

> **해설** 억제대를 사용하는 경우 혈액순환 상태를 확인하기 위하여 피부를 주의 깊게 관찰한다(저림, 저하된 감각, 사지의 창백함 등).

85 석고붕대에 대한 설명으로 옳지 않은 것은?

① 석고 제거 후 환부를 상승시켜준다.
② 사지의 끝을 노출시켜 순환 상태를 확인해야 한다.
③ 환부에서 냄새가 나는 경우 의사에게 알린다.
④ 석고 붕대가 건조되는 시간은 24~48시간 걸린다.
⑤ 환부에 열감이 있는 것은 정상적인 증상이다.

> **해설** 환부의 열감, 냄새, 배액 등은 감염을 의심할 수 있으므로 즉시 의사에게 알린다.

86 수술 전 호흡기계 분비물을 감소시키기 위해 투여되는 약물은?

① 아트로핀　　② 리도카인　　③ 아스피린
④ 데메롤　　　⑤ 디아제팜

> **해설** 아트로핀 : 호흡기의 점액 분비를 감소시킨다.

87 눈에 물약을 점적하는 방법으로 올바른 것은?

① 결막낭 안쪽에 점적한다.
② 결막낭 중앙에 점적한다.
③ 결막낭 바깥쪽에 점적한다.
④ 점적후 외각을 눌러준다.
⑤ 점적후 복위를 취한다.

> **해설** 안약 투여 방법
> • 물약 : 하부결막낭 중앙
> • 연고 : 하부결막낭 내각 → 외각

88 근육주사 시 가장 많이 사용되는 부위는?

① 삼각근　　　② 외측광근　　③ 전완의 내측
④ 둔근　　　　⑤ 견갑골 부위

> **해설** 둔근은 근육량이 많아서 근육주사 시 가장 많이 사용되고 반복 주사할 수 있다.

89 질 좌약을 삽입한 후 둔부를 올리고 있는 이유는?

① 소변이 나올 수 있기 때문이다.
② 감염을 최소화하기 위함이다.
③ 약물의 흡수를 돕기 위함이다.
④ 수면을 취하게 하기 위함이다.
⑤ 요통이 발생할 수 있기 때문이다.

> **해설** 질후원개로 약물의 흡수를 돕기 위함이다.

90 신체 역학의 원리를 잘못 설명한 것은?

① 기저면을 넓게 해야 안정감 있게 일할 수 있다.
② 기저면을 넓게 하기 위해 양 다리를 벌린다.
③ 물건을 들 때 허리를 구부린다.
④ 몸의 중심이 기저면과 가까울수록 안정된 상태이다.
⑤ 허리 중심선의 높이에서 일하도록 한다.

> **해설** 어떤 물건을 들 때 중심선(허리)이 기저면에 가까워야 안정감이 있으며, 허리 대신 무릎을 구부려 중심선이 기저면과 가깝도록 한다.

91 포상기태 환자가 꼭 받아야 하는 검사는?

① 흉부방사선(X-ray)　　② 심전도(EKG)
③ 위내시경(GFS)　　　　④ 기초대사율(BMR)
⑤ 정맥신우 촬영(IVP)

> **해설** 포상기태의 경우 부분적으로 융모상피암으로 진행될 수 있으며, 융모상피암 전이가 가장 잘 되는 곳은 폐이므로 흉부방사선 검사를 실시한다.

정답 83 ②　84 ③　85 ⑤　86 ①　87 ②　88 ④　89 ③　90 ③　91 ①

6회 실전모의고사

92 아동의 탈수 시 볼 수 있는 증상이 아닌 것은?

① 피부 긴장도 저하 ② 대천문 함몰
③ 칭얼거림 ④ 피부건조
⑤ 대천문 팽창

> 해설
> • 탈수의 징후 : 대천문 함몰, 피부 건조, 칭얼거림, 피부 긴장도 저하
> • 대천문 팽창 : 두개 내압의 상승, 뇌수종을 의심할 수 있다.

93 관절염이 있는 환자에게 근력을 강화시키는 운동으로 적합한 것은?

① 수영 ② 등산 ③ 조깅
④ 헬스 ⑤ 자전거

> 해설 관절염에는 관절에 무리가 가지 않는 수영이나 등척성 운동이 도움이 된다.

94 활력징후에 대한 설명으로 옳지 않은 것은?

① 호흡은 뇌의 연수에 있는 호흡중추에 의해 조절된다.
② 활력징후는 환자의 건강 상태를 민감하게 반영한다.
③ 활력징후 기록 시 체온은 붉은색으로 기록한다.
④ 활력징후는 신체 사정에 있어 중요한 지표이다.
⑤ 체온, 호흡, 맥박, 혈압을 말한다.

> 해설
> • 체온 : 흑색 볼펜으로 점을 찍고 실선으로 연결
> • 맥박 : 빨간 볼펜으로 점을 찍고 실선으로 연결

95 호흡 측정에 대한 설명으로 바르지 않은 것은?

① 흡기와 호기를 1회의 호흡으로 측정한다.
② 신생아의 호흡은 불규칙적이며 복식 호흡을 하는 것이 특징이다.
③ 호흡은 수의적으로 조절이 가능하므로 맥박을 측정한 후 환자 모르게 측정한다.
④ 여자는 복부의 움직임을 측정한다.
⑤ 흡기와 호기의 반복되는 횟수를 1분간 측정하도록 한다.

> 해설 호흡은 수의적으로 조절이 가능하며 여자는 흉식 호흡, 남자는 복식 호흡을 한다.

96 더운물 주머니를 준비하는 방법으로 틀린 것은?

① 주머니는 새는 곳이 없어야 한다.
② 물주머니는 편평한 곳에 눕혀 공기를 빼준다.
③ 46~52℃의 물을 사용하고 60분 적용하는 것이 적합하다.
④ 물이 식으므로 2시간마다 교환하도록 한다.
⑤ 주머니는 포에 싸서 적용한다.

> 해설 20~30분 내로 적용하고 45분 이상 적용하지 않도록 한다.

97 아기를 위한 목욕물의 온도로 적당한 것은?

① 37~40℃ ② 40~42℃
③ 43~46℃ ④ 40~42℉
⑤ 37~40℉

> 해설
> • 통목욕 : 42~44℃   • 침상 목욕 : 43~46℃
> • 영아 목욕 : 40~42℃

98 억제대를 중간에 풀어주는 이유는?

① 환자에게 적절한 자유를 제공하기 위함이다.
② 환자에게 편안한 식사의 기회를 제공하기 위함이다.
③ 환자가 답답할 수 있기 때문이다.
④ 적절한 관절 운동을 제공하고 혈액순환 장애가 일어나지 않도록 하기 위함이다.
⑤ 환자의 수면에 지장이 없도록 하기 위함이다.

> 해설 억제대는 혈액순환 장애가 일어나지 않도록 최소 4시간마다 풀어줘야 한다.

99 등 마사지에 대한 설명으로 바르지 않은 것은?

① 늑골 골절 환자의 통증을 감소시키고 이완시키는 데 등 마사지가 효과적이다.
② 50% 알코올을 사용한다.
③ 금기가 아니라면 복위를 취하거나 측위를 취한다.
④ 마사지의 시작과 끝은 경찰법을 이용하여 부드럽게 문지른다.
⑤ 천골 부위가 붉게 변했다면 마사지를 중단한다.

> 해설 등 마사지는 늑골 골절 환자에게 2차 손상을 유발할 수 있다.

100 중독 위험이 있는 약물을 과량 복용한 경우 약물의 흡수를 억제하기 위한 응급처치로 가장 적합한 것은?

① 관장 ② 이뇨제 투여 ③ 투석요법
④ 위 세척 ⑤ 수액요법

> 해설 중독 위험이 있는 약물을 과량 복용한 경우 위 세척을 통해 응급처치를 한다.

정답 92 ⑤ 93 ① 94 ③ 95 ④ 96 ③ 97 ② 98 ④ 99 ① 100 ④

| 문제편 |

7 회 실전모의고사

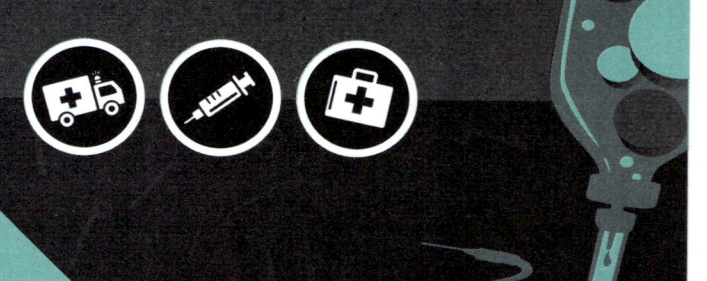

제 1 과목 기초간호학 개요

01 다음 중 주관적 자료에 해당하는 것은?

① 부종　　② 얼굴 표정　　③ 체온
④ 소양감　　⑤ 혈압

> **해설** 주관적 자료 : 대상자에 의해서만 지각되는 정보로 소양감, 통증, 현기증 등이 있다.

02 구강 체온 측정이 가능한 환자는?

① 6세 이하의 어린이　　② 산소를 흡입 중인 환자
③ 의식이 없는 환자　　④ 복부 수술 환자
⑤ 흡연 직후

> **해설** 구강 체온 측정이 불가능한 경우
> • 6세 이하의 어린이, 노인 환자
> • 음식 섭취 후 10분 이내
> • 찬 음식 또는 뜨거운 음식을 섭취한 후 30분 이내
> • 무의식 환자, 예민한 환자, 정신질환자
> • 코 또는 구강을 수술한 환자, 구강 질환 환자
> • 흡연한 후
> • 산소 흡입을 하는 환자

03 심부 체온을 가장 정확하게 반영하는 체온은?

① 액와 체온　　② 고막 체온　　③ 구강 체온
④ 직장 체온　　⑤ 이마 체온

> **해설** 고막 체온
> 체온 조절 중추가 있는 시상하부와 같은 동맥에서 분지된 혈관이 관류하므로 심부 온도를 잘 반영한다.

04 혈액검사에 대한 설명으로 바르지 않은 것은?

① 동맥혈 가스분석 검사는 산소의 공급 상태를 파악하기 위한 검사이다.
② 모든 혈액검사는 검사 8시간 전부터 금식한다.
③ 혈액 화학검사는 간과 신장의 상태를 예측하며 전해질 상태를 평가한다.
④ CBC 검사를 하기 위해서는 항응고제가 들어있는 EDTA 검사병이 필요하다.
⑤ 전혈구 검사는 혈액 내 적혈구, 혈소판, 백혈구 수를 확인한다.

> **해설** 혈액검사는 목적에 따라 금식 여부가 결정된다.

05 상부위장관 촬영에 대한 설명으로 옳은 것은?

① 조영제를 정맥 주입하여 검사한다.
② 검사 전 관장을 해야 한다.
③ 검사 후 수분 섭취를 제한하도록 한다.
④ 식도, 위, 십이지장의 폐쇄와 염증 등의 병변을 보기 위한 검사이다.
⑤ 검사 후 출혈이 있는지 사정해야 한다.

> **해설**
> • 상부위장관 촬영(UGI) : 조영제인 바륨을 삼킨 후 X-ray를 투과하여 검사하는 것으로 검사 8시간 전 금식을 해야 한다.
> • 검사 후 조영제 배출을 위하여 수분 섭취를 권장한다.

06 표준주의를 가장 올바르게 설명한 것은?

① 병원성 미생물에 감염된 대상자만 감염 관리 원칙에 적용하는 것
② 대상자를 감염이 없는 상태로 간주하는 것
③ 특정 감염 질환 대상자를 제외하고 동일하게 관리하는 것
④ 병원체가 공기를 매개하여 전파되는 것에 대한 감염 관리
⑤ 진단명이나 감염 상태 등에 상관없이 기본 감염 관리 원칙을 적용하는 것

> **해설** 표준주의 : 모든 환자의 혈액과 체액, 분비물, 점막, 손상된 피부 등은 감염 가능성이 있다고 간주하고 입원한 모든 환자에게 기본 감염 관리 원칙을 적용한다.

07 창상 소독에 관한 기본 원칙으로 옳지 않은 것은?

① 손을 씻은 후 장갑을 착용한다.
② 오염된 부위를 먼저 소독한 뒤 청결한 부위를 소독한다.
③ 중심에서 나선형으로 닦는다.
④ 절개 부위 소독 후 배액관을 소독한다.
⑤ 위에서 아래로 닦는다.

> **해설** 오염된 부분에서 청결한 부분을 오염시키는 것을 막기 위해 청결한 부위를 가장 먼저 소독한다.

정답 01 ④　02 ④　03 ②　04 ②　05 ④　06 ⑤　07 ②

7회 실전모의고사

08 다음 중 외과적 무균술을 적용해야 하는 것은?

① 격리실 간호 ② 침상 만들기 ③ 비위관 삽입
④ 복수천자 ⑤ 관장

- 외과적 무균술 : 아포를 포함한 모든 미생물의 침입을 방지하는 것
- 복수천자는 바늘을 이용하여 복강 내 복수를 제거하는 침습적 검사이므로 외과적 무균술을 적용해야 한다.

09 증기 흡입의 목적으로 가장 올바른 것은?

① 기관지 분비물을 묽게 하기 위해
② 횡격막의 경련을 덜기 위해
③ 폐렴을 예방하기 위해
④ 호흡기계 출혈을 방지하기 위해
⑤ 순환기 합병증을 예방하기 위해

 묽어진 분비물은 배출이 쉽다.

10 전치 태반에 관한 설명으로 옳지 않은 것은?

① 임신 초기에 심한 통증과 함께 출혈이 있다.
② 자궁 수술 후 상처 부위에 잘 생긴다.
③ 내진은 출혈과 태반 박리를 촉진시킬 수 있으므로 하지 않는다.
④ 출혈을 관찰하고 태아가 생존력이 있을 때까지 임신을 유지시킨다.
⑤ 조기 진통을 예방하기 위하여 자궁이완제(MgSO₄)를 투여하고 침상 안정한다.

 전치 태반 : 임신 7개월 이후에 발생하며 무통성 질 출혈이 있다.

11 자간증 산모의 간호로 올바르지 않은 것은?

① 방안은 어둡게 해준다.
② 매일 체중을 측정하도록 한다.
③ 고단백, 저염식 식이를 하도록 한다.
④ 규칙적인 운동을 권장한다.
⑤ 활동을 제한한다.

해설 활동을 제한하고 침상 안정 유지 – 좌측위가 적합

12 모체에 당뇨가 있는 경우 태아에게 발생할 수 있는 문제는?

① 거대아 ② 분만 후 고혈당
③ 저체중아 ④ 백내장
⑤ 저혈압

- 모체의 고혈당으로 태아의 인슐린 방출이 높아 태아의 세포 내로 다량의 포도당이 이동하여 거대아가 된다.
- 태반 만출 후에는 모체로부터 혈당 공급이 중단되어 저혈당이 발생한다.

13 분만 과정에서 태반이 배출된 후 태반 검사를 하는 중요한 이유는 무엇인가?

① 태반의 크기를 사정하기 위해
② 태반의 기형 유무를 알기 위해
③ 제대의 부착 부위를 확인하기 위해
④ 태아 부속물의 결손 여부를 확인하기 위해
⑤ 태반의 감염 유무를 확인하기 위해

 태반의 조각이 조금이라도 자궁벽에 남아 있으면 자궁 수축을 방해하여 산후 출혈의 원인이 될 수 있다.

14 임신 초기에 감염되면 태아에게 백내장, 심장질환, 청각장애 등의 문제를 일으키는 감염성 질환은?

① 칸디다스 질염 ② 풍진
③ 임질 ④ 매독
⑤ 헤르페스 감염증

해설 임신 4개월 이내에 풍진 바이러스에 감염되면 태아에게 백내장, 심장질환, 청각장애, 지능 발달 지연이 나타날 수 있다.

15 미숙아에 대한 설명으로 옳지 않은 것은?

① 몸체에 비해 머리가 크다.
② 외부 온도 변화에 영향을 많이 받는다.
③ 출생 체중에 상관없이 임신 37주 이전에 출생한 아이를 말한다.
④ 솜털은 없고 태지가 많다.
⑤ 파악반사, 연하반사, 빠는반사가 없거나 미약하다.

 미숙아는 솜털이 많고 태지는 거의 없다.

16 신생아의 대천문이 닫히는 시기는?

① 6~8주 ② 12~18개월 ③ 10~12주
④ 6~8개월 ⑤ 6~12개월

해설 소천문은 6~8주, 대천문은 12~18개월에 폐쇄된다.

정답 08 ④ 09 ① 10 ① 11 ④ 12 ① 13 ④ 14 ② 15 ④ 16 ②

7회 실전모의고사

| 문제편 |

17 결핍되면 뼈의 변형과 성장장애를 일으킬 수 있는 비타민은 무엇인가?

① 비타민 A ② 비타민 B₁₂ ③ 비타민 C
④ 비타민 D ⑤ 비타민 K

해설 비타민 D 결핍 : 구루병

18 노인의 골절, 골다공증, 골연화증 등 골격계 질환을 예방하기 위해 특히 필요한 영양소는 무엇인가?

① 단백질 ② 지방 ③ 수분
④ 칼슘 ⑤ 마그네슘

해설 골격계 질환을 예방하려면 충분한 칼슘과 비타민 D 섭취, 적당한 운동이 필요하다.

19 침술 치료 과정에서 나타날 수 있는 부작용으로 대상자가 어지럽고 가슴이 답답한 증상을 호소하는 것을 무엇이라 하는가?

① 만침 ② 절침 ③ 훈침
④ 혈종 ⑤ 체침

해설 훈침은 침술 과정에서 환자의 체질이 허약하거나 너무 긴장하는 경우 발생할 수 있다. 훈침 증상이 나타난다면 즉시 발침하고 반듯하게 눕혀 휴식을 취하게 한다.

20 다음 중 비뇨기의 배설 과정의 순서를 바르게 나열한 것은?

① 신장 → 요관 → 방광 → 요도
② 신장 → 요도 → 방광 → 요관
③ 방광 → 요관 → 신장 → 요도
④ 방광 → 요도 → 신장 → 요관
⑤ 방광 → 요관 → 요도 → 신장

해설 신장(소변 생성) → 요관 → 방광(저장) → 요도

21 갑상선 기능 항진증에 대한 설명으로 볼 수 없는 것은?

① 해조류를 섭취하는 것이 도움이 된다.
② 심계항진, 발한, 빈맥 등의 증상이 있을 수 있다.
③ 안구 돌출이 있을 수 있다.
④ 고열량식 및 다량의 수분을 제공한다.
⑤ 잦은 피로 증상, 체중 증가가 나타난다.

해설 갑상선 기능 항진증 : 체중 감소, 빈맥, 안구 돌출, 심계항진 등의 증상이 있다.

22 비타민 B₁₂ 결핍과 관련 있는 질환은?

① 색전증 ② 구루병 ③ 괴혈병
④ 출혈성 질병 ⑤ 악성빈혈

해설 비타민 B₁₂가 체내에 부족하면 악성빈혈이 생긴다.

23 백내장 수술 후 보호용 안대를 해주는 이유는?

① 수술한 눈의 안구 운동을 최소화하기 위해서
② 수술한 눈에 압력을 감소시키기 위해서
③ 빛을 차단하기 위해서
④ 통증을 감소시키기 위해서
⑤ 동공이 확대되는 것을 방지하기 위해서

해설 수술한 눈의 안구 운동을 억제하기 위해 안대를 해준다.

24 업무상 알게 된 환자의 비밀에 대한 간호조무사의 태도는?

① 자신의 가족을 제외한 사람들에게는 비밀로 한다.
② 비밀을 다른 사람들에게 누설하지 않는다.
③ 많은 사람들에게 알려 도움을 줄 수 있는 방법을 생각하도록 한다.
④ 환자의 가족들에게만 알린다.
⑤ 자신이 알고 있다는 것을 환자에게 알린다.

해설 간호조무사는 업무상 알게 된 환자의 비밀을 누설해서는 안 된다.

25 치과 진료실에서의 감염 방지법으로 옳지 않은 것은?

① 손 세척 후 일회용 종이 수건을 사용하도록 한다.
② 교차 감염을 피하기 위해 고형비누를 사용한다.
③ 손 세척 시에는 시계와 반지를 제거한다.
④ 수술실에서는 멸균 수건을 사용한다.
⑤ 직접 손을 대지 않고 기계를 작동시키는 방법을 익힌다.

해설 교차 감염을 예방하기 위해 고형비누보다 액상비누가 더욱 효과적이다.

정답 17 ④ 18 ④ 19 ③ 20 ① 21 ⑤ 22 ⑤ 23 ① 24 ② 25 ②

7회 실전모의고사

26 과숙아에 대한 설명으로 옳지 않은 것은?

① 체중과 상관없이 임신 42주가 지나서 출생한 아이를 말한다.
② 피부가 쭈글쭈글해 보이며 야윈 모습을 하고 있다.
③ 태변이 착색되거나 흡입하는 경우가 있다.
④ 피하지방이 많아 통통한 모습을 하고 있다.
⑤ 솜털이 거의 없고 태지가 부족하다.

> 해설 과숙아는 자궁 내 환경의 박탈로 인해 매우 지친 모습을 보이며, 피하지방의 부재로 마르고 늘어진 외모를 하고 있다.

27 유치가 완전히 나오는 시기는 보통 언제인가?

① 12개월 ② 18개월
③ 24개월 ④ 36개월
⑤ 48개월

> 해설 유치 : 어린이 때 사용하는 치아로 생후 6~8개월경에 처음 생기며 보통 3세가 되면 유치가 모두 갖춰진다.

28 췌장에서 분비되며 혈당을 감소시키는 호르몬은?

① 인슐린 ② 글루카곤 ③ 프로락틴
④ 안드로겐 ⑤ 테스토스테론

> 해설 인슐린 : 혈액 속의 포도당을 세포 속으로 넣어 에너지로 사용되도록 한다.

29 환자의 눈을 닦을 때 안쪽에서 바깥쪽으로 닦는 이유는?

① 감염을 예방하기 위해서
② 안압 상승을 예방하기 위해서
③ 마찰을 최소화하기 위해서
④ 각막 손상을 예방하기 위해서
⑤ 출혈을 예방하기 위해서

> 해설 눈을 안쪽에서 바깥쪽으로 닦는 것은 비루관으로 분비물이 들어가는 것을 예방하기 위해서이다.

30 다음 중 국소마취제이면서 부정맥 치료 시 사용하는 약물은?

① 리도카인 ② 벤톨린
③ 황산마그네슘 ④ 에피네피린
⑤ 하이드라라진

> 해설 리도카인 : 국소마취제, 부정맥 치료제

31 경추 손상으로 견인한 환자에게 필요한 간호로 적절하지 않은 것은?

① 앙와위를 해준다.
② 욕창 예방을 위해 피부 간호를 한다.
③ 배설 간호 시 상행성 감염에 유의하도록 한다.
④ 장 연동 운동의 촉진을 돕는다.
⑤ 목의 능동 운동을 교육한다.

> 해설 경추 손상은 경추의 인대가 손상되거나 목뼈 관절의 연결이 끊어져 탈구되는 것으로, 움직이면 신경 손상이 발생할 수 있으므로 목을 고정해야 한다.

32 디지털리스를 투여하는 환자에게 가장 먼저 확인해야 하는 활력징후는?

① 호흡 ② 맥박 ③ 체온
④ 수축기압 ⑤ 이완기압

> 해설 디지털리스(강심제)는 울혈성 심부전과 부정맥 치료제로 서맥을 유발할 수 있으므로 투여 전 1분 동안 맥박을 측정하고, 투여 후 서맥이 발생하는지 주의 깊게 사정해야 한다.

33 약물의 상승작용에 대한 설명으로 옳은 것은?

① 필요하지 않은 증상이 나타나는 것을 말한다.
② 두 가지 약을 병용했을 때 나타나는 효과가 각각의 합과 같은 것을 말한다.
③ 두 가지 약을 병용했을 때 나타나는 효과가 각각의 합보다 큰 것을 말한다.
④ 질병 치료에 필요한 작용을 말한다.
⑤ 약물이 처음으로 반응을 보이는 시기의 작용을 말한다.

> 해설 상승작용은 두 가지 이상이 약물을 함께 쓸 때 각각 약물의 합보다 큰 작용이 나타나는 것이다.

34 예방접종 시 주의사항에 대한 설명으로 틀린 것은?

① 집에서 열이 없는 것을 확인한 후 아기 수첩을 지참하고 방문한다.
② 접종 부위에 발적, 통증, 부종이 생기면 즉시 병원에서 진찰받도록 한다.
③ 접종 당일은 목욕을 하지 않는 것이 좋다.
④ 접종 후 20~30분간 접종기관에 머물러 아이의 상태를 관찰한다.
⑤ 아이의 건강상태를 잘 알고 있는 사람이 데리고 방문한다.

> 해설 • 고열, 경련이 있을 경우는 즉시 병원에서 진찰받도록 한다.
> • 접종 부위에 발적, 통증, 부종이 생기면 찬 물수건을 대준다.

정답 26 ④ 27 ④ 28 ① 29 ① 30 ① 31 ⑤ 32 ② 33 ③ 34 ②

7 회 실전모의고사

35 당뇨병 환자를 간호하는 경우 가장 주의해야 할 것은?

① 발 관리
② 비뇨기 질병 예방
③ 호흡기 질병 예방
④ 체액 균형 유지
⑤ 소화기 질병 예방

해설 당뇨병 환자들은 합병증으로 발의 괴사가 잘 일어나기 때문에 발 관리가 중요하다.

제 2 과목 보건간호학 개요

36 세계보건기구(WHO)의 건강 개념으로 맞는 것은?

① 질병이 없는 상태
② 신체적 · 정신적 · 사회적 · 영적으로 안녕 상태
③ 신체적으로 안녕 상태
④ 신체적 · 환경적으로 안녕 상태
⑤ 신체적 · 정신적으로 안녕 상태

해설 세계보건기구(WHO)의 건강 개념 : 건강이란 단순히 질병이 없거나 허약하지 않은 상태가 아니라 신체적 · 정신적 · 사회적 · 영적으로 안녕 상태에 놓여있는 것

37 우리나라 사회보험에 해당되지 않는 것은?

① 산업재해보상보험
② 국민건강보험
③ 국민연금보험
④ 생명보험
⑤ 고용보험

해설 우리나라 4대 사회보험 : 고용보험, 국민건강보험, 국민연금보험, 산업재해보상보험

38 의료의 종류나 질에 관계없이 의사가 맡고 있는 환자 수에 따라 진료비를 지급하는 제도는?

① 행위별 수가제
② 포괄수가제
③ 봉급제
④ 인두제
⑤ 총액계약제

해설 인두제 : 예방에 관심을 기울이게 되며 총 진료비 억제효과가 있다.

39 보건의료 전달체계 목적에 해당되는 것은?

① 보건의료 수요자에게 적정한 의료 제공
② 의료비 증가 억제
③ 보건의료 예산의 비율 조절
④ 보건의료 수요자에게 의료서비스 내역과 수준 결정
⑤ 건강 보험수가 결정

해설 보건의료 전달체계란 의료가 필요한 사람이 적정 시간에 의료를 이용할 수 있도록 체계화한 것이다.

40 학교 건강검사 내용에 해당되지 않는 것은?

① 건강조사
② 건강검진
③ 신체발달상황검사
④ 신체능력검사
⑤ 적성검사

해설 정기검사 : 신체발달상황검사, 신체능력검사, 건강검진, 건강조사 시행

41 보건교육방법 중 교육의 참여자가 많은 경우 몇 개의 소분단으로 나누어 토의한 후 다시 전체 회의에서 종합하는 방법은 무엇인가?

① 분단토의
② 집단토의
③ 심포지움
④ 포럼
⑤ 배심토의

해설 분단토의 : 참여자가 많을 경우 전체를 여러 개의 분단(6~8명)으로 나누어 토의시키고 다시 종합하는 방법이다.

42 심포지엄에 대한 설명으로 바르지 않은 것은?

① 강연자는 전문인으로, 청중은 비전문인으로 구성된다.
② 동일한 주제에 대하여 공개토론을 하는 것이다.
③ 다양한 지식과 경험을 들을 수 있다.
④ 전문적인 정보와 지식을 비교적 짧은 시간에 학습할 수 있다.
⑤ 강연이 끝나면 강연자와 청중이 서로 토의할 시간을 가져야 한다.

해설 심포지엄은 발표자나 청중 모두 동일한 주제에 대한 전문인으로 구성한다.

정답 35 ① 36 ② 37 ④ 38 ④ 39 ① 40 ⑤ 41 ① 42 ①

7회 실전모의고사

43 보건교육을 실시하기 위해 가장 먼저 해야 할 것은?

① 보건교육의 사업을 평가한다.
② 보건교육 관련 법령을 확인한다.
③ 교육대상의 보건교육 요구를 사정한다.
④ 교육대상의 경제적 요건을 고려한다.
⑤ 교육대상의 보건교육 요구의 우선 순위를 정한다.

> 해설 보건교육을 실시하기 위해서는 가장 먼저 대상자의 교육 요구를 사정해야 한다.

44 실물이나 실제 장면을 만들어 지도하는 교육방법의 장점은?

① 비용이 적게 든다.
② 실생활에 적용이 쉽다.
③ 구입이 쉽다.
④ 많은 대상자가 사용할 수 있다.
⑤ 반복해서 사용할 수 있다.

> 해설 시범은 대상자가 경험이 없어도 눈으로 보고 배우므로 실무에 적용이 가능하며, 현실적으로 교육 내용을 실천 가능하게 하는 효과적인 방법이다.

45 장기간 열에 노출되어 체온 조절 중추에 손상이 초래된 질환은 무엇인가?

① 열경련 ② 열피로 ③ 열허탈증
④ 열사병 ⑤ 기온역전

> 해설 열사병은 체온 조절 중추의 기능이 저하되어 생성된 열을 외부로 배출하지 못하여 체온이 상승하는 질환이다.

46 1차 보건의료의 원칙이 아닌 것은?

① 지역주민에게 무상으로 제공하는 것이 원칙이다.
② 주민들이 누구나 이용할 수 있어야 한다.
③ 지역사회 주민의 적극적인 참여가 필요하다.
④ 지역사회 주민들이 받아들일 수 있는 사업 방법이어야 한다.
⑤ 지역사회 개발사업의 일환으로 이루어져야 한다.

> 해설 지역사회의 지불 능력에 맞는 보건의료수가로 제공되어야 한다.

47 군집독의 가장 좋은 해결방법은 무엇인가?

① 실내온도를 높임 ② 이산화탄소 공급
③ 습도 유지 ④ 환기
⑤ 실내온도를 낮춤

> 해설 군집독의 예방과 처치 : 환기

48 의사가 없는 농·어촌 등 의료취약지역의 보건진료소에서 주민들을 진료하고 기타 1차 보건의료 업무를 수행하는 사람은?

① 보건진료원 ② 보건교육관
③ 간호조무사 ④ 보건간호사
⑤ 보건관리자

> 해설 보건진료원은 보건의료 취약 주민에게 진료행위를 할 수 있도록 군수의 위촉을 받은 간호사나 조산사를 말한다.

49 장염 비브리오균 식중독을 일으키는 음식은?

① 통조림, 소시지 ② 생선회, 어패류
③ 야채 ④ 버섯
⑤ 유제품

> 해설 장염 비브리오균 식중독 : 주로 여름에 많이 발생하며 장염 비브리오균에 오염된 생선류, 어패류 등을 통해 전파된다.

50 식중독 중 사망률이 가장 높은 것은?

① 보툴리누스균 ② 장염 비브리오균
③ 웰치균 ④ 포도상구균
⑤ 테트로도톡신

> 해설 보툴리누스균 : 혐기성 세균이며 감염될 시 치사율이 높다.

정답 43 ③ 44 ② 45 ④ 46 ① 47 ④ 48 ① 49 ② 50 ①

| 문제편 |

7 회 실전모의고사

제 3 과목 공중보건학 개론

51 다음 중 지역사회 보건간호 활동 중 가정 방문에 대한 단점으로 알맞은 것은?

① 같은 경험을 가진 다른 사람들과 소통하기가 힘들다.
② 비용과 시간이 절약된다.
③ 거동이 불편한 사람들이 건강관리를 쉽게 받을 수 있다.
④ 가족들의 건강문제에 대한 관찰이 어렵다.
⑤ 가족의 요구를 파악하기 힘들다.

> **해설** 가정 방문의 단점
> • 같은 경험을 가진 사람들과 소통할 기회가 적다.
> • 비용과 시간, 인력이 많이 소요된다.

52 보건진료소 설치에 대한 근거가 제시된 법은?

① 의료법
② 국민건강증진법
③ 농어촌 등 보건의료를 위한 특별조치법
④ 의료보험법
⑤ 학교보건법

> **해설**
> • 「농어촌 등 보건의료를 위한 특별조치법」에 의해서 벽·오지에 보건진료소를 설치한다.
> • 보건진료소의 핵심 인력 : 보건진료 전담공무원(간호사, 조산사)

53 지역사회 보건간호 사업 기획을 위한 첫 단계에 해당하는 것은?

① 수행 계획의 수립
② 평가 계획의 수립
③ 지역사회 현황 파악
④ 평가의 기준 설정
⑤ 사업의 우선 순위 결정

> **해설** 지역사회 보건간호 사업 간호 과정 중 첫 단계는 지역사회 현황을 파악하여 지역사회의 건강 요구를 정확하게 진단하는 것이다.

54 가정 방문 시 가장 마지막에 방문해야 할 대상자는?

① 신생아
② 임산부
③ 당뇨 환자
④ 초등학생
⑤ 결핵 환자

> **해설** 가정 방문 시 우선 순위 : 신생아·미숙아 → 임산부 → 학령 전 아동 → 학동기 아동 → 성병 환자 → 결핵 환자 순으로 감염 방지를 위해 노력한다.

55 한 국가의 보건의료 수준을 나타내는 대표적 보건지표는?

① 조출생률
② 조사망률
③ 영아사망률
④ 유병률
⑤ 모성사망률

> **해설** 영아사망률 : 국가별 보건지표 및 지역사회의 건강 상태나 모자 보건 사업 수준을 평가할 때 가장 많이 이용된다.

56 출생률과 사망률이 낮은 선진국의 형태로 0~14세 인구가 65세 이상 인구의 2배가 되는 인구 구조 유형은?

① 종형
② 별형
③ 호로형
④ 피라미드형
⑤ 항아리형

> **해설** 종형 : 소산소사형으로 인구 증가가 정지되는 단계, 선진국형

57 다음 중 자궁 내 장치의 피임 원리는?

① 수정란의 착상 방지
② 난자의 사멸
③ 배란 억제
④ 호르몬 변화
⑤ 정자의 사멸

> **해설** 자궁 내 장치(루프, Loop) : 수정란의 착상 방지

58 결핵반응검사 결과 음성이 나온 경우 적합한 조치는?

① 격리하도록 한다.
② 흉부 X-ray 검사를 한다.
③ 객담 검사를 한다.
④ 결핵 환자로 등록하고 투약을 하도록 한다.
⑤ BCG 접종을 한다.

> **해설** 투베르쿨린 반응검사 음성은 결핵이 아님을 의미하므로 BCG (결핵 예방 백신) 접종을 하도록 한다.

59 질병을 앓고 난 후 얻게 되는 면역을 무엇이라고 하는가?

① 인공 피동 면역
② 선천 면역
③ 자연 능동 면역
④ 인공 능동 면역
⑤ 자연 피동 면역

> **해설** 자연 능동 면역 : 질병에 걸린 후 형성되는 면역을 말한다.

60 다음 감염병 중 발생 즉시 관할 보건소에 신고해야 하는 감염병은?

① 디프테리아
② 홍역
③ 장티푸스
④ 풍진
⑤ 유행성이하선염

> **해설** 디프테리아는 제1급 법정 감염병으로 발생 즉시 관할 보건소에 신고해야 한다.

정답 51 ① 52 ③ 53 ③ 54 ⑤ 55 ③ 56 ① 57 ① 58 ⑤ 59 ③ 60 ①

7회 실전모의고사

61 다음 중 생후 1년 이내에 접종하지 않아도 되는 것은?
① 디프테리아　② 수두　③ B형 간염
④ BCG　⑤ 소아마비

> 해설　수두 : 1회 접종(12~15개월) → 추가접종(만 4~6세)

62 다음 중 C형 간염의 주된 원인은 무엇인가?
① 오염된 주사기의 재사용
② 오염된 물이나 음식
③ 공중목욕탕
④ 술잔 돌리기
⑤ 가벼운 입맞춤

> 해설　C형 간염은 주로 혈액을 통한 전파로 오염된 혈액제제나 오염된 바늘의 재사용, 성 접촉 등을 통하여 전파된다.

63 필수 예방접종은 누가 실시해야 하는가?
① 보건복지부장관　② 시·도지사
③ 시장·군수·구청장　④ 질병관리본부장
⑤ 건강보험공단이사

> 해설　특별자치도지사 또는 시장·군수·구청장은 보건복지부장관이 지정한 감염병에 대하여 필수 예방접종을 실시하여야 한다.

64 다음 중 모체의 병원체가 태반을 통과하여 태아에게 선천적 감염을 일으킬 수 있는 질환은?
① 매독　② 콜레라　③ 홍역
④ 수두　⑤ 임질

> 해설　매독은 태반을 통하여 태아에게 선천적 감염을 일으킬 수 있다 (임신 16주 이내에 치료해야 한다).

65 영유아에게 주로 발생하는 감염병으로 장내 바이러스에 의해 전염되며 손, 발, 구강내, 입술에 수포가 생기는 질환은?
① 수족구병　② 연성하감
③ 임질　④ 유행성 이하선염
⑤ 수두

> 해설　수족구병은 영유아에게 주로 발생하는 바이러스 질환으로 미열과 함께 손, 발, 구강에 수포성 발진이 생긴다.

66 다음 성홍열에 대한 설명 중 바르지 않은 것은?
① 6~7세 아동에게 많은 열성 감염병이다.
② 제2급 법정 감염병에 해당된다.
③ 진단검사로 딕(Dick) 테스트가 이용된다.
④ 항바이러스제를 투약한다.
⑤ 발열, 구토, 복통, 두통, 인두염, 딸기혀 등의 증상이 있다.

> 해설　성홍열은 용혈성 연쇄상구균이 원인으로 페니실린이 효과적이다.

67 페인트 도장이나 활판 인쇄업을 하는 근로자에게 발생할 수 있는 중금속 중독에 해당하는 것은?
① 카드뮴　② 수은　③ 납
④ 셀레늄　⑤ 비소

> 해설　납 중독 증상 : 식욕부진, 변비, 복부 팽만감, 뇌중독, 신장장애 등

68 구강보건법에 의한 영유아 구강건강진단에 포함되지 않는 것은?
① 치아우식　② 치아발육
③ 구강발육　④ 구강질환
⑤ 치아마모

> 해설　영유아의 구강건강진단 : 치아우식증, 치아 및 구강발육, 기타 구강질환 상태가 포함된다.

69 정신질환자의 사회 적응을 위한 각종 훈련과 생활지도를 하는 시설을 무엇이라 하는가?
① 정신재활시설　② 정신요양시설
③ 정신의료기관　④ 정신병원
⑤ 낮 병동

> 해설
> - 정신건강 증진시설 : 정신의료기관, 정신요양시설, 정신재활시설
>   - 정신의료기관 : 주로 정신질환자를 치료할 목적으로 규정시설기준 등에 적합하게 설치된 병원과 의원 및 병원급 이상의 의료기관에 설치된 정신건강의학과
>   - 정신요양시설 : 정신질환자를 입소시켜 요양 서비스를 제공하는 시설
>   - 정신재활시설 : 정신질환자 또는 정신건강상 문제가 있는 사람 중 대통령령으로 정하는 사람의 사회 적응을 위한 각종 훈련과 생활지도를 하는 시설

정답　61 ②　62 ①　63 ③　64 ①　65 ①　66 ④　67 ③　68 ⑤　69 ①

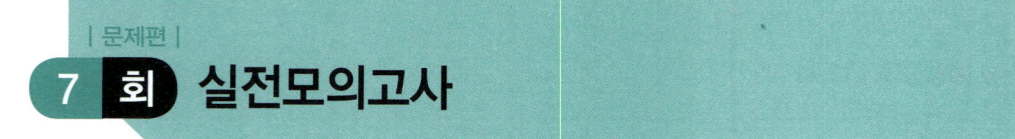

7 회 실전모의고사

| 문제편 |

70 항문 주위에서 발견되며 소양증, 습진과 염증을 일으키는 제 4급 감염병은 무엇인가?

① 회충증　　　② 편충증　　　③ 요충증
④ 간흡충증　　⑤ 폐흡충증

> **해설** 요충증은 항문 주위에서 산란하며 가려움, 습진, 염증 등의 증상을 일으킨다(진단법 – 항문 주위 도말법)

제 4 과목 실기

71 혈압 측정에 관한 설명으로 옳지 않은 것은?

① 하지에서 혈압을 측정하는 경우에는 슬와동맥에서 측정한다.
② 커프는 팔이나 대퇴 부위의 약 1/3를 덮는 크기를 사용한다.
③ 수은주는 초당 2~4mmHg의 속도로 내린다.
④ 혈압을 정확하게 측정하기 위해서는 환자의 팔을 심장과 같은 높이로 한다.
⑤ 청진기의 판막형을 상완동맥에 올려놓는다.

> **해설** 커프는 팔이나 대퇴 부위의 약 2/3를 덮는 크기를 사용한다.

72 환자의 복부검사를 돕는 방법으로 적합하지 않은 것은?

① 검사 부위를 최소한으로 노출시킨다.
② 환자의 프라이버시를 위하여 조명은 어둡게 한다.
③ 검사 전에 배뇨하도록 한다.
④ 배횡와위를 취해주도록 한다.
⑤ 검사 전 검사에 대한 설명은 환자의 불안감을 감소시킨다.

> **해설** 가능하면 밝은 조명을 유지하여 시야를 확보하도록 한다.

73 다음 중 MRI와 CT에 대한 설명으로 바르지 않은 것은?

① MRI는 방사선을 이용하며 주로 복부질환 등을 검사한다.
② CT는 X선을 이용하여 인체의 횡단면상의 영상을 확인하는 것이다.
③ MRI는 뇌, 척추 질환을 검사하기에 적합하다.
④ CT가 MRI보다 검사 시간이 짧다.
⑤ MRI 검사 시 몸에 금속물질을 지니고 검사할 수 없다.

> **해설** 자기공명영상(MRI) : 자기장 내에서 고주파를 이용하여 뇌, 척추, 관절 질환 등을 검사

74 정맥신우 촬영검사 전 준비사항으로 옳지 않은 것은?

① 검사 전에 금식을 해야 한다.
② 검사 전 12~24시간 수액을 제한한다.
③ 조영제에 대한 알러지 검사를 해야 한다.
④ 관장을 한다.
⑤ 삭모를 한다.

> **해설**
> • 정맥신우촬영(IVP) : 신장, 신우, 요관, 방광을 보기 위한 검사
> • 검사 6~8시간 전부터 금식
> • 검사 전 12~24시간 정맥 주입 제한, 관장

75 대변검사에 대한 설명으로 바르지 않은 것은?

① 잠혈을 확인하기 위해서는 검사 3일 전부터 붉은색 채소, 육류, 철분제는 제한한다.
② 농, 혈액, 점액이 있는 대변이라면 농, 혈액, 점액이 있는 부분을 채취한다.
③ 배변 전에 배뇨하여 대변에 소변이 섞이지 않도록 한다.
④ 기생충 검사를 위한 대변검사는 검사가 지연되는 경우 냉장 보관한다.
⑤ 검사물은 뚜껑이 있는 채변용기에 받는다.

> **해설** 기생충 대변검사 : 아메바(기생충)는 외부 온도에 예민하기 때문에 정확한 검사를 위해 배변 받는 즉시 검사실에 보내도록 한다.

76 감염 예방의 가장 쉽고 효과적인 방법은 무엇인가?

① 항생제 복용　　② 엽산 복용　　③ 손 씻기
④ 마스크 착용　　⑤ 환기

> **해설** 손 씻기는 병원감염을 예방하기 위한 가장 효과적인 방법이다.

77 오른쪽 다리가 불편한 환자에게 목발 보행법을 교육할 경우 적합하지 않은 것은?

① 체중은 손과 손목에 실어야 한다.
② 계단을 오를 때는 왼쪽 다리부터 올린다.
③ 계단을 내려갈 때는 건강한 다리가 먼저 내려가도록 한다.
④ 목발 보행 시 시선을 정면을 향하도록 한다.
⑤ 평지에서 이동할 때는 목발과 아픈 다리를 먼저 이동한다.

> **해설** 목발 3점 보행
> • 계단 오르기 : 건강한 다리 → 목발 → 아픈 다리
> • 계단 내려가기 : 목발 → 아픈 다리 → 건강한 다리

정답 70 ③　71 ②　72 ②　73 ①　74 ⑤　75 ④　76 ③　77 ③

7회 실전모의고사

78 이동 섭자의 사용법에 관한 설명으로 틀린 것은?

① 섭자통에는 하나의 섭자만 꽂는다.
② 섭자의 끝은 항상 아래로 향하도록 한다.
③ 섭자는 오염이 되지 않았더라도 24시간이 지나면 교환한다.
④ 섭자통의 가장자리는 오염된 것으로 간주한다.
⑤ 섭자통에서 섭자를 꺼낼 때 양쪽 면은 벌어진 상태로 꺼내야 한다.

> 해설 섭자통의 가장자리는 오염된 것으로 보며 섭자통에서 섭자를 꺼낼 때 양쪽 면을 맞물린 상태로 꺼내야 한다.

79 기관 절개 환자 간호로 옳지 않은 것은?

① 기관 절개관을 통한 흡인 시 1회 흡인 시간은 10초 이내이다.
② 흡인과 흡인 사이 휴식은 저산소증을 초래한다.
③ 절개관을 통한 흡인 시 멸균 상태를 철저히 지킨다.
④ 흡인 시 대상자 체위는 반좌위이다.
⑤ 세균 번식을 막기 위해 매일 소독한다.

> 해설 흡인 시간이 길어지면 저산소증이 발생할 수 있으므로 흡인과 흡인 사이에는 산소가 공급될 수 있도록 휴식이 필요하다.

80 환기에 대한 설명 중 틀린 것은?

① 습도는 환기에 의해 조절이 가능하다.
② 환기 시 환자에게 바람이 직접적으로 가지 않도록 한다.
③ 환기는 피부 모세혈관을 자극하여 순환을 감소시킨다.
④ 환기를 통하여 공기의 질 향상을 기대할 수 있다.
⑤ 환기 시 창문의 아래와 위를 모두 연다.

> 해설 환기의 효과 : 피부의 발열 촉진, 순환 및 호흡 증진, 모세혈관 자극

81 약물 관리에 대한 설명으로 틀린 것은?

① 마약은 반드시 별도의 이중잠금장치가 있는 곳에 보관한다.
② 고위험 약물은 별도로 보관한다.
③ 약물의 특성에 따라 보관한다.
④ 인슐린은 냉장 보관한다.
⑤ 모든 약물은 냉장 보관하도록 한다.

> 해설 약물의 특성에 따라 보관 방법이 다르다(예) 인슐린은 냉장 보관, 기름 종류의 약품은 10℃ 정도에 보관).

82 족저굴곡이 생길 수 있는 원인에 해당하는 것은?

① 위 침구가 너무 단단히 잡아 당겨져서 다리가 눌린 경우
② 위 침구의 솔기가 환자에 닿는 경우
③ 침대가 습하게 젖어있는 경우
④ 고무포를 깔지 않은 경우
⑤ 침대에 주름을 펴지 않은 경우

> 해설 위 침구의 지속적인 압박은 족저굴곡을 초래할 수 있으므로 위 침구의 무게를 받지 않도록 발 지지대를 해주는 것이 좋다.

83 침상 만들기에 대한 설명으로 틀린 것은?

① 골절 환자를 위해 푹신한 매트리스를 사용한다.
② 사용 중 침상을 만들 때 양쪽 침상 난간을 모두 내려서는 안 된다.
③ 개방 침상은 침상의 2/3를 열어 환자가 침상에 들어가기 편하도록 한다.
④ 화상 환자는 크레들을 이용하여 침상을 만든다.
⑤ 린넨물은 바닥에 닿지 않도록 주의해야 한다.

> 해설 골절 환자의 신체선열을 반듯하게 유지하기 위하여 딱딱한 매트리스를 사용해야 한다.

84 통목욕에 대한 설명으로 옳지 않은 것은?

① 환자가 원하면 목욕 시간을 30분 이상 길게 하여 최대한 이완할 수 있도록 한다.
② 물의 온도는 42~44℃가 적당하다.
③ 안전 위험이 없고 움직일 수 있는 대상자만 가능하다.
④ 미끄러지지 않도록 주의한다.
⑤ 문을 안에서 잠그지 않도록 한다.

> 해설 따뜻한 물에 오래 노출되면 혈관이 확장되고 혈액이 정체될 수 있으며, 이로 인해 두통이나 현기증이 있을 수 있으므로 목욕 시간은 20분을 넘기지 않도록 한다.

85 상처 드레싱의 목적에 해당하지 않는 것은?

① 상처를 보호하기 위해서
② 통증을 감소시키기 위해서
③ 분비물 흡수를 돕기 위해서
④ 상처 부위를 지지하기 위해서
⑤ 출혈을 방지하기 위해서

> 해설 상처 드레싱의 목적
> • 출혈 방지
> • 상처 보호
> • 국부적인 약물 사용
> • 상처 분비물 흡수 촉진
> • 상처 부위 지지

정답 78 ⑤ 79 ② 80 ③ 81 ⑤ 82 ① 83 ① 84 ① 85 ②

7 회 실전모의고사

86 다음 중 검사 돕기에 대한 설명으로 옳지 않은 것은?

① 요배양 검사를 위한 채뇨 시 중간 소변을 받도록 설명한다.
② 복부 초음파 검사 시 배횡와위를 취하도록 한다.
③ 복수 천자 시 외과적 무균술을 적용하도록 한다.
④ 바륨 관장 후에는 물을 많이 마시도록 한다.
⑤ 24시간 소변 수집 검사 시 첫 소변은 버리도록 한다.

> **해설**
> • 요검사 : 중간 소변 수집
> • 요배양검사 : 인공 도뇨를 통하여 무균적으로 수집
> • 24시간 소변검사 : 첫 소변은 버리고 다음날 마지막 시간까지의 모든 소변을 수집

87 위관 영양액 주입 시 알맞은 온도에 해당하는 것은?

① 체온보다 낮은 온도
② 냉장고에서 꺼낸 직후의 온도
③ 체온보다 약간 높은 온도
④ 10℃ 이하의 온도
⑤ 통목욕 물의 온도와 같은 온도

> **해설** 너무 차가우면 복통을 유발하고 너무 높은 온도는 점막을 손상시키므로 체온보다 약간 높은 온도(37~38℃)가 적합하다.

88 관장 시 복부 불편감을 호소하는 대상자에게 취해야 할 사항은?

① 관장을 즉시 중단한다.
② 입을 다물고 빠르게 호흡하도록 한다.
③ 관장통의 높이를 낮추거나 용액 주입 속도를 늦춘다.
④ 수분 섭취를 권장한다.
⑤ 관장을 중단하고 스스로 배설을 시도하게 한다.

> **해설**
> • 복부 근육의 긴장을 풀어주고 이완시키기 위해 대상자에게 심호흡을 교육한다.
> • 관장 용액 흐름의 속도를 늦추어 장 점막의 자극을 약화시킨다.

89 유치 도뇨관을 유지하고 있는 환자의 소변 주머니를 방광보다 낮게 유지해야 하는 이유는?

① 방광보다 높게 유지하면 항문이 손상될 수 있으므로
② 도뇨관이 빠질 수 있으므로
③ 방광보다 낮아야 환자의 활동성이 보장되므로
④ 배액관이 꺾이지 않도록 하기 위하여
⑤ 방광으로 소변이 역류되는 것을 막기 위해서

> **해설** 소변의 역류를 방지하기 위해 소변 주머니는 항상 방광보다 낮게 유지한다.

90 다음 중 배설량에 포함되지 않는 것은?

① 설사   ② 구토   ③ 상처배액
④ 정상대변   ⑤ 출혈

> **해설** 정상대변과 발한 등은 수분을 측정하기 어려워 배설량에 포함시키지 않는다.

91 호흡에 대한 설명으로 옳은 것은?

① 나이가 어릴수록 호흡이 느리다.
② 급성 감염이 있으면 호흡 중추가 자극되어 호흡수가 감소된다.
③ 운동은 일시적으로 호흡수를 감소시킨다.
④ 당뇨병 혼수 시 체인스톡 호흡이 있다.
⑤ 모르핀은 호흡을 느리게 한다.

> **해설** 모르핀 : 마약성 진통제이며 부작용으로 호흡 억제를 초래한다.

92 응집원이 없어 혈액형 상관없이 다른 환자에게 혈액을 줄 수 있는 혈액형은?

① A형   ② B형   ③ O형
④ AB형   ⑤ RH$^+$

> **해설** O형(만능 공혈자)은 응집원이 없으며 응집소는 항A와 항B 모두 가지고 있다.

93 질병을 일으키는 3대 요소로 맞는 것은?

① 숙주, 환경, 환자   ② 환자, 병원체, 병원
③ 환경, 항원, 매개체   ④ 병원체, 숙주, 환자
⑤ 병원체, 숙주, 환경

> **해설** 미생물이 생체 조직에 침입하여 증식한 경우를 감염이라 하며, 감염은 병원체, 숙주, 환경의 상호관계에 의해 성립된다.

94 다음 중 임종 시 볼 수 있는 호흡은?

① 쿠스마울 호흡   ② 체인스톡 호흡
③ 비오트 호흡   ④ 지속성 흡식 호흡
⑤ 긴장성 호흡

> **해설** 체인스톡 호흡은 호흡수와 깊이가 증가하고 무호흡이 교차하는 호흡 형태로 임종 시 볼 수 있다.

정답
86 ① 87 ③ 88 ③ 89 ⑤ 90 ④ 91 ⑤ 92 ③ 93 ⑤ 94 ②

95 항생제의 혈중 농도를 일정하게 유지하기 위해서는 어떻게 해야 하는가?

① 식전에만 투여한다.
② 일정한 간격을 맞춰 투여한다.
③ 경구 투약과 병행한다.
④ 수분 섭취를 많이 하도록 한다.
⑤ 투여 시마다 용량을 변경한다.

> 해설 대부분의 항생제는 신장을 통해 배설되고 혈중 농도를 일정하게 유지하기 위해서 정해진 간격으로 정확하게 투여해야 한다.

96 위 절제술을 받은 환자가 덤핑 신드롬이 발생한 경우 적절한 간호에 해당되는 것은?

① 식사 전후로 수분을 충분히 제공한다.
② 지방의 섭취를 늘리도록 한다.
③ 한 번에 많은 음식을 먹는 것이 좋다.
④ 식후에는 앉아있도록 한다.
⑤ 고탄수화물 식이를 제공하도록 한다.

> 해설 덤핑 증후군(급속 이동 증후군)
> • 식이 : 고단백, 고지방, 저탄수화물
> • 고지방 식이는 위내 정체율을 증가시키므로 도움이 된다.

97 병원의 낯선 환경과 용어들로 불안을 느끼는 환자에게 안정을 주는 가장 좋은 방법은?

① 조명을 어둡게 한다.
② 안정제를 처방한다.
③ 간호 행위와 처치에 대해 알기 쉽게 설명한다.
④ 환자가 낯선 환경에 적응해가는 단계를 관찰한다.
⑤ 다른 환자들과 친해질 수 있도록 연계해준다.

> 해설 간호 행위와 처치 시 자세한 설명은 환자의 불안감을 감소시킨다.

98 다음 중 조기이상을 할 수 있는 환자에 해당되는 것은?

① 망막 박리 환자   ② 뇌압 상승 환자
③ 위 수술 환자   ④ 대퇴골두골절 수술 환자
⑤ 태반 조기 박리 환자

> 해설 일반적인 복부 수술 환자는 조기이상을 권유한다.

99 흉곽수술 후 환측 팔 운동을 시작하는 시기로 알맞은 것은?

① 되도록 빠른 시일 내에   ② 1주 후
③ 2주 후   ④ 3주 후
⑤ 봉합사를 제거한 후

> 해설 흉곽수술 후 환측의 팔 운동은 되도록 빠른 시일 내에 시작해야 한다.

100 결핵 환자의 객담을 처리하는 방법 중 가장 이상적인 것은?

① 땅에 묻는다.
② 휴지에 싸서 태운다.
③ 크레졸에 담근 후 버린다.
④ 변기에 버린다.
⑤ 하수구에 버린다.

> 해설 결핵 환자의 객담 처리 방법으로 가장 이상적인 것은 소각이다.

정답 95 ② 96 ② 97 ③ 98 ③ 99 ① 100 ②

| 문제편 |

8 회 실전모의고사

제 1 과목 기초간호학 개요

01 체온에 대한 설명으로 올바르지 않은 것은?

① 정신적, 신체적 스트레스는 부교감 신경을 자극시켜 체온이 하강한다.
② 영아는 체온 조절이 잘 안 된다.
③ 소아의 체온은 성인보다 약간 높고, 노인은 낮은 경향이 있다
④ 배란기에는 체온이 상승한다.
⑤ 나이, 호르몬, 환경, 운동, 스트레스, 하루 중 변화 등에 영향을 받는다.

> **해설** 정신적, 신체적 스트레스가 심할 경우 교감 신경의 자극으로 체온이 상승한다.

02 출혈 시 활력징후의 변화에 대한 설명으로 옳은 것은?

① 맥박은 증가하고 혈압은 감소한다.
② 맥박과 혈압은 감소한다.
③ 맥박과 혈압은 증가한다.
④ 맥박은 감소하고 혈압은 증가한다.
⑤ 맥박은 변화가 없고 혈압은 감소한다.

> **해설** 출혈이 있으면 혈액 소실로 혈압은 떨어지고 말초에 혈액을 더 많이 보내기 위해서 보상기전으로 심장 수축이 증가하여 빈맥이 발생한다.

03 요배양검사의 목적에 해당하는 것은?

① 당뇨를 확인하기 위하여
② 단백뇨를 확인하기 위하여
③ 혈뇨를 확인하기 위하여
④ 비뇨기계 감염의 원인균을 확인하기 위하여
⑤ 호르몬을 평가하기 위하여

> **해설** 요배양검사
> • 요로 감염을 일으키는 미생물을 확인하고 원인균을 찾아 항생제를 결정하기 위한 검사이다.
> • 인공 도뇨를 통하여 검체를 받아야 한다.

04 E.O 가스 멸균의 단점은?

① 아포를 사멸하지 못한다. ② 독성이 있다.
③ 높은 습도가 필요하다.   ④ 높은 온도가 적용된다.
⑤ 침투력이 약하다.

> **해설** E.O 가스 멸균
> • 가스의 독성으로 통기 시간이 8~12시간 필요하다.
> • 침투력이 높으며 아포를 사멸한다.

05 편안하고 쾌적한 환경을 만들어주는 요소 중 가장 중요한 요소는 무엇인가?

① 환기   ② 습도   ③ 온도
④ 청결   ⑤ 소음

> **해설** 환경의 구성요소 중 가장 중요한 것은 환기이다.

06 다음 중 호흡을 감소시키는 요인에 해당하는 것은?

① 체온 상승
② 스트레스
③ 음식을 먹고 소화하는 과정
④ 흡연
⑤ 수면 시

> **해설** 수면 시에는 부교감 신경의 활성화로 호흡이 감소한다.

07 다음 중 힘 주기를 해야 하는 시기에 해당되는 것은?

① 분만 1기   ② 분만 2기   ③ 분만 3기
④ 분만 4기   ⑤ 산욕기

> **해설** 분만 과정 중 힘 주기는 태아 만출기(분만 제2기)에 한다.

08 분만 후 유방이 울혈되는 이유는?

① 에스트로겐 분비 증가로 인해서
② 모유를 완전히 비우지 않아서
③ 프로게스테론 상승으로 인해서
④ 대사가 증가해서
⑤ 수액을 과다 주입해서

> **해설**
> • 유방의 울혈은 만들어진 젖을 다 먹지 않아 유방에 젖이 과도하게 찬 것을 말한다.
> • 유방 울혈의 예방과 치료는 젖을 자주 먹이고 충분히 수유하는 것이다.

정답 01 ① 02 ① 03 ④ 04 ② 05 ① 06 ⑤ 07 ② 08 ②

8회 실전모의고사

09 다음 중 진진통과 가진통에 대한 설명으로 틀린 것은?

① 가진통 후에 진진통이 온다.
② 진진통은 통증이 불규칙적이다.
③ 진진통이 있을 때 이슬이 있다.
④ 가진통은 통증이 불규칙적이다.
⑤ 가진통일 때는 걸으면 통증이 완화된다.

> 해설 진진통은 가진통에 비해 비교적 규칙적이고, 시간이 지나면서 점점 더 통증의 강도가 심해진다.

10 호르몬의 기능에 관한 설명으로 바르지 않은 것은?

① 에스트로겐 – 자궁 증대, 유방과 유선 조직을 발달시킴
② 프로게스테론 – 자궁 내막을 유지하고 자궁 수축력을 감소시킴
③ 융모성선 자극 호르몬 – 태반에서 분비되며 입덧과 관련됨
④ 태반 락토겐 – 유즙 분비 작용과 모체의 당 대사에 관여
⑤ 프로게스테론 – 자궁 수축력을 증가시킴

> 해설 프로게스테론 : 자궁 내막을 유지하고 자궁 수축력을 감소시켜 임신을 유지시킨다.

11 임신 시 정기적으로 해야 하는 산전 검사는?

① 혈압측정, 소변검사, 체중측정
② 혈압측정, 소변검사, 혈당검사
③ 혈압측정, 초음파검사, 혈당검사
④ 흉부 X-ray, 초음파검사, 혈당검사
⑤ 혈압측정, 혈당검사, 체중측정

> 해설 임신중독증을 조기에 발견하기 위해서는 체중측정, 혈압측정, 소변검사(단백뇨)를 정기적으로 해야 한다.

12 분만 과정 중 힘 주기에 대한 설명으로 바르지 않은 것은?

① 분만 2기에 힘 주기를 진행한다.
② 자궁 수축이 없는 이완기 때 힘을 줘야 한다.
③ 아기 머리가 모두 나오면 힘을 주지 않는다.
④ 발로 이후에는 복압을 멈추고 이완하도록 한다.
⑤ 자궁 수축 시에 힘을 주도록 한다.

> 해설 자궁 수축 시 힘을 주고 이완기 때 심호흡을 하도록 한다.

13 신생아 간호 시 가장 우선되는 목표에 해당하는 것은?

① 영양 상태
② 기도 유지
③ 적절한 체온 유지
④ 감염 예방
⑤ 제대 간호

> 해설 분만실과 신생아실에서 신생아 간호 시 가장 우선되는 간호 목표는 기도 유지이다.

14 황달로 광선요법 중인 신생아 간호로 틀린 것은?

① 모유 수유 시 광선치료를 잠깐 중단하도록 한다.
② 안대를 해주도록 한다.
③ 섭취량과 배설량을 측정하고 수분 공급량을 늘린다.
④ 고체온증을 관찰한다.
⑤ 기저귀와 옷을 모두 벗기고 체위 변경을 자주 해준다.

> 해설 광선이 생식선에 악영향을 줄 수 있으므로 꼭 기저귀를 채운다.

15 태어난 지 하루도 안 된 신생아에게 황달이 있는 것은 무엇을 의미하는가?

① 병적 황달
② 생리적 황달
③ 철결핍성 빈혈
④ 모유 황달
⑤ 수정체 후부 섬유증식증

> 해설
> • 생리적 황달 : 생후 2~3일경
> • 병적 황달 : 생후 24시간 이내

16 팔꿈치 관절 운동의 가동 범위로 옳지 않은 것은?

① 내전
② 굴곡
③ 신전
④ 회외
⑤ 회내

> 해설 내전은 정중면에 가까이 오는 운동을 말한다.

17 안구에 심한 타박상을 입었을 경우 응급처치로 알맞은 것은?

① 눈을 가볍게 눌러주도록 한다.
② 절대안정한다.
③ 머리를 낮춘다.
④ 고개를 옆으로 돌리도록 한다.
⑤ 기침을 하도록 권장한다.

> 해설 안구에 심한 타박상을 입었을 경우 전방 출혈이 우려되므로 절대안정을 취하도록 한다.

18 다음 중 혈액의 구성 성분이 하는 역할을 바르게 연결한 것은?

① 적혈구 – 식균작용
② 적혈구 – 혈액응고작용
③ 백혈구 – 산소운반
④ 백혈구 – 혈액응고작용
⑤ 혈소판 – 혈액응고작용

> 해설
> • 적혈구 : 산소운반
> • 백혈구 : 식균작용
> • 혈소판 : 혈액응고작용

정답 09 ② 10 ⑤ 11 ① 12 ② 13 ② 14 ⑤ 15 ① 16 ① 17 ② 18 ⑤

| 문제편 |

8 회 실전모의고사

19 관상동맥의 폐색으로 심장으로의 혈류가 차단되어 심근에 괴사를 일으키는 질환은?

① 심근경색증　② 울혈성 심부전　③ 협심증
④ 동맥경화증　⑤ 심부정맥

> **해설** 심근경색 : 관상동맥이 완전히 막혀서 심장으로의 혈류가 차단되어 심근 일부가 괴사되는 병을 말한다.

20 갑상샘과 관련있는 식품은?

① 해조류　② 생선　③ 육류
④ 우유　⑤ 과일

> **해설** 요오드는 갑상샘 호르몬 합성의 기본 물질로 해조류에 많이 들어있다.

21 다음 중 치아우식증을 예방하는 방법으로 틀린 것은?

① 올바른 칫솔질 교육　② 식이조절
③ 불소도포법　④ 치면열구소와 전색법
⑤ 부정교합의 교정

> **해설** 치아우식증 예방법 : 음료수 불소화법, 불소도포법, 불소용액 양치사업, 치면열구소와 전색법, 올바른 식이조절 및 칫솔질 등

22 다음 중 침 요법을 적용할 수 있는 대상자는?

① 출혈 환자　② 임산부
③ 심근경색증 환자　④ 화상 환자
⑤ 약물 남용 환자

> **해설** 위장관 출혈이 있거나 출혈 환자, 화상 환자, 임산부, 급성 심장질환자는 침 요법 적용을 금한다.

23 관장에 대한 설명으로 옳은 것은?

① 관장통의 높이는 높을수록 좋다.
② 관장에 적절한 체위는 반좌위이다.
③ 관장 시 심호흡을 금지한다.
④ 관장 용액의 온도는 낮을수록 좋다.
⑤ 수용성 윤활제를 사용한다.

> **해설**
> • 관장통의 높이 : 40~60cm(성인)
> • 관장액의 온도 : 40.5~43℃
> • 관장액 주입 시 심호흡을 하여 신체가 이완될 수 있도록 하고 수용성 윤활제를 적용해 삽입 시 자극되지 않도록 한다.

24 다음 중 가장 마지막에 나오는 영구치는 무엇인가?

① 제1소구치　② 제2소구치　③ 견치
④ 지치　⑤ 절치

> **해설** 영구치 중 구강 내에 제일 늦게 나오는 치아 : 지치(사랑니, 제3대구치)

25 신생아 목욕에 대한 설명으로 옳지 않은 것은?

① 태지는 미관상 좋지 않으므로 제거한다.
② 알칼리성 비누, 오일, 로션 등은 사용하지 않는다.
③ 눈은 내안각에서 외안각으로 씻는다.
④ 수유 전과 후 30분은 목욕을 피한다.
⑤ 눈을 가장 먼저 닦는다.

> **해설** 태지는 체온 유지, 감염 보호막 역할을 하고 출생 1~2일이 지나면 자연스럽게 벗겨지므로 억지로 제거하지 않는다.

26 다음 중 신생아의 장폐색을 의심할 수 있는 기준 시간은?

① 생후 6시간 이내에 배변이 없는 경우
② 생후 12시간 이내에 배변이 없는 경우
③ 생후 24시간 이내에 배변이 없는 경우
④ 생후 48시간 이내에 배변이 없는 경우
⑤ 생후 72시간 이내에 배변이 없는 경우

> **해설** 출생 후 24시간 이내에 배변이 없으면 기능적 이상이나 장폐색을 의심할 수 있다.

27 결핵(BCG, 피내용) 예방접종 시기는?

① 3회 접종(0, 1, 6개월)　② 생후 4주 이내 접종
③ 생후 8주 이내 접종　④ 생후 12주 이내 접종
⑤ 3회 접종(2, 4, 6개월)

> **해설** 결핵(BCG, 피내용) 예방접종 : 생후 4주 이내

28 다음 중 지방 성분을 소화하는 효소로 알맞은 것은?

① 펩신　② 아밀라아제　③ 트립신
④ 리파아제　⑤ 프로테아제

> **해설** 지방을 분해하는 효소 : 리파아제

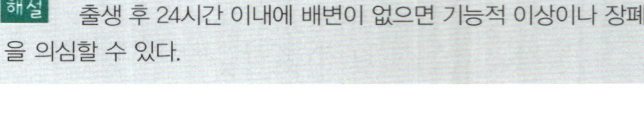

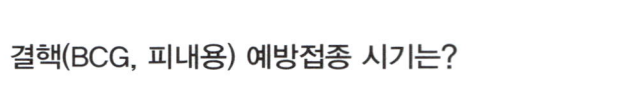

정답 19 ①　20 ①　21 ⑤　22 ⑤　23 ⑤　24 ④　25 ①　26 ③　27 ②　28 ④

8회 실전모의고사

29 다음 중 모성사망의 주된 원인에 해당하는 것은?

① 당뇨병, 고혈압, 산전 출혈
② 산후 출혈, 감염에 의한 산욕열, 임신중독증
③ 임신중독증, 호르몬 불균형, 산후 출혈
④ 산후 출혈, 분만 과정 중 뇌압 상승, 임신중독증
⑤ 당뇨, 임신중독증, 유선염

> **해설** 모성사망
> • 임신, 분만, 산욕의 합병증으로 인한 사망을 말한다.
> • 임신중독증, 산후 출혈, 감염에 의한 산욕열이 주된 원인이다.

30 항암제 치료 중인 환자를 간호할 때 가장 중요한 것은?

① 통증 조절　② 감염 예방　③ 정신적 이완
④ 낙상 방지　⑤ 식단 관리

> **해설** 항암제 투여 시 면역력이 떨어지므로 감염 예방을 철저히 하도록 한다.

31 뇌에서 호흡, 순환 등 생명에 직접적으로 관여하는 중추는?

① 간뇌　② 연수　③ 대뇌
④ 소뇌　⑤ 시상하부

> **해설** 연수 : 호흡, 심장 박동, 혈압, 소화, 삼키기 등의 신체기능을 조절한다.

32 다음 중 의식이 없는 환자에게 가장 중요한 간호는?

① 기도 유지　② 혈압 측정　③ 산소 공급
④ 체위 변경　⑤ 낙상 예방

> **해설** 의식이 없는 환자에게 가장 중요한 것은 기도 유지이다.

33 간성 혼수 환자에게 저단백 식이를 제공해야 하는 이유는?

① 암모니아를 증가시키기 위하여
② 신장에 부담을 줄이기 위하여
③ 간에 부담을 줄이기 위하여
④ 삼투압을 유지하기 위하여
⑤ 혈중 암모니아 수치를 유지하기 위하여

> **해설**
> • 간성 혼수를 일으키는 원인 : 암모니아
> • 간 기능이 떨어진 환자는 단백질의 대사산물인 암모니아를 간에서 효소로 전환하지 못하여 암모니아의 독성이 간성 혼수를 일으킨다.

34 우리 몸에 체온 조절의 기능이 있는 중추는?

① 간뇌　② 연수　③ 시상하부
④ 소뇌　⑤ 대뇌

> **해설** 체온 조절 중추 : 시상하부

35 홍역 환자가 소양감을 호소하는 경우 완화시켜주기 위해 적당한 것은?

① 중조수나 전분으로 목욕을 시켜준다.
② 알코올 목욕을 해준다.
③ 습도를 30~40%로 유지해준다.
④ 수분을 제한한다.
⑤ 진정제를 투여한다.

> **해설** 소양감을 완화시키기 위해서는 중조수 또는 전분 목욕이 효과적이다.

제 2 과목 보건간호학 개요

36 보건소의 하부 조직으로 읍, 면마다 1개소씩 설치해야 하는 것은?

① 보건소　② 보건지소　③ 보건진료소
④ 보건진료원　⑤ 보건의료원

> **해설**
> • 보건소 : 시(구가 설치되지 않은 시)·군·구별로 1개소를 설치
> • 보건지소 : 읍·면 단위로 1개소씩 설치되며 필요시 추가 설치
> • 보건진료소 : 「농어촌 등 보건의료를 위한 특별조치법」에 의해서 벽·오지에 보건진료소를 설치
>
> 보건소 > 보건지소 > 보건진료소

37 생애주기에 따른 건강증진 사업 중 학교보건사업에 해당하는 것은?

① 예방접종, 성장발달검사
② 건강생활 실천(음주 예방, 흡연 예방 등)
③ 만성질환 예방 및 관리
④ 약물 오남용 예방, 관절염 관리
④ 가족계획, 약물 오남용 예방

> **해설** 학교(청소년 보건사업) : 성교육 및 상담, 약물 오남용 예방, 건강생활 실천(음주 예방, 흡연 예방, 운동, 영양)등

정답 29 ② 30 ② 31 ② 32 ① 33 ⑤ 34 ③ 35 ① 36 ② 37 ②

8 회 실전모의고사

| 문제편 |

---

38 오랫동안 잠수부로 일했던 사람이 근육통, 구토, 현기증, 관절염 등의 증상이 있다. 이에 유추할 수 있는 직업병은?

① 경견완 증후군　　　　② 잠함병
③ 레이노병　　　　　　④ 안구진탕증
⑤ VDT 증후군

> **해설** 잠함병 : 고기압에서 작업 후 급속이 감압이 이루어질 때 체내에 녹아있던 질소 가스가 혈중으로 배출되어 공기색전증을 유발해 발생한다.

39 흡연에 관한 보건교육 시 가장 효과가 큰 대상자는?

① 청소년　　　② 실업자　　　③ 노인
④ 주부　　　　⑤ 환자

> **해설**
> • 청소년기에 습득한 건강지식과 태도는 습관화와 생활화로의 전환이 쉽다.
> • 청소년 보건사업 : 성교육 및 상담, 약물 오남용 예방, 건강생활 실천 (음주 예방, 흡연 예방, 운동, 영양)등

40 동일한 주제에 대해 전문가 2~5명이 자신의 의견을 발표한 후 사회자의 진행에 따라 청중과 공개 토론하는 형식으로 강연자, 사회자, 청중 모두가 전문가로 구성된 보건교육을 무엇이라 하는가?

① 분단토의　　　② 패널토의　　　③ 강의
④ 그룹토의　　　⑤ 심포지움

> **해설** 심포지움 : 강연자, 사회자, 청중 모두 전문인으로 구성한다.

41 보건교육 방법 중 그룹토의의 장점에 해당되는 것은?

① 많은 대상자가 참여할 수 있다.
② 사회자의 능력에 따라 효과가 다를 수 있다
③ 대상자들은 교육 목표 도달에 능동적으로 참여할 수 있다.
④ 그룹의 수가 클수록 토의에 참여하는 수가 커진다.
⑤ 대상자들의 참여가 수동적이다.

> **해설** 그룹토의 단점
> • 사회자의 능력에 따라 효과가 달라질 수 있다.
> • 참가자 수가 클수록 토의에 참여하는 수가 적어진다.

42 감염에 민감하여 입원 시 격리해야 하는 대상자는?

① 백혈병 환자　　　　② 결핵 환자
③ 홍역 환자　　　　　④ 수두 환자
⑤ 폐렴 환자

> **해설** 보호 격리(역격리)
> • 감염에 민감한 사람을 위해 주위 환경을 무균적으로 유지하는 것
> • 화상 환자, 백혈병 환자, 선천성 면역결핍 환자 등

43 다음 중 인간의 체온 조절에 영향을 미치는 온열 요소에 포함되지 않는 것은?

① 기온　　　② 적외선　　　③ 기류
④ 복사열　　⑤ 습도

> **해설** 인체에 느끼는 온도의 체감은 주로 공기의 온도, 습도, 기류, 주위의 복사열의 4가지 요소에 기인한다고 간주하며 이들 물리적 요소를 환경의 온열 요소라 한다.

44 기온역전에 대한 설명으로 옳은 것은?

① 찬 공기가 아래에 있고 더운 공기가 위에 있어 공기의 수직 이동이 없는 상태이다.
② 지표면의 기온이 높고 상층부의 기온은 낮은 상태를 말한다.
③ 대기 상층부와 하층부의 기온이 같은 상태를 말한다.
④ 바람이 없이 맑은 날에는 기온역전현상을 볼 수 없다.
⑤ 기온역전현상이 있을 때 공기의 대류현상이 잘 발생한다.

> **해설** 기온의 역전상태 : 찬 공기가 아래에 있고 더운 공기가 위에 있어 공기의 수직 이동이 없어지므로 대기오염이 잘 발생한다.

45 신장기능장애, 골연화증, 보행장애 등을 유발하는 오염물질은?

① 페놀　　　② 메틸 수은　　　③ 주석
④ 카드뮴　　⑤ 납

> **해설** 이타이이타이병 : 체내에 들어온 카드뮴이 혈류를 타고 간과 신장으로 확산되며 골연화증, 신장기능장애, 보행장애 등을 일으킨다.

46 식품보존법 중 절임법에 관한 내용으로 맞는 것은?

① 식품을 건조시켜 부패를 방지하는 방법이다.
② 삼투압 또는 pH 조절을 통하여 부패 미생물을 억제하는 방법이다.
③ 부패 미생물의 발육을 촉진시키는 환경을 만드는 것이다.
④ 식품의 변질 없이 오래 보관할 수 있는 가장 안전한 방법이다.
⑤ 모든 균을 사멸할 수 있다.

> **해설** 절임법 : 식품에 소금, 식초, 설탕을 넣어 삼투압 또는 pH 조절을 통해 부패 미생물을 억제하는 방법이다.

정답 38 ②　39 ①　40 ⑤　41 ③　42 ①　43 ②　44 ①　45 ④　46 ②

8회 실전모의고사

47 바이러스에 대한 설명으로 알맞은 것은?

① 전자현미경으로 관찰 가능하다.
② 항생제에 의한 치료효과를 기대할 수 있다.
③ 병원체 중 가장 크다.
④ 디프테리아, 폐결핵 등을 일으킨다.
⑤ 세균보다 크기가 크다.

> 해설 바이러스 : 병원체 중 가장 작아 전자현미경으로 볼 수 있다.

48 중독되면 심한 경우 호흡기의 마비를 초래하는 미틸로톡신은 어느 것의 독소인가?

① 버섯   ② 매실   ③ 조개
④ 굴   ⑤ 감자

> 해설 미틸로톡신 : 조개

49 다음 중 질병의 2차 예방에 포함되는 것은?

① 예방접종, 산전 간호   ② 환경 위생 개선, 보건교육
③ 재활 치료   ④ 당뇨병 환자의 식이요법
⑤ 금연교육

> 해설
> • 1차 예방 : 예방접종, 질병 예방, 보건교육 등
> • 2차 예방 : 검진을 통한 질병의 조기 발견 및 조기 치료
> • 3차 예방 : 재활 및 사회 복귀

50 적조현상 시 수질의 상태에 대한 설명으로 틀린 것은?

① 플랑크톤이 사라진다.
② 오염된 수질을 의미한다.
③ 수질의 기능이 없어지는 부영영화가 초래된다.
④ 용존산소가 낮아진다.
⑤ 생물학적 산소요구량은 높아진다.

> 해설 적조현상은 플랑크톤의 이상 증식으로 발생하는 현상이다.

제 3 과목 공중보건학 개론

51 보건간호사업에서 가족에 대한 설명으로 바르지 않은 것은?

① 핵가족 중심으로 분류한다.
② 동거하는 사람만 가족으로 분류한다.
③ 가족 구성원들은 서로 상호작용을 한다.
④ 고유의 생활방식을 갖고 있다.
⑤ 가족 건강은 역동적이고 다양한 측면을 갖고 있다.

> 해설 동거하지 않더라도 한 가족으로 간주한다.

52 지역사회 결핵관리사업에 대한 설명으로 옳은 것은?

① 제3급 법정 감염병으로 예방접종을 실시한다.
② 결핵 유병률이 낮아 중요하게 관리한다.
③ 결핵 환자가 발견되었을 경우 보건소에 신고한다.
④ 예방하기 어렵기 때문에 철저히 관리한다.
⑤ 영유아 다음으로 중요하게 관리한다.

> 해설 결핵은 제2급 법정 감염병으로 유병률이 높고 만성 전염성 질환이며 전파 가능성이 있으므로 철저한 관리가 필요하다.

53 지역사회 간호에서 가족 중심 간호가 중요하게 여겨지는 이유로 알맞은 것은?

① 동시에 관찰이 가능하므로 시간이 절약된다.
② 가족 생활의 질이 가족 구성원의 건강에 영향을 준다.
③ 가족의 계속적 관찰이 어렵다.
④ 가족 구성원은 서로 배타적이다.
⑤ 가족 생활의 질과 가족 구성원의 건강은 무관하다.

> 해설 가족 중심 간호의 특성
> • 가족을 계속적으로 관찰하기 쉽다.
> • 가족 구성원의 건강이 가족의 복지에 영향을 준다.
> • 가족 생활의 질이 가족 구성원의 건강에 영향을 준다.

54 소비자로서의 권리를 찾도록 지지해주는 보건간호사의 역할에 해당되는 것은?

① 알선자   ② 대변자   ③ 상담자
④ 촉진자   ⑤ 보건조직 관리자

> 해설 지역사회를 대신하여 그들의 입장에서 의견 제시 : 대변자(옹호자)

55 지역사회 간호사업에서 간호조무사의 업무가 아닌 것은?

① 결핵 사업에 참여   ② 보건통계 작성에 협조
③ 임산부에 대한 보건교육 ④ 가족의 건강 상태 진단
⑤ 주민들의 요구 파악

> 해설 간호조무사는 가족 전체의 건강을 지도한다.

56 보건요원에 대한 설명으로 바르지 않은 것은?

① 지역사회 주민들의 생활방식, 습관 등을 파악해야 한다.
② 각종 사업에 보건교육을 실시한다.
③ 건강이나 질병에 대한 특수한 금기사항을 파악해야 한다.
④ 보건간호 사업자에게는 관찰력과 면접력이 필요하다.
⑤ 자기가 맡은 일을 분배하는 것보다 함께 협동하는 것을 우선으로 한다.

> 해설 일은 구성원 개인의 기술과 재능에 따라 조정하고 정확하게 분배하는 것이 중요하다.

정답 47 ① 48 ③ 49 ④ 50 ① 51 ② 52 ③ 53 ② 54 ② 55 ④ 56 ⑤

| 문제편 |

8 회 실전모의고사

57 발생률 산출 공식에서 분자에 해당되는 것은?

① 전체 인구 수
② 현재 특정 건강문제를 갖고 있는 사람 수
③ 건강한 전체 인구 수
④ 새로이 특정 건강문제가 발생한 사람 수
⑤ 감염된 사람과 접촉한 사람 수

해설 발생률 : 감수성 있는 인구집단에서 특정 질병이 발생한 수를 비율로 나타낸 것

58 생산 연령 인구가 다수 유출되는 농촌지역의 전형적인 인구 형태는?

① 피라미드형   ② 종형   ③ 항아리형
④ 호로형   ⑤ 별형

해설 호로평(표주박형) : 농촌형, 전출형으로 15~49세 인구가 50% 미만이다.

59 제2급 감염병인 콜레라에 감염될 시 보이는 임상 증상으로 알맞은 것은?

① 심한 구토와 쌀뜨물 같은 설사
② 기침과 객혈
③ 점액성 혈변
④ 피부 발진
⑤ 복부 불편감, 황달

해설 콜레라 : 세균성 감염병으로 심한 구토와 설사를 유발하는 소화 기계 감염병이다.

60 다음 중 모기를 매개로 전파되는 질환이 아닌 것은?

① 일본뇌염   ② 말라리아   ③ 황열
④ 사상충   ⑤ 콜레라

해설 콜레라 : 파리

61 오염된 흙 속에 있다가 기생할 동물이 다가오면 피부를 뚫고 몸 안으로 들어가 소장에 기생하며 빈혈을 일으키는 기생충은?

① 구충증   ② 요충증   ③ 회충증
④ 갈고리촌증   ⑤ 무구조충증

해설 구충증(십이지장충증) : 성충의 흡혈로 인해 빈혈이 발생하며 경피 감염을 주의해야 한다.

62 항문 주위에 산란하고 심한 가려움증을 일으켜 피부염, 습진 외에 소화장애, 신경증상을 수반하는 기생충은 무엇인가?

① 요충증   ② 유구조충   ③ 간흡충
④ 회충   ⑤ 사상충

해설
• 요충 : 항문 주위에 산란
• 항문 주위 도말법 : 충란 검출을 위한 진단법

63 기생충의 전파 경로가 바르지 않은 것은?

① 간흡충증 – 쇄우렁이 – 담수어
② 폐흡충증 – 소
③ 장티푸스 – 파리
④ 유구조충증 – 돼지
⑤ 사상충 –모기

해설 폐흡충증(페디스토마) : 다슬기(제1중간숙주) – 참게, 참가재(제2중간숙주)

64 임질에 대한 설명으로 알맞은 것은?

① 호흡기를 통해 감염된다.
② 후유증으로 불임을 초래할 수 있다.
③ 모체의 태반을 통해서 감염된다.
④ 제1급 법정 감염병에 해당된다.
⑤ 우유 찌꺼기와 같은 분비물과 소양감이 있다.

해설 임질은 성 전파성 질환으로 남녀 불임증. 요도염, 질식 분만 시 신생아 안염 등을 유발할 수 있다.

65 다음 중 B형 간염에 대한 설명으로 바르지 않은 것은?

① 대소변으로 전파되므로 주의한다.
② 제3급 법정 감염병에 해당된다.
③ 오염된 주사기, 의료기구에 찔렸을 때 감염될 수 있다.
④ 수직 감염이 가능하다.
⑤ 집단 생활자, 상습적 약물 복용자는 감염될 가능성이 높다.

해설 B형 간염 : 정액. 체액을 통해서 감염

66 농부가 걸릴 수 있는 질환으로 진드기로 발생하는 감염병은?

① 쯔쯔가무시   ② 랩토스피파   ③ 재귀열
④ 발진티부스   ⑤ 브루셀라증

해설 쯔쯔가무시 : 진드기의 유충이 피부에 붙어 피를 빨아먹은 부위에 가피(딱지)가 동반된 궤양이 나타나는 것이 특징이다. 농부와 같이 야외에서 활동이 많은 사람에게 발병하기 쉽다.

정답 57 ④ 58 ④ 59 ① 60 ⑤ 61 ① 62 ① 63 ② 64 ② 65 ① 66 ①

8회 실전모의고사

67 의사가 결핵 환자를 진단하였을 경우 관할 보건소장에게 언제까지 신고해야 하는가?

① 즉시
② 24시간 이내에 신고
③ 48시간 이내에 신고
④ 7일 이내에 신고
⑤ 14일 이내에 신고

> 해설 결핵은 제2급 법정 감염병에 속하여 발견 또는 유행 24시간 이내에 관할 보건소장에게 신고해야 한다.

68 간호조무사가 되려는 사람은 간호조무사 국가시험에 합격한 후 누구에게 자격 인정을 받아야 하는가?

① 시도지사
② 시장·군수·구청장
③ 대통령
④ 보건복지부차관
⑤ 보건복지부장관

> 해설 간호조무사는 보건복지부령으로 정하는 교육과정을 이수하고 간호조무사 국가시험에 합격한 후 보건복지부장관의 자격 인정을 받아야 한다.

69 요양병원에 입원할 수 있는 대상자로 바르게 연결된 것은?

① 노인성 치매환자, 상해 후 회복기에 있는 환자, 만성 질환자
② 결핵 환자, 노인성 치매환자
③ 만성 질환자, 상해 후 회복기에 있는 환자, 정신분열증 환자
④ 노인성 치매환자, 상해 후 회복기에 있는 환자, 결핵 환자
⑤ 노인성 치매환자, 결핵 환자, 만성 질환자

> 해설 요양병원 입원대상 : 노인성 질환자, 만성 질환자 및 외과적 수술 후 또는 상해 후 회복기간에 있는 자로서 주로 요양이 필요한 자로 한다(노인성 치매환자를 제외한 정신질환자 및 감염성 질환자는 대상자에서 제외).

70 의료기관이 폐업한 때에는 진료기록부 등을 어떻게 처리해야 하는가?

① 관할보건소장에게 이관한다.
② 보건복지부에게 이관한다.
③ 관할 구청장에게 신고 후 직접 보관한다.
④ 관할 시에 보관하도록 한다.
⑤ 폐기처분한다.

> 해설 의료기관 개설자는 폐업 또는 휴업 신고를 할 때 진료기록부 등을 관할 보건소장에게 넘겨야 한다.

제4과목 실기

71 다음 중 체온 측정을 하기 위한 방법 중 올바른 것은?

① 심부 체온을 확인하기 위해 액와 체온을 측정하였다.
② 차가운 음식을 먹고 10분이 지나서 구강 체온계로 체온을 측정하였다.
③ 액와 체온을 측정하기 위해서는 약 5분 정도가 소요된다.
④ 6세 어린이에게는 구강 체온계를 이용하여 체온을 측정한다.
⑤ 심장 질환이 있는 환자는 직장 체온계를 사용하지 않는 것이 좋다.

> 해설 직장 체온 측정 시 체온계가 미주신경을 자극할 수 있으므로 심장 질환이 있는 대상자에게는 부적합하다.

72 맥박 측정 시 주로 사용하는 맥박은?

① 상완맥박
② 측두동맥
③ 경동맥
④ 요골맥박
⑤ 대퇴동맥

> 해설
> • 요골동맥 : 맥박 측정 시
> • 상완동맥 : 혈압 측정 시

73 다음 중 복부 검진 순서로 알맞은 것은?

① 시진 → 촉진 → 타진 → 청진
② 시진 → 청진 → 타진 → 촉진
③ 타진 → 청진 → 시진 → 촉진
④ 촉진 → 청진 → 시진 → 타진
⑤ 촉진 → 청진 → 타진 → 시진

> 해설
> • 일반적인 순서 : 시진 → 촉진 → 타진 → 청진
> • 복부 검진 순서 : 시진 → 청진 → 타진 → 촉진(촉진으로 연동 운동이 일어날 수 있으므로 청진을 먼저 하고 촉진을 한다)

74 신체검진 시 사용되는 물품을 목적에 따라 연결한 것이다. 바르지 않은 것은?

① 관절각도계 – 관절 운동 범위의 확인
② 이경 – 이도, 고막 확인
③ 면봉 – 각막반사
④ 질경 – 여성 생식기
⑤ 검안경 – 시력 평가

> 해설 검안경 : 눈 가장 안쪽에 있는 망막 내부 구조를 보기 위한 것(시신경 확인)

정답 67 ② 68 ⑤ 69 ① 70 ① 71 ⑤ 72 ④ 73 ② 74 ⑤

| 문제편 |

8 회 실전모의고사

75 검체 관리 방법 중 바르지 않은 것은?

① 혈액 – 운반이 지연되는 경우 냉장 보관한다.
② 대변 – 받은 즉시 검사실로 보낸다.
③ 소변 – 실온 보관한다.
④ 뇌척수액 – 실온 보관한다.
⑤ 객담 – 운반이 지연되는 경우 냉장 보관한다.

> **해설** 소변은 수집 후 바로 검사실로 보내며 지연되는 경우 냉장 보관한다.

76 다음 중 위내시경 검사 후 의사에게 보고해야 하는 증상은?

① 입안에 상처가 있는 경우
② 갑자기 일어나는 극심한 복통, 오한, 출혈
③ 인후통을 호소하는 경우
④ 불안함을 호소하는 경우
⑤ 정신적 통증을 호소하는 경우

> **해설**
> • 위 천공이 발생하면 즉시 위의 구멍을 막는 응급 수술이 필요
> • 위 천공 증상 : 갑자기 일어나는 상복부 통증, 오한, 출혈 등

77 붕대 사용법으로 올바르지 않은 것은?

① 뼈 돌출 부위에는 패드를 대준다.
② 붕대의 시작과 끝맺음은 환행대를 해준다.
③ 환부 위에서 매듭을 고정한다.
④ 관절을 약간 구부린 상태에서 붕대를 감는다.
⑤ 붕대는 말초에서 몸 중심 쪽으로 감는다.

> **해설** 환부 위에서 붕대를 감거나 끝내지 말아야 한다.

78 다음 중 발작성 기침이 특징인 질환에 해당하는 것은?

① 백일해　　　　② 풍진
③ 대상포진　　　④ 홍역
⑤ 수두

> **해설** **백일해**
> • 호흡기 질환으로 처음에는 가벼운 기침으로 시작해 시간이 갈수록 발작성 기침을 보이는 것이 특징이다.
> • 기관지 폐렴이 합병증이며 실내온도와 습도 조절이 중요하다.

79 침상 만들기에 대한 설명으로 바르지 않은 것은?

① 베개는 터진 부분이 출입구의 반대쪽으로 가도록 한다.
② 침상은 주름이 없고 건조해야 한다.
③ 잠시 초음파 검사를 받으러 갔다 돌아온 환자를 위해 빈 침상을 준비한다.
④ 담요는 침대 상부에서 15~20cm을 내려와서 편다.
⑤ 윗홑이불은 솔기가 위로 나오게 한다.

> **해설**
> • 빈 침상 : 환자가 새로 입원하였을 때 사용할 수 있도록 만든 침상
> • 개방 침상 : 환자가 사용 중이거나 곧 사용할 침상

80 환자가 통목욕을 하던 중 어지러운 증상을 호소하는 경우에 가장 먼저 해야 할 일은?

① 일단 밖으로 데리고 나온다.
② 넘어질 수 있으므로 물 안에서 혈당검사를 한다.
③ 목욕통 안에서 활력징후를 측정한다.
④ 물 밖으로 데리고 나와서 다리를 상승시킨다.
⑤ 통의 물을 빼고 머리는 낮추고 다리를 상승시킨다

> **해설** 통목욕 시 환자가 어지러운 증상을 호소하거나 졸도하는 경우 일단 대상자를 안전하게 보호해야 하므로 통의 물을 빼고 환자의 머리를 낮추도록 한다.

81 미온수 목욕에 대한 설명으로 틀린 것은?

① 피부를 물로 닦아내는 것을 미온수 목욕이라 한다.
② 물이 증발되면서 열을 떨어뜨리는 효과가 있다.
③ 복부를 제외한 이마, 겨드랑이, 서혜부를 물수건으로 닦는다.
④ 팔, 다리는 말초에서 중심을 향해 닦는다.
⑤ 열이 내려갈 때까지 시간 제한 없이 반복적으로 시행한다.

> **해설** 미온수 목욕은 30분을 초과하지 않는다.

82 환자의 편안한 식사를 위해 지켜야 할 사항이 아닌 것은?

① 식사 직전에 드레싱, 투약 등을 마무리하여 편안하게 식사할 수 있도록 한다.
② 환자가 좋아하는 것을 먹도록 한다.
③ 먹을 수 있을 만큼 조금씩 먹도록 한다.
④ 식사는 서두르지 않고 여유 있게 먹을 수 있도록 한다.
⑤ 식전에 구강 간호를 제공한다.

> **해설** 가능하면 식사 전이나 후에 치료 및 드레싱 등은 피하며 휴식을 취하는 것이 좋다.

정답　75 ③　76 ②　77 ③　78 ①　79 ③　80 ⑤　81 ⑤　82 ①

8회 실전모의고사

83 비위관 삽입에 대한 설명으로 바르지 않은 것은?

① 영양액 주입 후 가능하면 30분 동안 반좌위를 취해준다.
② 물이 주사기에서 완전히 내려간 것을 확인하고 조절기를 잠근다.
③ 영양액 주입 전과 후에 물을 주입한다.
④ 위관 삽입 후 위 내용물이 나오는지 확인한다.
⑤ 청색증, 호흡곤란 등의 증상이 있는지 확인한다.

> 해설 위장으로 공기가 들어가는 것을 막기 위해서는 물이 주사기에서 완전히 들어가기 전에 조절기를 막아야 한다.

84 다음 중 자연 배뇨를 촉진할 수 있는 간호에 해당하지 않는 것은?

① 물 흐르는 소리를 들려준다.
② 차가운 변기를 대준다.
③ 앉은 상태에서 허리를 앞으로 구부린다.
④ 좌욕을 제공한다.
⑤ 금기가 아니라면 수분 섭취를 하도록 한다.

> 해설 따뜻한 변기를 대주거나 좌욕을 하면 괄약근 이완으로 배뇨가 촉진된다.

85 체위에 대한 설명으로 옳은 것은?

① 두개 내압 상승 시 트렌델렌버그 체위를 해준다.
② 호흡곤란이 있을 경우 앙와위가 좋다.
③ 관장을 하는 경우 배횡와위를 해준다.
④ 여성의 인공도뇨를 시행할 때 앙와위를 해준다.
⑤ 출혈 시 트렌델렌버그 체위를 해준다.

> 해설 출혈 시 다리를 상승시켜주는 체위는 정맥혈 귀환을 촉진시킨다.

86 반좌위 시 욕창이 발생할 수 있는 부위는?

① 좌골, 천골, 발뒤꿈치
② 쇄골, 무릎, 천골
③ 무릎, 요골, 발가락
④ 천골, 목, 어깨
⑤ 무릎, 어깨, 좌골

> 해설 반좌위 시 욕창 호발 부위 : 좌골, 천골, 발뒤꿈치

87 목발 보행 시 체중은 어디에 실어야 하는가?

① 어깨 ② 손목 ③ 무릎
④ 허리 ⑤ 팔꿈치

> 해설 체중이 액와에 실리지 않도록 주의하고 손과 손목을 사용하여 체중을 지지한다.

88 상처 간호에 사용되는 약물이 아닌 것은?

① 과산화수소 ② 붕산 ③ 베타딘
④ 알코올 ⑤ 생리식염수

> 해설 소독 효과가 좋은 알코올은 피부 소독에 많이 사용하지만, 피부를 건조하게 하고 상처 회복 과정을 방해하며 자극적이므로 개방성 상처에 적용하지 않는다.

89 붕대법을 적용하는 경우 주의사항에 해당하지 않는 것은?

① 붕대는 중심에서 말초로 감는다.
② 상처 위나 민감한 부위 위에서 매듭짓는 것을 금한다.
③ 관절은 약간 구부린 상태를 유지한 채 적용한다.
④ 붕대의 시작과 끝은 환행대로 한다.
⑤ 뼈 돌출 부위는 패드를 댄다.

> 해설 정맥 순환을 촉진시키고 부종을 감소시키기 위해서 붕대는 말초에서 몸 중심으로 감는다.

90 욕창의 원인으로 가장 알맞는 것은?

① 영양 부족 ② 산소 부족 ③ 빈혈
④ 운동 부족 ⑤ 압력

> 해설 욕창 : 압력에 의한 혈액순환 장애로 압력 부위에 산소와 영양소가 공급되지 못한 결과 초래되는 피부 괴사

91 침상 목욕에 관한 설명이다. 바르지 않은 것은?

① 한 번에 한 부위씩 순서대로 빠르게 닦는다.
② 말초에서 중추로 닦아준다.
③ 얼굴은 제일 마지막에 환자가 스스로 하도록 한다.
④ 씻는 부위만 노출시키고 다른 부분은 목욕 담요로 덮어둔다.
⑤ 대상자가 가능한 한 스스로 할 수 있도록 격려한다.

> 해설 깨끗한 부분을 먼저 씻고 더러운 부분을 가장 나중에 씻어야 한다.

92 파수 후 가장 먼저 관찰해야 하는 것은?

① 단백뇨 검사 ② 융모막 검사 ③ 양수천자
④ 초음파 검사 ⑤ 태아 심음 청취

> 해설 태아를 보호하는 쿠션 역할을 하는 양수가 파수되면 자궁 수축의 압력이 직접 태아나 제대에 가해지므로 태아 심음 청취를 하도록 한다.

정답 83 ② 84 ② 85 ⑤ 86 ① 87 ② 88 ④ 89 ① 90 ⑤ 91 ③ 92 ⑤

| 문제편 |

8 회 실전모의고사

93 우유나 예방주사액의 소독법으로 맞는 것은?

① 고온 살균법 – 71℃에서 20초
② 저온 살균법 – 63℃에서 30분간
③ 저온 살균법 – 63℃에서 60분간
④ 고압 증기 멸균법 – 120℃에서 20~30분간
⑤ 자비 소독 – 물이 끓기 시작해서 10~20분간

> **해설** 우유나 예방주사약의 단백질은 열이나 냉동에 의해 영양 성분이 파괴될 수 있으므로 저온 살균하는 것이 적합하다.

94 투베르쿨린 반응검사에 대한 설명으로 바르지 않은 것은?

① 결핵균 감염 유무 확인을 위하여 실시한다.
② 투베르쿨린 반응검사에서 양성이 나오면 흉부 X-ray를 해야 한다.
③ 피내에 주사하고 12~24시간 후 피부 반응을 확인한다.
④ 투베르쿨린 반응검사 결과 음성은 결핵이 아님을 의미한다.
⑤ 반응검사에서 피부 경결이 10mm 이상은 양성을 의미한다.

> **해설** 투베르쿨린 반응검사은 48~72시간 후에 확인한다.

95 다음 중 뇌척수액 검사 후 간호로 적합한 것은?

① 호흡곤란을 호소할 수 있으므로 반좌위를 취해준다.
② 조기이상을 권장한다.
③ 기침과 심호흡을 권장한다.
④ 수분 섭취를 제한하도록 한다.
⑤ 두통이 있을 수 있으므로 앙와위로 안정을 취해준다.

> **해설** 뇌척수액 검사 후 간호
> • 상실된 뇌척수액을 보충하기 위해 수액요법, 수분 섭취를 권장한다.
> • 뇌척수액의 누출로 두통이 발생할 수 있으므로 8~10시간 동안 앙와위 자세로 안정을 취하도록 한다.

96 두부 손상 시 간호로 틀린 것은?

① 기도 개방을 관찰한다.
② 두부를 움직이지 않도록 고정한다.
③ 의식수준을 파악한다.
④ 절대안정시킨다.
⑤ 머리 부분을 낮춰준다.

> **해설** 머리를 상승시켜 뇌압 상승을 예방한다.

97 상처 간호의 원칙을 잘못 설명한 것은?

① 내과적 멸균술을 적용한다.
② 소독제는 30초 이상 적용한다.
③ 드레싱 세트는 사용 직전에 열어야 한다.
④ 상처 간호 전후 손을 깨끗이 씻는다.
⑤ 외과적 멸균술을 적용한다.

> **해설** 상처 간호는 침습적인 간호로 철저한 외과적 멸균술을 적용하여 2차 감염이 발생하지 않도록 한다.

98 투베르쿨린 반응검사는 다음 중 어떤 주사법으로 시행하는가?

① 피내주사   ② 피하주사   ③ 근육주사
④ 정맥주사   ⑤ 중심정맥주사

> **해설** 피내주사 : BCG 접종, 투베르쿨린 반응검사, 알레르기, 항생제 과민반응검사

99 자비 소독법에 대한 설명으로 옳지 않은 것은?

① 감염병 환자의 식기는 끓인 후에 씻어야 한다.
② 유리는 물이 끓기 시작하면 넣어 약 10분간 끓인다.
③ 상아와 고무제품은 적합하지 않다.
④ 끝이 날카로운 기구는 거즈나 소독포에 싸서 끓인다.
⑤ 아포는 제거하지 못한다.

> **해설** 유리는 끓는 물에 바로 넣으면 온도 차이로 인해 깨질 수 있으므로 처음부터 찬물에 넣고 끓인다.

100 요배양검사 시 소변을 가장 바르게 수집한 것은?

① 소변백에 고여 있는 소변을 채취한다.
② 인공 도뇨를 통하여 검체를 얻는다.
③ 24시간 동안 수집한다.
④ 첫 소변은 버리고, 24시간 지난 후 마지막 소변까지 수집한다.
⑤ 처음 소변은 버리고 중간 소변 2/3를 받는다.

> **해설** 요배양검사를 시행하기 위해서는 소변을 무균적으로 채취해야 하므로 인공 도뇨를 통하여 검체를 얻는다.

정답 93 ② 94 ③ 95 ⑤ 96 ⑤ 97 ① 98 ① 99 ② 100 ②

9회 실전모의고사

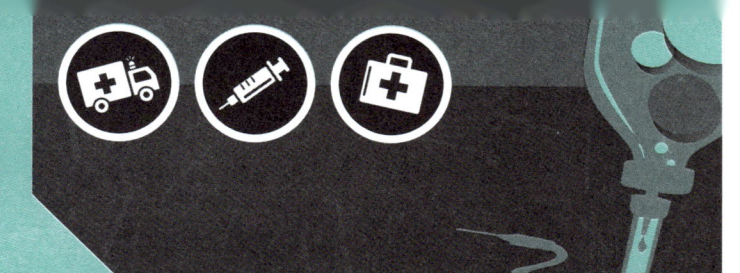

제 1 과목 기초간호학 개요

01 다음 중 객관적 자료에 해당하는 것은?

① 현기증 ② 속쓰림 ③ 통증
④ 소양감 ⑤ 청색증

> 해설 객관적 자료 : 타인도 관찰하거나 확인할 수 있는 정보
> 예 환자에 대한 관찰, 검사결과 등

02 체온에 대한 설명으로 옳지 않은 것은?

① 생산열과 상실열의 차이를 말한다.
② 배란기에는 프로게스테론의 작용으로 체온이 상승한다.
③ 운동 시에는 체온이 상승한다.
④ 수면 시에는 체온이 상승한다.
⑤ 정신적, 신체적 스트레스가 심할 경우 체온이 상승한다.

> 해설 수면 시 부교감 신경의 활성화로 체온은 하강한다.

03 호흡에 영향을 미치는 요인으로 바르지 않은 것은?

① 나이가 어리면 호흡이 빠르고 여성이 남성보다 빠르다.
② 급성 감염이 있으면 호흡수가 증가한다.
③ 체온이 상승하면 호흡수가 증가한다.
④ 혈중 산소량이 감소되면 호흡수는 감소한다.
⑤ 운동은 일시적으로 호흡수를 증가시킨다.

> 해설 혈중 산소량이 감소되면 부족한 산소량을 보충하기 위해서 호흡이 증가한다.

04 24시간 소변검사에 대한 설명으로 틀린 것은?

① 첫 소변은 버리고 24시간 지난 후 마지막 소변까지 받도록 한다.
② 검사 목적에 따라 차광하는 경우도 있다.
③ 화장실에 "24시간 소변검사" 중 표시를 달아 환자가 수집하는 것을 잊지 않도록 한다.
④ 실수로 중간에 소변을 버린 경우에는 검체를 다시 모아야 한다.
⑤ 인공 도뇨를 통하여 검체를 얻는다.

> 해설
> • 24시간 소변검사 : 하루 중 배설이 일정하지 않은 호르몬, 단백 및 전해질 등을 정량하고자 할 때 시행한다.
> • 인공 도뇨는 비뇨기계 감염을 예방하기 위하여 꼭 필요한 경우에만 시행해야 한다(요배양검사 : 인공 도뇨를 통해 검체 받음).

05 다음은 기관지경 검사에 관한 설명으로 옳은 것은?

① 폐활량을 확인하기 위한 검사이다.
② 검사 후 구개반사가 돌아올 때까지 금식한다.
③ 조영제를 이용하여 검사한다.
④ 검사 후 바로 수분 섭취를 권장하도록 한다.
⑤ 검사 전 조영제에 대한 알러지 여부를 확인한다.

> 해설 기관지경 검사
> • 기관지경을 통하여 후두, 기관, 기관지를 직접 눈으로 확인하기 위한 검사
> • 기관지경 검사 전 목(후두)에 국소마취하기 때문에 검사 후 구개반사가 돌아올 때까지 금식 유지

06 체온계나 청진기 표면 소독에 주로 쓰이며 창상에는 쓰이지 않는 소독약은?

① 알코올 ② 베타딘
③ 크레졸 ④ 붕산수
⑤ 과산화수소

> 해설 알코올은 체온계, 청진기 등의 기구 소독에 쓰이며, 자극성으로 인해 창상에는 사용하지 않는다.

07 욕창의 초기 단계에 해당하는 것은?

① 근육의 손상 ② 국소적 빈혈
③ 궤양 ④ 조직의 괴사
⑤ 발적

> 해설 욕창의 단계
> 순환장애 → 발적 → 열감 → 국소적 빈혈 → 궤양 → 조직의 괴사

정답 01 ⑤　02 ④　03 ④　04 ⑤　05 ②　06 ①　07 ⑤

| 문제편 |

9 회 실전모의고사

08 정자와 난자에 관한 설명으로 옳지 않은 것은?

① 난자는 여성의 생식 세포로 여성의 생식 기관인 난관에서 배출된다.
② 난자는 배란된 지 24시간 안에 수정되지 않으면 퇴화한다.
③ 정자는 남성의 고환에서 생성되는 생식 세포이다.
④ 정자의 생존 기간은 48~72시간이다.
⑤ 난자가 자궁에 도달하기 전에 정자를 만나 결합하는 현상을 수정이라 한다.

> **해설** 난소
> • 자궁의 좌우에 각각 1개씩 존재한다.
> • 난자를 보관하고 여포를 성숙시키며 배란이 이루어지는 곳이다.

09 분만 시 가장 이상적인 태아의 체위는?

① 둔위   ② 횡위   ③ 두정위
④ 안면위   ⑤ 족위

> **해설** 분만 시 가장 이상적인 태위 : 두정위

10 자궁외 임신의 원인에 해당하는 것은?

① 경관무력증   ② 임질균   ③ 당뇨
④ 임신성 고혈압 ⑤ 전치 태반

> **해설** 자궁외 임신의 원인
> • 임질균, 클라미디아 등 감염으로 난관이 좁아진 경우
> • 수정란의 운반 과정이 지연된 경우

11 자궁강 전체가 포도상 낭포로 차는 이상 임신을 무엇이라 하는가?

① 포도막염   ② 자궁외 임신   ③ 포상기태
④ 융모상피암   ⑤ 태반 조기 박리

> **해설** 포상기태 : 태반을 형성하고 있는 융모막의 융모 세포가 이상 증식하여 자궁강 전체가 포도상 낭포로 차는 이상 임신

12 태반 조기 박리에 대한 설명으로 옳은 것은?

① 주로 임신 초기에 발생한다.
② 태반 조기 박리가 진행되면 혈압이 상승된다.
③ 태반 조기 박리 징후가 있으면 가벼운 운동을 하도록 한다.
④ 임신 7개월 이후 발생하며 무통성 질 출혈이 특징적이다.
⑤ 출혈로 인한 저혈량 쇼크 시 트렌델렌버그 자세를 취해준다.

> **해설** 태반 조기 박리 : 임신 후반기의 출혈성 합병증으로 날카로운 통증, 암적색 질 출혈, 자궁이 딱딱해지는 증상이 있으며, 출혈로 인해 저혈압이 발생하므로 침상 안정을 하도록 한다.

13 임신의 확정적 증후로 볼 수 있는 것은?

① 임산부가 느끼는 태동, 경부의 유연성
② HCG 검사결과 양성, 복부 증대
③ HCG 검사결과 양성, 초음파에 의한 태아 확인
④ 태아 심음 청취, 태동
⑤ HCG 검사결과 양성, 무월경

> **해설** 임신의 확정적(절대적) 증후
> 태아 심음 청취, 태동(촉진자에 의한 태아 움직임), 초음파에 의한 태아 확인

14 출생 후 정상 신생아 간호 중 올바르지 않은 것은?

① 비타민 K를 투여한다.
② 첫 목욕은 체온이 안정된 뒤에 한다.
③ 머리를 약간 높여준다.
④ 질산은 안연고를 점안한다.
⑤ 양수에 젖은 신생아를 따뜻한 수건으로 닦아준다.

> **해설** 기도 유지를 위해 머리를 약 15도 가량 낮춘다(분비물 배액을 촉진시키고 기도 유지에 적합).

15 모유에 대한 설명으로 틀린 것은?

① 모유에는 비타민 A와 유당이 우유보다 많다.
② 모유가 인공 우유보다 단백질이 더 많이 함유되어 있다.
③ 모유와 우유의 열량과 수분은 같다.
④ 초유는 태변 배출을 촉진시킨다.
⑤ 모유 수유는 자궁 수축을 촉진, 배란을 억제시킨다.

> **해설** 인공 우유에는 모유보다 단백질이 더 많이 함유되어 있다.

16 홍역에 걸린 환아가 학교에 등원해도 되는 시기는?

① 열이 내린 시기
② 열이 내리고 3일이 지난 시기
③ 코플릭 반점이 사라진 시기
④ 열이 없으며 코플릭 반점도 완전히 사라진 시기
⑤ 증상이 모두 사라진 시기

> **해설** 홍역 : 열이 내리고 3일이 지날 때까지 등원을 중지시킨다.

정답 08 ① 09 ③ 10 ② 11 ③ 12 ⑤ 13 ④ 14 ③ 15 ② 16 ②

9회 실전모의고사

17 찰과상은 무엇을 말하는가?
① 피부가 분리된 것을 말한다.
② 피부가 찢어진 상태를 말한다.
③ 피부가 찢어지고 감염된 것을 말한다.
④ 피부가 찔린 것을 말한다.
⑤ 피부가 긁힌 것을 말한다.

> **해설** 마찰에 의하여 피부의 표면에 입는 외상을 뜻하며 보통 긁힌 것을 말한다.

18 갑상선 기능 저하증인 크레틴증 환자에게 볼 수 있는 증상은?
① 발달 지연 ② 호흡곤란 ③ 뇌막염
④ 안구 돌출 ⑤ 신장 손상

> **해설** 크레틴증
> - 원인 : 갑상선 호르몬 부족
> - 증상 : 신체 성장 발달의 결함, 정신적 지진아

19 아스피린을 장기간 복용할 시 발생할 수 있는 부작용은?
① 경련 ② 시야장애 ③ 위장 출혈
④ 혈압 상승 ⑤ 간 독성

> **해설** 아스피린 : 해열, 진통, 항염 등의 효과가 있으나 지혈작용 방해, 위장장애, 위장 출혈 등의 부작용이 있을 수 있다.

20 동상이 걸렸을 경우 응급처치로 적합하지 않은 것은?
① 동상이 걸린 부위는 상승시킨다.
② 동상 부위를 미온수에 담근다.
③ 동상 부위를 비비거나 가벼운 마사지를 한다.
④ 젖은 옷은 제거하도록 한다.
⑤ 따뜻한 물을 마시도록 한다.

> **해설** 동상의 응급처치 주의사항 : 동상 부위 마찰을 피하고 히터 등의 난방 기구를 사용하지 않도록 한다.

21 심한 출혈이 있는 경우 가장 먼저 해야 하는 처치는?
① 환부를 심장 부위보다 높게 한다.
② 출혈 부위에 손바닥으로 직접 압박을 가한다.
③ 지압점부터 압박을 한다.
④ 지혈대를 사용한다.
⑤ 지혈대를 하고 국소거양법을 한다.

> **해설**
> - 직접압박법 : 심한 출혈 시 가장 먼저 시행하는 방법
> - 국소거양법 : 출혈 부위를 심장보다 높게 하여 출혈량을 감소시키는 방법
> - 지압법 : 직접 압박으로 지혈이 안 되면 출혈 부위의 상위 부분 동맥을 눌러 지혈시키는 방법
> - 지혈대 : 사지의 대출혈 시 직접 압박이나 지압법으로도 소용이 없을 때 마지막 단계에 사용하는 방법

22 어혈에 대한 설명으로 옳지 않은 것은?
① 어혈은 전신의 혈액 운행이 순조롭지 못한 것을 의미한다.
② 어혈의 증후는 어혈이 생긴 부위에 따라 똑같이 나타난다.
③ 한열이 치우쳐 왕성해도 어혈이 형성된다.
④ 어혈이 경맥을 막아 통하지 못하면 통증이 생긴다.
⑤ 외상 어혈은 상한 부위에 청자색 혈종이 보인다.

> **해설** 어혈은 발생 부위와 정도에 따라서 다양한 증상을 동반한다.

23 골절 시 뼈가 재생되는 곳은?
① 골수 ② 골막
③ 골조직 ④ 치밀골
⑤ 법랑질

> **해설**
> - 골막 : 뼈를 보호하며 재생
> - 골수 : 혈구 생성
> - 골조직 : 단단한 실질조직

24 다음 중 뇌하수체 전엽에서 분비되는 호르몬이 아닌 것은?
① 성장 호르몬 ② 갑상선 자극 호르몬
③ 난포 자극 호르몬 ④ 황체 형성 호르몬
⑤ 항이뇨 호르몬

> **해설**
> - 뇌하수체 전엽 : 성장 호르몬, 갑상선 자극 호르몬, 부신피질 자극 호르몬, 난포 자극 호르몬, 황체 형성 호르몬 등
> - 뇌하수체 후엽 : 옥시토신, 바소프레신, 항이뇨 호르몬 등

25 항이뇨 호르몬의 결핍으로 비정상적으로 많은 양의 소변을 배설하는 질환은?
① 부신피질 저하증 ② 요붕증
③ 크레틴증 ④ 쿠싱 증후군
⑤ 바세도씨병

> **해설**
> - 요붕증 원인 : 항이뇨 호르몬의 결핍
> - 증상 : 탈수, 다뇨, 다갈, 시력장애, 체중 감소 등

정답 17 ⑤ 18 ① 19 ③ 20 ③ 21 ② 22 ② 23 ② 24 ⑤ 25 ②

| 문제편 |

9 회 실전모의고사

26 신체의 뼈가 과도하게 증식하고 손, 발, 코, 턱 등이 비대해 지는 말단비대증의 원인이 되는 호르몬은?

① 성장 호르몬 ② 안드로겐
③ 프로락틴 ④ 부신피질 자극 호르몬
⑤ 갑상선 자극 호르몬

> **해설** 성장 호르몬이 과다 분비되면 말단비대증이 된다.

27 당뇨병의 대표적 3대 증상은 무엇인가?

① 다음, 다뇨, 체중 증가
② 다음, 혈압 상승, 체중 증가
③ 황달, 다뇨, 다식
④ 다음, 다뇨, 다식
⑤ 핍뇨, 체중 감소, 다식

> **해설** 당뇨병 증상 : 다음(다갈), 다뇨, 다식 등의 증상과 체중 감소, 피로감 등

28 담즙에 대한 설명으로 알맞은 것은?

① 담낭에서 생성되며 지방을 소화시킨다.
② 담즙은 연동 운동을 저하시킨다.
③ 간에서 생성되며 단백질을 소화시킨다.
④ 담낭에서 생성되며 단백질을 소화시킨다.
⑤ 간에서 생성되며 지방을 소화시킨다.

> **해설** 담즙은 간에서 생성되며 십이지장으로 분비하여 지방 소화를 돕는다.

29 혈액 응고의 기능이 있고 결핍 시 출혈성 질환을 초래하는 영양소는?

① 철 ② 탄수화물 ③ 단백질
④ 비타민 K ⑤ 비타민 D

> **해설** 비타민 K : 혈액 응고에 필수적인 비타민

30 관상동맥을 통하여 혈액을 공급받는 장기는?

① 간 ② 뇌 ③ 심장
④ 위 ⑤ 폐

> **해설** 심장동맥(관상동맥)은 심장의 근육층과 심장 바깥막에 혈액을 공급한다.

31 갑상선 절제술을 하고 난 후 환자에게 말을 시키는 이유는 무엇인가?

① 의식상태 확인 ② 호흡상태 확인
③ 통증 정도 확인 ④ 후두신경 손상 유무 확인
⑤ 연하곤란 확인

> **해설** 갑상선과 후두신경은 바로 붙어서 위치하고 있으므로 갑상선 절제술 후에는 목소리를 조절해주는 후두신경의 손상 유무를 확인하기 위해 말을 시켜본다.

32 제산제의 작용에 대한 설명으로 바른 것은?

① 소화를 도와준다. ② 식욕을 촉진시킨다.
③ 위산을 중화시킨다. ④ 위액 분비를 촉진시킨다.
⑤ 장 운동을 촉진시킨다.

> **해설** 제산제는 분비된 위산을 중화시킨다.

33 다음 중 수술 전 분비물 억제의 목적으로 사용하는 약물은?

① 에피네피린 ② 리도카인 ③ 모르핀
④ 아트로핀 ⑤ 하이드라라진

> **해설** 아트로핀 : 수술 전 분비물 억제의 목적으로 사용하는 약물

34 조혈작용이 이루어지는 곳은 골격계의 구조 중 어디에 해당 하는가?

① 골막 ② 부신 ③ 골조직
④ 골수 ⑤ 간

> **해설** 골수 : 혈구 생성

35 위 절제 수술 후 자주 나타나는 덤핑 증후군을 예방하기 위한 방법은?

① 식사 후 누워있도록 한다.
② 수분 섭취를 늘린다.
③ 식사 횟수를 가능한 한 줄인다.
④ 앉아서 식사하도록 돕는다.
⑤ 저단백, 저지방 식이가 도움이 된다.

> **해설** 덤핑 증후군 예방
> • 소량씩 자주 식사한다.
> • 고단백, 고지방, 저탄수화물 식이를 한다.
> • 수분 섭취를 제한한다.

| 정답 | 26 ① | 27 ④ | 28 ⑤ | 29 ④ | 30 ③ | 31 ④ | 32 ③ | 33 ④ | 34 ④ | 35 ① |

제 2 과목 보건간호학 개론

36 다음 중 공중보건사업의 질병 예방 수준에 관한 설명으로 옳은 것은?

① 1차 예방 - 조기진단 및 치료
② 1차 예방 - 건강검진, 집단검진
③ 2차 예방 - 환경위생 개선, 보건교육
④ 3차 예방 - 재활
⑤ 3차 예방 - 보건교육, 환경위생 개선

> 해설
> • 1차 예방 : 예방접종, 산전 간호, 건강증진, 보건교육, 환경위생 개선 등
> • 2차 예방 : 조기진단 및 치료(건강검진, 집단검진)
> • 3차 예방 : 재활과 사회에 적응하기 위한 훈련

37 감염병을 관리할 때 제일 어렵고 중요하게 여기는 것은?

① 보균자 관리　② 물품 관리　③ 노약자 관리
④ 환경 관리　⑤ 영유아 관리

> 해설 보균자는 증상은 없지만 감염시키는 전파력을 가지고 있으므로 중요하게 관리해야 한다.

38 보건의료원에 대한 설명으로 맞는 것은?

① 농촌지역의 의료서비스 격차를 줄이기 위하여 설치하였다.
② 보건진료원에 치료의 기능을 강화하기 위하여 설치하였다.
③ 보건소의 하부 조직에 속한다.
④ 보건진료원이 속한다.
⑤ 농어촌 등 보건의료를 위한 특별조치법에 의해 설치되었다.

> 해설 보건의료원은 농촌 지역의 의료서비스 격차를 줄이기 위해 보건소의 진료 기능을 강화한 것이다.

39 공적부조에 대한 설명으로 틀린 것은?

① 의료급여, 국민기초생활보장 등을 말한다.
② 건강보험을 포함한다.
③ 국민의 경제생활 보호를 목표로 한다.
④ 조세에 의하여 재원이 조달된다.
⑤ 보훈사업을 포함한다.

> 해설 우리나라의 공공부조 : 생활보호, 재해구호, 보훈사업, 의료급여 사업 등

40 보건교육이 중요한 이유로 가장 적합한 것은?

① 건강문제에 대한 심각성을 알리기 위해서
② 지역사회 건강문제를 진단하기 위해서
③ 건강을 자기 스스로 지킬 수 있는 능력을 갖도록 하기 위해서
④ 질병의 조기진단을 위해서
⑤ 지역사회 보건사업 활성화를 위해서

> 해설 보건교육은 개인과 지역사회 스스로 건강 증진 능력을 갖도록 도와주는 수단이다.

41 강의의 장점이 아닌 것은?

① 많은 양의 교육 내용을 전달할 때 효과적이다.
② 교육자의 자료 조절이 가능하다.
③ 빠른 시간에 효율적으로 정보 전달이 가능하다.
④ 대상자의 태도와 행동을 수정해줄 수 있다.
⑤ 다양한 정보 전달이 가능하다.

> 해설 강의는 대상자들의 수동적 참여로 대상자의 변화 유도와 문제해결 능력을 높이기가 쉽지 않다.

42 지역사회 간호업무로 보건교육을 실시하는 경우 가장 먼저 해야 하는 것은?

① 지역주민의 요구 사정
② 교육의 목표 설정
③ 보건교육과 관련된 법적 기준 확인
④ 교육평가의 기준 마련
⑤ 교육자의 인원 파악

> 해설 보건교육을 실시하기 위해서는 가장 먼저 지역주민의 교육 요구를 사정해야 한다.

43 다음 중 감염형 식중독에 해당되는 것은?

① 살모넬라, 포도상구균
② 병원성 대장균, 웰치균
③ 장염 비브리오균, 웰치균
④ 살모넬라, 보툴리누스균
⑤ 살모넬라, 장염 비브리오균

> 해설 감염형 세균성 식중독 : 살모넬라, 병원성 대장균, 장염 비브리오균 등

정답　36 ④　37 ①　38 ①　39 ②　40 ③　41 ④　42 ①　43 ⑤

9 회 실전모의고사

44 용존산소량이 높다는 것은 어떤 의미인가?

① 물의 오염도가 높다는 것을 의미한다.
② 깨끗한 물을 의미한다.
③ 물속에서 산소가 결핍될 가능성이 높다는 것을 의미한다.
④ 생물학적 산소요구량과 비례한다.
⑤ 생물학적 산소요구량을 말한다.

해설
• 용존산소량(DO) : 수중에 녹아 있는 산소의 양
• 생물학적 산소요구량(BOD) : 수중의 유기물질이 미생물에 의해 산화 분해 시 요구되는 산소의 양
• 요염된 물일수록 BOD는 증가하고 DO는 적어진다.

45 만성질환의 역학적 특성으로 바른 것은?

① 이환 기간이 짧다.
② 유병률이 발생률보다 높다.
③ 유병률이 발생률보다 낮다.
④ 유병률, 발생률 모두 높다.
⑤ 유병률, 발생률 모두 낮다.

해설 만성질환은 이환 기간이 길고 유병률이 발생률보다 높다.

46 다음 중 독소형 식중독을 일으키는 세균은?

① 보툴리누스균   ② 장염 비브리오   ③ 살모넬라
④ 솔라닌   ⑤ 장구균

해설 독소형 세균성 식중독 : 포도상구균, 보툴리누스균, 웰치균 등

47 다음 중 장티푸스의 주된 전파 경로로 옳은 것은?

① 오염된 음식이나 물   ② 흙
③ 피부   ④ 혈액
⑤ 모기

해설 장티푸스
• 전파 경로 : 오염된 물과 음식물
• 매개체 : 파리

48 일산화탄소의 중독으로 두통, 현기증, 시력장애, 호흡곤란 등의 증상을 보이는 경우 가장 우선적인 간호는?

① 수액을 공급한다.
② 물을 마시도록 한다.
③ 신선한 공기를 제공한다.
④ 머리는 낮추고 다리는 상승시킨다.
⑤ 절대안정을 한다.

해설 흡입된 일산화탄소가 산소 대신 헤모글로빈과 결합하여 산소가 각 조직으로 제대로 운반될 수 없어 저산소증이 생기므로 산소 공급이 가장 중요하다.

49 다음 중 지역사회 건강 증진 사업에 해당되지 않는 것은?

① 구강 관리
② 보건교육
③ 질병의 조기 발견을 위한 검진
④ 영양 관리
⑤ 만성질환의 치료 및 재활

해설 건강 증진이란 사람들의 건강을 개선시키고 조정 능력이 증가하도록 하는 중재 활동으로, 치료는 지역사회 건강 증진 사업에 포함되지 않는다.

50 염소 소독에 대한 설명으로 잘못된 것은?

① 급수전에서 유리 잔류 염소는 최소 0.1ppm이 되어야 한다.
② 경제적이고 잔류효과가 크다.
③ 잔류 염소가 물속에 존재하는 경우 미생물의 소독이 불가능하다.
④ 조작이 편하고 소독력이 강하다.
⑤ 고유의 냄새와 독성이 있다.

해설 수중에는 잔류 염소가 있어야 염소 처리 후 오염될 수 있는 미생물을 소독할 수 있다.

제 3 과목 공중보건학 개요

51 다음 중 인구 동태에 관한 통계자료는 무엇인가?

① 인구 크기   ② 인구 구조   ③ 연령별 인구
④ 성별   ⑤ 출생률

해설
• 인구 동태(기간조사) : 출생, 사망, 전입, 전출, 이혼, 결혼 등
• 인구 정태(시점조사) : 인구 크기, 인구 구조, 연령, 성별 인구 등

52 출생률이 사망률보다 낮아 인구가 감소하는 유형으로 0~14세 인구가 65세 이상 인구의 2배가 되지 못하는 인구 구조는?

① 피라미드형   ② 종형   ③ 항아리형
④ 호로형   ⑤ 별형

해설 항아리형 인구 구조 : 출생률이 사망률보다 낮은 인구 감소형

정답 44 ② 45 ② 46 ① 47 ① 48 ③ 49 ⑤ 50 ③ 51 ⑤ 52 ③

9회 실전모의고사

53 간호조무사의 자격 인정은 누가 하는가?

① 보건소장
② 보건복지부장관
③ 보건복지부차관
④ 시·군·구청장
⑤ 시·도지사

 간호조무사 : 보건복지부장관의 자격 인정이 있어야 한다.

54 보건간호사업에서 기록이 중요한 이유는?

① 사업의 시간을 절약하기 위해
② 상벌에 기준이 필요하기 때문에
③ 환자나 가족에게 간호의 효과를 알리기 위해
④ 사업의 계획, 진행, 성과를 분석하고 재계획 시 중복을 피하기 위해
⑤ 법적 증거자료가 되기 때문에

 보건간호사업 기록은 간호사업의 중복을 피할 수 있고 지역보건사업의 기초, 교육자료로 사용할 수 있다.

55 피임과 성병 예방을 동시에 할 수 있는 피임법은 무엇인가?

① 자궁내 장치
② 다이아프램
③ 질 세척법
④ 살정자제
⑤ 콘돔

해설 콘돔 : 인체에 해가 없으며 성병 예방에 효과적이다.

56 다음 중 의료 유사 업자에 해당하는 것은?

① 안마사, 접골사, 구사
② 간호조무사, 접골사, 구사
③ 간호조무사, 물리치료사, 접골사
④ 접골사, 침사, 구사
⑤ 조산사, 간호조무사

해설 의료 유사 업자 : 접골사, 침사, 구사

57 지역사회 보건사업의 계획 단계와 관련된 내용은?

① 지역 소재 기관의 파악
② 결과의 평가를 위한 평가계획 수립
③ 간호 요구의 사정
④ 지역사회 진단
⑤ 간호 수행

 지역사회 간호과정

사정(자료수집→자료분석) → 진단(지역사회 진단) → 계획(간호목표 설정→간호수행 계획) → 수행(간호 수행) → 평가(간호 평가→재계획)

58 다음 대상자들을 가정 방문의 우선 순위로 올바르게 나열한 것은?

신생아, 성병 환자, 결핵 환자, 임산부, 학령기 아동

① 신생아 → 임산부 → 학령기 아동 → 결핵 환자 → 성병 환자
② 임산부 → 신생아 → 학령기 아동 → 결핵 환자 → 성병 환자
③ 신생아 → 학령기 아동 → 임산부 → 결핵 환자 → 성병 환자
④ 신생아 → 학령기 아동 → 임산부 → 성병 환자 → 결핵 환자
⑤ 신생아 → 임산부 → 학령기 아동 → 성병 환자 → 결핵 환자

해설 가정 방문의 우선 순위
신생아·미숙아 → 임산부 → 학령 전 아동 → 학령기 아동 → 성병 환자 → 결핵 환자

59 A형 간염의 전파 경로에 해당되는 것은?

① 오염된 식품
② 수직 감염
③ 감염된 혈액
④ 성적 접촉
⑤ 오염된 주사기

해설 A형 간염의 전파 경로 : 주로 경구 감염으로 환자의 대변에 오염된 물이나 식품을 통해 감염

60 감자에 있는 독소로 식중독을 일으키는 것은?

① 솔라닌
② 에르고톡신
③ 무스카린
④ 베테로핀
⑤ 테트로도톡신

 감자의 독소 : 솔라닌

정답 53 ② 54 ④ 55 ⑤ 56 ④ 57 ② 58 ⑤ 59 ① 60 ①

| 문제편 |

9 회 실전모의고사

61 수두에 걸린 환아가 학교에 등원해도 되는 시기는?

① 수포가 생기는 시기
② 발열이 있는 시기
③ 모든 수포가 딱지로 변한 시기
④ 구진, 수포 증상이 없어진 시점으로부터 일주일 뒤
⑤ 발열은 없고 수포만 있는 시기

> **해설** 수두는 수포에 가피가 형성되면 감염력이 없어지므로 모든 수포에 가피가 형성되면 등원해도 된다.

62 기생충 질환을 예방하기 위한 방법으로 바르지 않은 것은?

① 분변의 철저한 위생관리를 한다.
② 수육이나 어패류는 충분히 가열 조리해서 섭취한다.
③ 식사 전후로 손을 잘 씻는다.
④ 보건교육을 실시한다.
⑤ 채소는 물에 충분히 담갔다가 먹는다.

> **해설** 채소는 흐르는 물에 5회 이상 씻어서 먹도록 한다.

63 기생충 질환인 폐흡충증으로 인해 나타나는 증상으로 알맞은 것은?

① 간성혼수   ② 기침과 객혈
③ 심한 복통   ④ 설사
⑤ 항문 주위 소양감

> **해설** 폐흡충이 폐에 기생하여 생기는 병으로 기침과 객혈이 대표적 증상이다.

64 민물고기를 생식하는 경우에 발병률이 높은 기생충 질환에 해당되는 것은?

① 회충   ② 유구조충증   ③ 무구조충증
④ 간흡충증   ⑤ 사상충

> **해설** 간흡충증(간디스토마)
> • 제1중간숙주 : 쇄우렁이
> • 제2중간숙주 : 담수어

65 제2급 법정 감염병으로 바이러스가 원인이며 합병증으로 고환염과 난소염을 유발할 수 있는 것은?

① 성홍열   ② 디프테리아
③ 콜레라   ④ 홍역
⑤ 유행성 이하선염

> **해설** 유행성 이하선염은 타액선의 비대와 동통 증상이 있으며 합병증으로 고환염, 난소염, 뇌수막염 등이 올 수 있다.

66 다음 중 감염될 경우 부부가 함께 치료받아야 하는 질병에 해당되는 것이 아닌 것은?

① 성홍열   ② 매독   ③ 임질
④ 클라미디아   ⑤ 연성하감

> **해설** STD(성병, Sexual Transmittied Disease) : 임질, 매독, 연성하감, 클라미디아 등

67 다음 중 호흡기를 통해 전파되는 감염병에 해당되는 것은?

① 홍역   ② 성병   ③ 이질
④ 장티푸스   ⑤ A형 간염

> **해설**
> • 성병 : 직접 접촉에 의한 감염병
> • 이질, 장티푸스, A형 간염 : 경구 전파 감염병
> • 홍역 : 공기 전파 감염병

68 다음 중 정신보건법상 정신보건 전문요원으로 알맞은 것은?

① 정신보건 임상심리사, 정신보건 간호사, 정신과 의사
② 정신보건 임상심리사, 정신과 의사, 정신보건 사회복지사
③ 정신과 의사, 정신보건 간호사, 정신보건 사회복지사
④ 정신보건 임상심리사, 정신보건 간호사, 정신보건 사회복지사
⑤ 정신과 의사, 정신보건 간호사

> **해설** 정신보건 전문요원 : 정신보건 임상심리사, 정신보건 간호사, 정신보건 사회복지사

69 다음 중 자궁 내 장치를 사용할 수 있는 대상자는?

① 임신 중인 자
② 모유 수유 중인 자
③ 임신 경험이 없는 자
④ 골반염이 있는 자
⑤ 자궁암 치료 중인 자

> **해설** 자궁 내 장치(루프, Loop) 금기 : 임신, 자궁 관련 암, 자궁과 질의 출혈이 있는 경우, 골반의 염증이 있는 자, 임신 경험이 없는 자

정답 61 ③ 62 ⑤ 63 ② 64 ④ 65 ⑤ 66 ① 67 ① 68 ④ 69 ②

9회 실전모의고사

70 결핵 관리 업무에 종사하는 자가 업무상 알게 된 환자의 비밀을 정당한 사유 없이 누설하였을 경우 벌칙에 해당되는 것은?

① 1년 이하의 징역 또는 천만 원 이하의 벌금
② 2년 이하의 징역 또는 천만 원 이하의 벌금
③ 1년 이하의 징역 또는 3천만 원 이하의 벌금
④ 2년 이하의 징역 또는 3천만 원 이하의 벌금
⑤ 3년 이하의 징역 또는 3천만 원 이하의 벌금

> 해설 결핵의 관리 업무에 종사하는 자 또는 종사하였던 자가 업무상 알게 된 환자의 비밀을 누설하였을 경우 : 3년 이하의 징역 또는 3천만 원 이하의 벌금

제 4 과목 실기

71 신생아와 심장에 이상이 있는 환자의 맥박을 측정하기 위해 적합한 것은?

① 심첨맥박 ② 요골맥박 ③ 결손맥박
④ 말초맥박 ⑤ 정상맥박

> 해설 신생아, 3세 이하의 어린이, 부정맥이 있는 사람, 요골맥박과의 차이를 확인해야 하는 경우에는 심첨부에 청진기를 대고 맥박을 측정한다.

72 다음 중 객담 검사를 위한 채취 방법으로 가장 알맞은 것은?

① 자기 전에 뱉도록 한다.
② 시간은 상관없다.
③ 객담 검사를 하려면 금식을 해야 한다.
④ 아침에 양치질 후 수집한다.
⑤ 이른 아침에 입안을 물로 헹군 후 첫 기침을 하여 받는다.

> 해설 객담은 밤새 농축된 것을 아침에 뱉는 것이 좋다.

73 요추천자에 대한 설명으로 옳지 않은 것은?

① 검사 전 방광을 비워야 한다.
② 요추 3~4번 사이를 천자한다.
③ 검사 후 반좌위는 환자에게 편안함을 준다.
④ 검사 시 새우등 자세를 하도록 한다.
⑤ 수집한 뇌척수액은 실온 보관한다.

> 해설 요추천자 후 뇌척수액 누출로 두통이 발생할 수 있으므로 앙와위를 해준다.

74 서적이나 침구류에 적합한 소독방법은?

① 종말 소독 ② 일광 소독 ③ 자비 소독
④ E.O 가스 ⑤ 고압 증기 멸균

> 해설 일광 소독 : 10~15시의 강한 햇볕을 이용하는 것으로 서적이나 침구류 소독에 적합하다.

75 응혈된 혈괴를 제거하고 구강 내 백태를 제거하는 데 효과적인 약물은?

① 과산화수소 ② 크레졸 ③ 승홍수
④ 베타딘 ⑤ 알코올

> 해설 과산화수소 : 응혈된 혈괴 제거, 구강 내 백태 제거에 효과적

76 물품 특성에 맞는 소독법 연결이 적합하지 않은 것은?

① 파우더, 바셀린 - 건열 멸균법
② 수술도구, 린넨물 - 고압 증기 멸균법
③ 고무 - E.O 가스
④ 서적 - 일광 소독
⑤ 결핵 환자의 객담 - 붕산수

> 해설
> • 결핵 환자 객담 소독 : 소각하는 것이 가장 이상적인 소독방법
> • 붕산수 : 살균력이 약하고 자극성이 없기 때문에 점막면의 무자극성 방부 세척제로 사용

77 외과적 무균술의 기본 원칙을 잘못 설명한 것은?

① 손을 닦을 때 손가락에서 팔꿈치 방향으로 닦는다.
② 손 씻기에 포함해야 할 부위는 손끝에서 전박까지이다.
③ 손이 오염되지 않도록 팔꿈치가 항상 아래로 가도록 손을 올린다.
④ 멸균겸자의 끝은 항상 아래로 향하도록 한다.
⑤ 멸균용액을 너무 많이 따랐을 경우 다시 채우지 않도록 한다.

> 해설 외과적 손씻기에 포함시켜야 할 부위 : 손끝에서 팔꿈치 위까지

78 흡인 시 카테터 삽입 중에는 압력을 걸지 않는 이유는?

① 기관 점막의 손상을 방지하기 위해서
② 최대한 많은 양의 분비물을 배출시키기 위해서
③ 대상자에게 화상의 위험을 줄 수 있기 때문에
④ 대상자가 공포와 불안감을 느낄 수 있기 때문에
⑤ 활력징후의 정상 범위를 유지하기 위해서

> 해설 카테터 삽입 시 압력은 기관지 점막을 자극할 수 있다.

정답 70 ⑤ 71 ① 72 ⑤ 73 ③ 74 ② 75 ① 76 ⑤ 77 ② 78 ①

| 문제편 |

9 회 실전모의고사

79 화상 환자나 젖은 석고붕대를 건조시켜야 하는 경우에 사용하기 적합한 침상은?

① 빈 침상
② 크래들 침상
③ 골절 침상
④ 개방 침상
⑤ 사용 중 침상

> **해설** 크래들 침상 : 위 침구의 무게가 환자에게 전달되지 않도록 하는 침상

80 병원 환경에 관한 설명 중 옳지 않은 것은?

① 청소할 때 먼지떨이, 비질은 하지 않는다.
② 병실 바닥의 물은 발견 즉시 닦는다.
③ 경련을 일으킨 자간증 환자에게 불안하지 않도록 조명을 밝게 해준다.
④ 낙상 예방을 위해 침상 난간은 항상 올려둔다.
⑤ 눈 수술 직후에는 조명을 어둡게 해준다.

> **해설** 경련 환자는 조명을 어둡게 하여 자극을 최소화한다.

81 병원 내 물품 관리에 대한 설명으로 옳지 않은 것은?

① 고무포는 둥근 막대기에 걸어서 말린다.
② 고무는 장시간 열을 가하거나 너무 차갑게 하지 않는다.
③ 혈액이 묻은 물품은 따뜻한 물로 씻은 후 찬물로 씻는다.
④ 고무제품은 사용 후 물기를 없애고 공기를 채워 보관한다.
⑤ 변기와 소변기는 매일 아침 솔로 닦고 소독한다.

> **해설** 단백질(혈액 또는 점액)이 묻어있으면 찬물로 씻은 후 따뜻한 물로 씻는다.

82 대퇴의 외회전 방지를 위해 필요한 것은?

① 발 지지대
② 목발
③ 손 두루마리
④ 대전자 두루마리
⑤ 크레들

> **해설** 대전자 두루마리 : 고관절이 외회전되는 것을 방지

83 목욕 시 회음부 간호로 올바르지 않은 것은?

① 회음부를 최소한으로 노출시킨다.
② 내과적 무균술을 적용하여 깨끗하게 닦는다.
③ 치골에서 항문 방향으로 닦는다.
④ 미생물 전파를 막기 위해서 항문부터 닦는다.
⑤ 대음순을 닦고 소음순을 닦는다.

> **해설** 회음부 간호
> • 대음순 → 소음순 순서로 닦는다.
> • 치골 → 항문 방향으로 닦는다.

84 체온을 하강시키기 위한 목욕에 해당하는 것은?

① 알코올 목욕
② 중조 목욕
③ 전분 목욕
④ 부분 목욕
⑤ 좌욕

> **해설** 알코올 목욕, 미온수 목욕 : 체온을 하강시키는 목욕

85 의치 관리에 대한 설명으로 바르지 않은 것은?

① 의치를 삽입하기 전에 입안을 물로 헹군다.
② 밤에는 의치를 뺀다.
③ 의치는 습기가 없는 건조한 곳에 보관한다.
④ 의치는 찬물과 전용 세제를 이용하여 닦는다.
⑤ 세면대에 물수건을 깔아놓고 닦는다.

> **해설** 의치는 건조하면 변형될 수 있으므로 찬물에 넣어 보관한다.

86 간호사가 환자의 목욕을 도울 때 팔을 하박에서 상박으로 씻는 이유는?

① 감염을 최소화하기 위해서
② 관절 가동 범위를 증진시키기 위해서
③ 정맥혈의 귀환을 촉진시키기 위해서
④ 더러운 노폐물을 쉽게 제거하기 위해서
⑤ 피부 손상을 최소화하기 위해서

> **해설** 원위부에서 근위부(말초 → 중추) 방향으로 씻기는 것은 혈액순환을 자극하고 정맥혈의 귀환을 촉진시키기 위함이다.

87 얼음 주머니를 적용하는 목적이 아닌 것은?

① 체온 하강
② 혈관 수축
③ 지혈 목적
④ 부종 감소
⑤ 대사 증진

> **해설** 냉 적용 효과 : 체온 하강, 혈관 수축, 대사 감소, 염좌와 부종 감소

정답   79 ②   80 ③   81 ③   82 ④   83 ④   84 ①   85 ③   86 ③   87 ⑤

9회 실전모의고사

88 비위관을 제거하는 방법으로 옳은 것은?

① 똑바로 누운 상태에서 비위관을 제거한다.
② 위관을 조절기로 잠그고 숨을 멈추라고 한 뒤 중간 속도로 위관을 제거한다.
③ 숨을 편안하게 쉬고 있는 상태에서 비위관을 제거한다.
④ 특별한 설명 없이 재빠르게 제거한다.
⑤ 환자가 스스로 제거하도록 한다.

> **해설** 비위관 제거
> • 반좌위를 하면 제거가 쉽고 역류를 방지한다.
> • 위관을 조절기로 잠그고 비위관 제거 직전 심호흡을 한 뒤 잠시 숨을 멈추도록 한다.

89 관장으로 인해 장내로 공기가 주입되는 것을 막기 위한 방법은 무엇인가?

① 총 관장 용액의 1/2만 주입한다.
② 변의가 있을 때까지 삽입된 튜브를 뽑지 않는다.
③ 대상자에게 지속적인 심호흡을 교육한다.
④ 관장통에 용액이 약간 남았을 때 관장을 끝낸다.
⑤ 심스위에서 체위를 재빨리 변경한다.

> **해설**
> • 관장통에 용액이 남아 있을 때 관장을 끝내도록 한다.
> • 관장 시작 전 용액을 튜브로 한 번 흘려보낸 후 직장에 삽입한다.

90 다음 중 피부 소양감이 심한 어린이 환자에게 적당한 억제대는?

① 자켓 억제대
② 홑이불 억제대
③ 장갑 억제대
④ 벨트 억제대
⑤ 손목, 발목 억제대

> **해설** 피부를 긁는 것을 방지하거나 신체에 삽입된 기구나 드레싱을 보호할 목적으로 장갑 억제대를 적용한다.

91 다음 중 단순 도뇨를 실시하는 목적으로 옳지 않은 것은?

① 24시간 소변 수집 시
② 소변의 잔뇨량을 측정해야 하는 경우
③ 균배양 검사를 위한 소변검사를 하는 경우
④ 하복부 검사를 위해 방광을 비워야 하는 경우
⑤ 방광 팽만을 완화시켜주기 위해서

> 24시간 소변검사는 자연 배뇨로 수집 가능하다.

92 체위에 대한 설명으로 바르지 않은 것은?

① 트렌델렌버그 체위 – 호흡곤란 시
② 절석위 – 회음부, 질 등의 생식기와 방광검사 시
③ 슬흉위 – 직장, 대장검사, 월경통 완화
④ 심스위 – 관장, 항문검사 시
⑤ 측위 – 천골 부위의 욕창에 압력을 주지 않기 위해서

>
> • 트렌델렌버그 체위 : 쇼크 시에 적용
> • 파울러씨 체위(반좌위) : 호흡곤란 시 적용

93 견인 장치를 하고 있는 환자의 간호로 올바른 것은?

① 복사뼈에 압력이 가해질 수 있으므로 주의한다.
② 매트리스는 푹신한 것으로 선택한다.
③ 체위 변경을 위해서 추를 제거한다.
④ 환자의 무릎은 신전을 유지해야 하므로 상승시킬 수 없다.
⑤ 환자가 화장실을 가거나 식사 중에도 추를 제거할 수 없다.

> **해설** 견인 장치를 하는 경우 견인의 계속성을 유지해야 한다.

94 수술 전 관장하는 이유를 잘 설명한 것은?

① 소화기계 관련 수술만 관장하도록 한다.
② 소화기계 합병증을 미리 방지하기 위해서이다.
③ 쇼크에 대비하기 위해서이다.
④ 수술 시 배변할 수 있고 수술 부위가 오염될 수 있기 때문이다.
⑤ 관장하면 마취가 잘 유도되기 때문이다.

> 마취로 인한 괄약근 이완 시 배변의 가능성이 있고 수술 부위의 오염으로 이어질 수 있으므로 수술 전에 관장을 한다.

95 산모의 회음 절개 부위에 통증을 감소시키기 위한 간호 중재로 옳지 않은 것은?

① 좌욕은 30분 이상 하는 것이 효과적이다.
② 좌욕은 한 번에 15분씩 하는 것이 좋다.
③ 좌욕 시 대야에 물을 1/2 담고 대야를 통째로 끓여서 그대로 식힌다.
④ 좌욕은 하루에 3~5회 정도가 적당하다.
⑤ 회음에 냉찜질을 한다.

> **해설** 좌욕을 너무 오래하면 혈관이 이완되어 어지러움증이 유발될 수 있으므로 한 번에 15분씩 하는 것이 적당한다.

정답 88 ② 89 ④ 90 ③ 91 ① 92 ① 93 ⑤ 94 ④ 95 ①

9 회 실전모의고사

96 급속 이동 증후군에 대한 설명으로 틀린 것은?

① 위절제 수술 후에 올 수 있다.
② 저지방, 고단백 식이가 도움이 된다.
③ 식사는 소량씩 자주 먹는 것이 좋다.
④ 식전 1시간, 식후 2시간까지 수분 섭취를 제한한다.
⑤ 식사 후 가능하면 누워 있는다.

> **해설** 덤핑 증후군(급속 이동 증후군)
> • 섭취된 음식물이 십이지장의 소화과정을 경유하지 않고 너무 빨리 공장으로 들어가기 때문에 발생한다.
> • 식이 : 고단백, 고지방, 저탄수화물 식이를 한 번에 소량씩 섭취하도록 한다.

97 바륨 관장과 상부 위장관 촬영검사는 바륨조영제를 사용하는 검사이다. 검사 후 환자에게 어떤 간호가 제공되는가?

① 수분 섭취를 권장한다.
② 검사 후 구개반사가 돌아올 때까지 금식을 유지한다.
③ 24시간 안정을 취하도록 한다.
④ 수분 섭취를 제한한다.
⑤ 조영제 배출을 위하여 관장을 한다.

> **해설** 바륨은 인체에 흡수되지 않고 변으로 배출되나 변비를 유발할 수 있으므로 수분 섭취를 권장한다.

98 노인의 수면 간호에 대한 설명으로 올바른 것은?

① 침실의 조도를 낮추고 환경적 자극을 최소화한다.
② 낮잠을 충분히 자도록 한다.
③ 취침 전에 운동을 하도록 한다.
④ 수면제 처방을 받도록 한다.
⑤ 약간의 알코올을 섭취하도록 한다.

> **해설** • 되도록 낮잠을 피하고 규칙적인 운동을 하도록 한다.
> • 자기 전 수분 섭취를 제한하고 취침 바로 전에는 운동을 피한다.

99 석고붕대를 건조시키는 방법에 대한 설명으로 적합하지 않은 것은?

① 오한이나 추위를 느낄 때 석고를 하지 않은 부위를 담요로 덮어준다.
② 드라이로 말려서 건조 속도를 빠르게 한다.
③ 선풍기를 사용하는 경우 바람이 환부에 직접 닿지 않도록 한다.
④ 젖은 석고 위에는 크레들을 이용하여 담요를 덮는다.
⑤ 완전히 건조될 때까지 파손 위험이 없도록 조심한다.

> **해설** 석고붕대 일부에 집중해서 열을 가하면 화상의 위험이 있으므로 자연 증발을 권장한다.

100 익수자 구조 후 응급처치의 순서로 옳은 것은?

① 기도유지 → 인공호흡 → 흉부압박
② 흉부압박 → 인공호흡 → 기도유지
③ 흉부압박 → 기도유지 → 인공호흡
④ 인공호흡 → 기도유지 → 흉부압박
⑤ 인공호흡 → 흉부압박 → 기도유지

> **해설** 익수자 구조 후 응급처치 순서와 간호
> 기도유지 → 인공호흡 → 흉부압박

정답 96 ② 97 ① 98 ① 99 ② 100 ①

10회 실전모의고사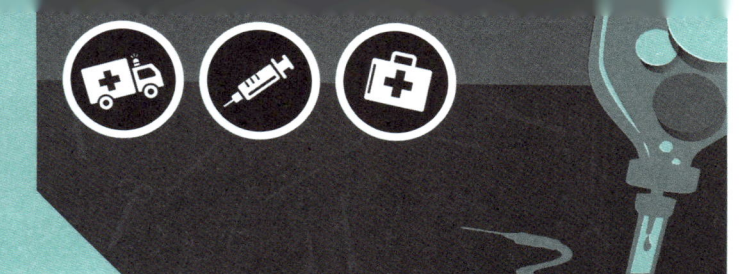

제 1 과목 기초간호학 개요

01 맥박에 대한 설명으로 옳은 것은?

① 갑상선 기능이 항진되면 맥박은 저하된다.
② 출혈 시 맥박은 상승한다.
③ 나이가 들수록 맥박은 증가한다.
④ 활동은 맥박을 저하시킨다.
⑤ 아트로핀은 맥박을 저하시킨다.

> **해설** 출혈 시 혈액량이 줄어 혈압은 떨어지고, 혈액 내의 산소가 감소되어 호흡과 맥박이 증가한다.

02 고압 증기 멸균법에서 가장 적당한 온도와 시간은?

① 100℃, 20분   ② 110℃, 20분
③ 120℃, 30분   ④ 120℃, 60분
⑤ 180℃, 30분

> **해설** 고압 증기 멸균법 : 120℃의 고온과 15파운드의 고압을 이용한 물리적 멸균 방법으로 20~30분 정도 소요되며 수술기구, 린넨, 스테인리스 등의 소독에 적합하다.

03 혈압에 영향을 미치는 요인으로 바르지 않은 것은?

① 나이가 들수록 혈압은 증가한다.
② 출혈이 있을 시 혈압은 상승한다.
③ 비만인 사람은 혈압이 높다.
④ 나트륨 식이는 혈압을 상승시킨다.
⑤ 분노와 스트레스는 혈압을 상승시킨다.

> **해설** 출혈 시 혈액량이 줄어 혈압은 떨어지고, 혈액 내의 산소가 감소되어 호흡과 맥박이 증가한다.

04 기초신진대사율 검사에 대한 설명으로 옳은 것은?

① 검사 전 안정을 취하도록 하며 금식한다.
② 호흡곤란의 원인을 규명하는 검사이다.
③ 검사 후 절대안정하도록 한다.
④ 검사 전에 식사 제한은 하지 않는다.
⑤ 수면 상태에서 신체를 유지하는 데 필요한 최대 에너지량을 말한다.

> **해설** 기초신진대사율(BMR ; Basal Metabolic Rate) : 깨어있는 상태에서 신체를 유지하는 데 필요한 최소 에너지량을 말하며, 검사 전 안정과 금식이 필요하다.

05 비뇨기계 감염을 예방하기 위해서 지켜야 할 원칙에 해당하지 않는 것은?

① 도뇨관을 삽입할 경우에는 무균술을 적용하여 시행한다.
② 인공 도뇨는 꼭 필요한 경우에만 시행하도록 한다.
③ 소변백은 방광 위에 위치하도록 한다.
④ 소변백은 폐쇄된 상태로 유지한다.
⑤ 소변줄이 막혀 소변이 방광으로 역류하지 않도록 한다.

> **해설** 소변백은 항상 방광보다 아래에 위치하도록 하여 소변이 방광으로 역류되지 않도록 한다.

06 격리에 대한 설명으로 옳지 않은 것은?

① 격리, 역격리 모두 내과적 무균술에 해당된다.
② 코호트 격리란 동일한 미생물에 감염된 환자들을 같은 병실에 격리시키는 것이다.
③ 역격리란 환자가 감염성 질환일 때 환자의 질병이 타인에게 전파되는 것을 막기 위한 것이다.
④ 역격리란 외부의 균으로부터 환자를 보호하는 것이다.
⑤ 감염성 병원체의 전파 가능성이 있는 환자들을 격리한다.

> **해설** 역격리(보호 격리) : 외부의 균으로부터 환자를 보호하는 것을 말한다.

07 저산소증을 가장 잘 설명한 것은?

① 혈중 이산화탄소가 증가한 것
② 동맥혈중 산소가 부족한 것
③ 일어나 앉아 호흡하면 편안해지는 것
④ 혈관에 혈전이 없는 상태
⑤ 호흡 시 맥박이 감소하는 상태

> **해설** 저산소증은 혈중 산소의 분압이 정상보다 낮은 상태를 말하며 일반적으로 청색증, 빠른 맥박, 흉골늑간의 퇴축, 불안, 졸음, 혼돈, 혼수 등과 같은 증상이 나타난다.

정답 01 ② 02 ③ 03 ② 04 ① 05 ③ 06 ③ 07 ②

10 회 실전모의고사

08 임신성 고혈압에 대한 설명으로 옳지 않은 것은?

① 임신성 고혈압을 조기에 발견하기 위해서는 체중 측정, 혈압 측정, 소변검사를 정기적으로 해야 한다.
② 고단백, 저염 식이를 하도록 한다.
③ 소변에서 당이 나온다.
④ 부종을 잘 관찰하도록 한다
⑤ 임신 20주 이후에 고혈압이 발견되고, 출산 후에 정상화된다.

> **해설** 임신성 고혈압(임신중독증)의 3대 증상 : 고혈압, 단백뇨, 부종

09 신생아가 저혈당이 오는 원인은 무엇인가?

① 분만 시 과도한 에너지가 소모되므로
② 모체의 당뇨로 인하여
③ 인슐린 분비 중단으로 인하여
④ 분만 지연으로 인하여
⑤ 췌장의 인슐린 분비가 미숙하여

> **해설** 모체에 당뇨병이 있는 경우에는 인슐린이 과잉 분비 상태가 되고, 출생하면 모체로부터 혈당 공급이 중단되어 저혈당이 유발된다.

10 신생아에게 광선요법을 해주는 경우는 언제인가?

① 혈당이 높은 경우　　② 철분이 부족한 경우
③ 체온 조절이 미숙한 경우　④ 고빌리루빈혈증인 경우
⑤ 영양 상태가 불량한 경우

> **해설** 광선치료 : 빛으로 빌리루빈의 구조를 변화시켜서 배설되기 쉬운 형태로 만드는 치료법

11 분만 1기 간호에 대한 설명으로 틀린 것은?

① 감염을 예방하기 위해 삭모를 한다.
② 자궁 수축 작용을 촉진하고 산도 오염을 방지하기 위해 관장을 한다.
③ 힘 주기는 하지 않도록 한다.
④ 배뇨는 2~3시간마다 한다.
⑤ 회음 열상을 막기 위해 회음 절개술을 한다.

> **해설** 분만 2기 발로 시 회음 절개술을 한다.

12 오로에 관한 설명으로 틀린 것은?

① 자궁 내막의 회복 과정에 따라 배출되는 분비물을 말한다.
② 산욕 초기에는 백색 오로가 나오며 산후 10일 이후에는 적색 오로가 나온다.
③ 냄새가 심하거나 거품이 있다면 감염을 의심할 수 있다.
④ 적색 오로는 혈액 성분이며 세포 조각, 탈락막 조각, 태지 등을 포함한다.
⑤ 오로는 보통 3주가 지나면 멈춘다.

> **해설** 적색 오로(산후 1~3일) → 갈색 오로(산후 4~10일) → 백색 오로(산후 10일 이후)

13 임신 시 신체의 변화로 옳지 않은 것은?

① 자궁은 태아를 수용할 수 있도록 비대해지고 커진다.
② 자궁경부는 매우 단단해진다.
③ 혈액량 증가로 인하여 생리적 빈혈이 초래된다.
④ 질이 자줏빛으로 변한다.
⑤ 자궁 경관 통로에는 점액 플러그가 형성된다.

> **해설** 세포들이 비대해지고 증식이 일어나 자궁 경관이 부드러워진다.

14 여성 내부 생식기에 해당하지 않는 것은?

① 질　　　　　　　　② 자궁
③ 난관　　　　　　　④ 난소
⑤ 바르톨린샘

> **해설** 여성의 생식기
> • 내부 생식기 : 질, 자궁, 난관(나팔관), 난소
> • 외부 생식기 : 소음순, 대음순, 바르톨린샘, 음핵, 회음

15 다음 중 홍역에 대한 설명으로 옳지 않은 것은?

① 감염력이 강하다.
② 발열과 동시에 홍반을 동반한 구진, 수포가 생긴다.
③ 발열로 인해 체력 소모가 심하므로 수분을 공급한다.
④ 공기를 매개로 감염된다.
⑤ 열이 내리고 3일이 지날 때까지 등원을 중지시킨다.

> **해설** 홍역은 감염성이 강하며 결막염, 발열, 발진, 콧물에 기침, 코플릭 반점이 특징이다.

정답　08 ③　09 ②　10 ④　11 ⑤　12 ②　13 ②　14 ⑤　15 ②

10회 실전모의고사

16 다음 중 질환에 따른 치료 식이로 적합하지 않은 것은?

① 간성혼수 - 고단백식이
② 덤핑신드롬 - 고지방식이
③ 임신성고혈압 - 고단백식이
④ 신부전 - 저칼륨, 저염
⑤ 고혈압 - 저염

> 해설 간염 등의 간질환 시 고단백식이를 하며, 합병증으로 간성 혼수가 발생하는 경우 저단백식이를 한다.

17 구강관리 중 1차 예방에 속하며 가장 중요한 것은?

① 잇솔질   ② 치은염 관리   ③ 주기적 검진
④ 치주병 관리   ⑤ 부정교합 차단

> 해설 올바른 잇솔질 : 구강 질환 예방관리에 가장 기본이 되는 1차 예방법

18 부항요법에 대한 설명으로 옳지 않은 것은?

① 화력을 간접적으로 이용한 것이다.
② 어지러움이 있다면 압력과 횟수를 줄여야 한다.
③ 출혈성 소인이 있는 경우는 적용할 수 없다.
④ 혈액순환을 촉진시키고 통증을 줄여주는 효과가 있다.
⑤ 음양을 조화시키고 관절의 유연성을 증가시킨다.

> 해설 음양 조절 기능을 하는 자연요법은 추나요법에 해당된다.

19 수기요법에 대한 설명으로 바르지 않은 것은?

① 관절 주위 조직을 경직시키는 효과가 있다.
② 관절기능 이상이 있을 시 운동의 범위를 개선한다.
③ 근육의 균형을 회복시킨다.
④ 기와 혈을 소통시키며 관절의 유연성이 증가된다.
⑤ 피부 손상이 있으면 적용할 수 없다.

> 해설 수기요법(추나요법)은 관절 부위 조직을 부드럽고 원활하게 한다.

20 마약성 진통제인 모르핀 투약 시 꼭 확인해야 하는 것은?

① 호흡   ② 혈압   ③ 맥박
④ 체온   ⑤ 혈당

> 해설 모르핀 사용은 호흡 억제를 유발할 수 있으므로 호흡수가 12회 이하인 경우에는 투여하지 않는다.

21 대사된 약물이 체외로 배설되는 가장 주요한 기관은?

① 소화기   ② 신장   ③ 피부
④ 간   ⑤ 폐

> 해설 대사된 약물은 신장, 간, 소화기, 피부 등을 통해 배출되나 가장 주요한 배설로는 신장이다.

22 다음 중 교감 신경이 자극되었을 때 일어나는 신체 변화는?

① 말초혈관 수축   ② 혈압 하강
③ 소화 촉진   ④ 방광 수축
⑤ 동공 수축

> 해설 교감 신경 : 신체가 위급한 상황에 대처하도록 하는 기능을 하며 혈압 상승, 소화 억제, 방광 확장, 동공 확대 등의 신체 변화가 있다.

23 신체의 성장이 가장 빠른 성장 급동기에 해당하는 시기는?

① 영아기   ② 유아기   ③ 신생아기
④ 노년기   ⑤ 학령전기

> 해설 영아기와 청소년기는 성장이 빠른 성장 급동기에 해당한다.

24 협심증 환자에게 설하로 투여해야 하는 약물은?

① 니트로글리세린   ② 아스피린
③ 아트로핀   ④ 리도카인
⑤ 에피네피린

> 해설 니트로글리세린 : 항협심증약으로 평활근의 이완, 관상동맥의 확장을 돕는다.

25 다음 중 남성의 2차 성징을 나타내는 호르몬은?

① 테스토스테론   ② 알도스테론
③ 칼시토닌   ④ 부갑상샘 호르몬
⑤ 프로락틴

> 해설 테스토스테론 : 고환에서 분비되며 남성의 2차 성질을 발현시킨다.

정답 16 ① 17 ① 18 ⑤ 19 ① 20 ① 21 ② 22 ① 23 ① 24 ① 25 ①

| 문제편 |

10 회 실전모의고사

26 다음 중 신체 성장이 지연되는 크레틴병은 어떤 호르몬 부족으로 발생하는가?

① 췌장 호르몬
② 성선 자극 호르몬
③ 부갑상선 호르몬
④ 성장 호르몬
⑤ 갑상선 호르몬

해설
• 크레틴병 : 갑상선 기능 저하증
• 그레이브스병 : 갑상선 기능 항진증

27 심장의 구조 중 가장 두꺼운 곳은?

① 승모판
② 좌심방
③ 우심실
④ 우심방
⑤ 좌심실

해설 좌심실은 산소가 풍부한 동맥혈을 전신에 공급해야 하기 때문에 좌심실의 벽이 가장 두껍다.

28 변비와 설사가 교대로 나타나며 하복부 통증, 혈변 등의 증상이 있는 소화기계 종양성 질환은?

① 대장암
② 위암
③ 췌장암
④ 식도암
⑤ 충수염

해설 대장암 : 하복부 통증, 혈변과 식욕 부진, 체중 감소, 빈혈, 변비와 설사가 교대로 나타난다.

29 반복적인 약물 복용으로 용량을 늘리지 않으면 효과가 없는 것을 무엇이라 하는가?

① 중독
② 금단증상
③ 오용
④ 남용
⑤ 내성

해설 내성 : 약물의 반복 복용에 의해 대사작용이 저하되어 용량을 증가시키지 않으면 약효가 저하하는 현상

30 양수의 기능에 해당하지 않는 것은?

① 일정한 온도 유지
② 외부로부터 태아 보호
③ 노폐물 저장소
④ 영양 공급
⑤ 분만 시 자궁 경관 개대를 도움

해설 양수의 기능
• 무색 투명한 액체로 태아 보호
• 일정한 온도 유지
• 노폐물 저장소
• 분만 시 자궁 경관 개대를 도움
• 양수천자를 통하여 태아의 기형 또는 질병 상태를 알 수 있음

31 일반적인 응급처치에 대한 설명으로 틀린 것은?

① 응급처치에서 가장 최우선은 기도 유지이다.
② 현장에서 가장 먼저 돌봐야 할 대상자는 출혈과 호흡정지 대상자이다.
③ 척추 손상 대상자는 목과 척추를 고정해야 한다.
④ 최대한 안전한 곳으로 옮기고 활력징후를 수시로 측정한다.
⑤ 쇼크 대상자는 상체를 높여주도록 한다.

해설 트렌델렌버그 체위 : 쇼크 치료에 적절한 체위로 정맥 귀환량을 증가시키기 위해 반듯하게 누운 상태에서 다리를 상승시키는 자세이다.

32 간호조무사는 누구의 감독과 지시에 따라 간호 업무를 하는가?

① 의사
② 간호사
③ 의료기사
④ 환자
⑤ 원무과장

해설 간호조무사는 간호사의 감독과 지시에 따라 간호 업무를 한다.

33 임종의 단계 중 부정의 단계에 해당하는 것은?

① 착하게 살았으니 더 오래 살 거라 생각한다.
② 의사의 진단을 오진이라 생각한다.
③ 죽음을 수용하고 기다리는 단계이다.
④ 화를 내고 적개심이 심해지는 단계이다.
⑤ 슬픔에 빠져드는 단계이다.

해설
• 임종단계 : 부정 → 분노 → 협상 → 우울 → 수용
• 부정단계 : 죽음을 받아들이지 않는 단계

34 영아기에 포유반사, 파악반사 등의 원시반사를 사정하는 것은 무엇을 평가하기 위한 것인가?

① 의식상태
② 호흡기계
③ 심혈관계
④ 영양상태
⑤ 신경계

해설 포유반사, 파악반사 등은 신생아의 중추신경계가 미숙하기 때문에 생기며 신경계가 발달하면서 소실된다.

35 포상기태로 소파수술을 받은 환자가 자궁의 증대를 보인다면 어떤 질환을 의심해야 하는가?

① 융모상피암
② 전치태반
③ 양수과다증
④ 자궁경부암
⑤ 경관무력증

해설 포상기태 : 융모막 융모가 수포성 변성을 일으켜 작은 낭포를 형성하는 일종의 종양으로, 보통 수술 후 치유되지만 일부는 융모상피암으로 진행된다.

정답 26 ⑤ 27 ⑤ 28 ① 29 ⑤ 30 ④ 31 ⑤ 32 ② 33 ② 34 ⑤ 35 ①

제 2 과목 보건간호학 개요

36 A형 간염의 감염 경로를 잘 설명한 것은?

① 기침 ② 오염된 물
③ 비말 감염 ④ 성적 접촉
⑤ 수직 감염

> 해설 **A형 간염**
> • 원인 : A형 간염 바이러스에 오염된 음식이나 물을 통해 감염된다.
> • 증상 : 열, 구토, 복부 불편감, 황달

37 다음 중 행위별 수가제의 단점에 해당되는 것은?

① 과잉 진료 가능성 ② 의료비 억제 효과
③ 과잉 진료 억제 ④ 재원일수 단축
⑤ 진료비 심사업무 간소화

> 해설 **행위별 수가제**
> • 장점 : 환자의 질환 상태에 따라 의사가 적절한 서비스를 자율적으로 제공
> • 단점 : 과잉 진료 가능성

38 수인성 감염병의 특징이 아닌 것은?

① 폭발적으로 발생한다.
② 성별, 나이, 직업에 따라 발생한다.
③ 사망률이 낮은 편이다.
④ 여름철에 많이 발생한다.
⑤ 복통, 설사 등의 증상이 집단적으로 발생한다.

> 해설 **수인성 감염병**
> • 병원성 미생물이 오염된 물이나 음료수 등을 통해 전달되는 질병으로, 물속에 들어있는 병원성 미생물이 사람의 몸속에 들어와 생기는 병이다.
> • 발생 지역은 급수 지역과 일치하며, 동일한 급수원을 사용하는 지역의 모든 사람들에게 발생한다.

39 우리나라 국민건강보험에 대한 특성이 아닌 것은?

① 공공부조 ② 강제성
③ 사회보험 방식 ④ 보험급여의 균등한 혜택
⑤ 보험료 납부의 의무성

> 해설 공공부조 : 의료보호

40 국민의료비 증가의 원인에 해당되지 않는 것은?

① 의료수요의 증가
② 국민소득의 증가
③ 의료기술의 발달
④ 인구의 노령화
⑤ 의료기관 증가로 인한 경쟁

> 해설 의료기관 수의 증가로 인한 경쟁은 의료비의 하락을 가져올 수 있다.

41 보건교육에 영향을 미치는 환경요인이 아닌 것은?

① 소음 ② 조명
③ 교육 대상자의 수 ④ 교육장의 크기
⑤ 학습자의 태도

> 해설 보건교육에 영향을 미치는 환경요인 : 소음, 조명, 학습자들의 태도, 의자의 배열 등

42 다음 중 보건교육에 대한 특성으로 바르지 않은 것은?

① 보건에 대한 지식, 태도, 행동의 변화를 가져오게 한다.
② 교육 대상자에게 적합한 교육방법을 선택한다.
③ 교육 후 효과에 대한 평가는 반드시 하도록 한다.
④ 보건교육 시 가장 중요한 것은 대상자와 함께 계획하는 것이다.
⑤ 보건교육 중 산모를 대상으로 하는 교육이 가장 효과적이다.

> 해설 보건교육 중 가장 능률적이며 효과적인 것은 학교보건이다.

43 피교육자가 기본지식이 없는 경우에 이용되며 단시간에 많은 내용을 전달하고자 할 때 사용되는 교육방법은?

① 시범 ② 강의 ③ 심포지엄
④ 패널토의 ⑤ 분단토의

> 해설 강의 : 짧은 시간에 많은 양의 지식 전달이 가능하고 시간과 비용이 절약된다.

정답 36 ② 37 ① 38 ② 39 ① 40 ⑤ 41 ③ 42 ⑤ 43 ②

| 문제편 |

10 회 실전모의고사

44 부양비에 대한 설명으로 바르지 않은 것은?

① 소년 부양비, 총 부양비, 노년 부양비로 구성된다.
② 생산 연령 인구와 생산 능력이 없는 부양 연령층의 비이다.
③ 부양비를 계산할 때 분모는 15~64세 생산 연령 인구이다.
④ 총 부양비가 높을수록 경제가 발전하기 쉽다.
⑤ 부양비의 증가는 비생산 활동 인구의 증가를 의미한다.

> **해설** 총 부양비가 높을수록 경제 발전이 어렵다.

45 열섬 효과란 무엇을 의미하는가?

① 대기 온도를 상승시키는 작용
② 해수면의 온도가 높아지는 현상
③ 밀폐된 공간에 사람들이 모여있을 때 발생하는 현상
④ 수질오염으로 인해 발생하는 현상
⑤ 도시 중심의 온도가 도시 바깥보다 높아지는 현상

> **해설** 공기의 오염으로 인하여 주변의 온도보다 도심의 온도가 높아지는 현상을 말한다.

46 국민건강보험제도에서 본인 일부 부담금 제도를 시행하고 있는 취지에 해당하는 것은?

① 불필요한 의료서비스를 이용하지 않도록 하기 위해서
② 요양비에 대한 재원을 확보하기 위해서
③ 보험료 부담 능력을 확인하기 위해서
④ 장애인 보장구 급여비 재원을 확보하기 위해서
⑤ 의료비 상승을 억제하기 위해서

> **해설** 국민건강보험제도의 본인 일부 부담금은 불필요한 의료서비스를 이용하지 않게 하려는 의도로 실시하고 있다.

47 포도상구균 식중독에 대한 설명으로 틀린 것은?

① 감염형 식중독에 해당된다.
② 구토, 설사, 복통 등의 증상이 나타난다.
③ 불량한 위생상태의 음식물이 경로가 된다.
④ 여름철에 주로 발생한다.
⑤ 집단으로 발생할 때가 많다.

> **해설** 포도상구균 식중독 : 독소형 식중독으로 우리나라에서 많이 발생한다.

48 사용하는 물의 급수전 유리 잔류 염소량의 기준에 해당하는 것은?

① 0.1ppm   ② 0.05ppm   ③ 2ppm
④ 1.5ppm   ⑤ 0.4ppm

> **해설** 염소 소독
> • 정수장에서 가장 많이 사용하는 소독 방법으로, 소독력이 강하고 잔류효과가 크다.
> • 물의 급수전 잔류 염소 기준은 최소 0.1ppm이다.

49 잠함병의 주증상으로 옳은 것은?

① 관절통   ② 두통   ③ 호흡곤란
④ 구토   ⑤ 설사

> **해설** 잠함병은 고기압에서 작업 후 급속히 감압이 이루어질 때 발생할 수 있으며 주로 관절염 증상이 가장 흔하다. 그 밖에도 실신, 시력장애, 현기증 등이 있을 수 있다.

50 납에 노출되어 있는 작업장에서 근무 중인 사람이 정기적으로 받아야 하는 검사는?

① 일반 건강진단   ② 수시 건강진단
③ 배치 전 건강진단   ④ 임시 건강진단
⑤ 특수 건강진단

> **해설** 특수 건강진단 : 유해한 사업장에서 근무하는 근로자에게 실시하여 직업병 예방과 조기 치료를 유도한다.

제 3 과목 공중보건학 개론

51 보건간호조무사가 가정 방문을 하는 경우 간격이나 횟수는 누가 결정하는가?

① 시·군·구청장   ② 보건소장
③ 간호조무사   ④ 간호사
⑤ 가정 방문 대상자

> **해설**
> • 간호조무사는 보건간호사의 지시·감독에 따라 계획된 가정을 방문한다.
> • 방문의 횟수나 간격은 보건간호사가 결정한다.

정답 44 ④ 45 ⑤ 46 ① 47 ① 48 ① 49 ① 50 ⑤ 51 ④

10회 실전모의고사

52 방문 간호의 우선 순위에 대한 설명으로 바르지 않은 것은?

① 전염성 대상자보다 비전염성 대상자를 우선으로 한다.
② 집단보다 개인을 우선으로 한다.
③ 건강한 대상자보다 문제가 있는 대상자를 우선으로 한다.
④ 구환자보다 신환자를 우선으로 한다.
⑤ 만성질환보다 급성질환을 우선으로 한다.

> 해설 개인과 집단이 대상일 때는 집단을 우선으로 한다.

53 지역사회 간호사업을 기획할 때 가장 먼저 실시해야 하는 것은?

① 관할 지역에 대한 정보 수집
② 지역사회 간호사업의 목표 설정
③ 간호사업 평가에 대한 기준 마련
④ 보건통계 작성
⑤ 간호사업을 위한 적정한 인원 배치

> 해설 지역사회의 현황 파악(보건 실태 파악)을 가장 먼저 실시한다.

54 지역사회 간호사업의 원칙으로 틀린 것은?

① 사업의 평가는 가장 마지막에 한다.
② 업무지침을 준수한다.
③ 주민들의 적극적인 참여가 필요하다.
④ 지역사회의 여러 단체를 활용한다.
⑤ 사업기간, 소요 인력 등 예산을 결정한다.

> 해설 사업의 평가는 사업의 전 과정에서 시행한다.

55 다음 중 지역사회 보건사업에서 가장 중요하게 관리하는 질병에 포함되는 것은?

① 임질   ② 고혈압   ③ 당뇨
④ 천식   ⑤ 욕창

> 해설 지역사회 보건사업에서 성병 환자를 가장 중요하게 관리하며 접촉자 발견에 힘쓴다.

56 지역사회 간호사업이 실패하는 주된 원인은?

① 주민들의 소극적 자세
② 자원 부족
③ 부적절한 인력 배치
④ 부적절한 보건교육
⑤ 지역사회의 사회풍습에 대한 인식 부족

> 해설 지역사회의 사회풍습에 대한 인식 부족으로 간호사업이 실패하는 경우가 많으므로 지역에 대한 철저한 사회·문화적 조사가 필요하다.

57 다음 중 지역사회 보건간호 활동 중 가정 방문의 장점에 해당되는 것은?

① 비용이 적게 든다.
② 시간과 인력 소모가 적다.
③ 건강관리실의 기구를 적극 활용할 수 있다.
④ 가족 실정에 맞는 적합한 계획을 세울 수 있다.
⑤ 상담하거나 교육 시 집중할 수 있다.

> 해설 가정 방문은 비용과 시간이 많이 소모되며 간호 제공 시 건강관리실의 물품을 충분히 활용할 수 없는 단점이 있다.

58 구강보건법에서 시장·군수·구청장 또는 한국수자원공사장이 유지하고자 하는 수돗물의 불소 농도는?

① 0.1ppm   ② 0.3ppm   ③ 0.5ppm
④ 0.8ppm   ⑤ 1.5ppm

> 해설 수돗물의 불소농도는 0.8ppm을 유지하되, 그 허용범위는 최대 1.0ppm, 최소 0.6ppm으로 한다.

59 복어 중독에 관한 설명으로 바른 것은?

① 독소는 복어의 껍질에 가장 많이 존재한다.
② 호흡 중추 신경이 마비되어 호흡정지로 사망할 수 있다.
③ 원인 독소는 베네루핀이다.
④ 잠복기는 3~5일이다.
⑤ 열에 약해서 한 시간 정도 끓이면 독소가 파괴된다.

> 해설
> • 복어의 독 : 테트로도톡신으로 내장에 가장 많다.
> • 열에 저항성이 강하여 끓여도 잘 파괴되지 않으며 치사율이 높다.

60 피임 방법 중 자궁 내 장치에 대한 설명으로 옳지 않은 것은?

① 배란을 억제하여 임신을 피하게 한다.
② 장기간 피임이 가능하다.
③ 첫 아이를 낳은 부인에게 터울 조절을 위해 권장한다.
④ 모유 수유 중 사용할 수 있다.
⑤ 골반에 염증이 있으면 삽입할 수 없다.

> 해설 자궁 내 장치(루프 Loop) : 수정란이 자궁 내에 착상되는 것을 막는다.

정답 52 ② 53 ① 54 ① 55 ① 56 ⑤ 57 ④ 58 ④ 59 ② 60 ①

| 문제편 |

10 회 실전모의고사

61 다음 감염병 중 오염된 물이나 음식을 통해서 전파되는 것이 아닌 것은?

① 콜레라　　② A형 간염　　③ 파라티푸스
④ 세균성 이질　　⑤ 디프테리아

> 해설 디프테리아는 호흡기를 통하여 감염된다.

62 감염병에 대한 설명으로 틀린 것은?

① 감수성이 높은 상태에서는 질병에 이환되기 쉽다.
② 백일해는 약 2~4년마다 유행하는 감염병이다.
③ 감염성 질환에 걸리면 백혈구가 증가한다.
④ 유행성 이하선염, 장티푸스, 이질은 세균성 감염병에 속한다.
⑤ 감염병은 병원체의 종류에 따라 분류할 수 있다.

> 해설 • 유행성 이하선염 : 바이러스성 감염병
> • 장티푸스, 이질 : 세균성 감염병

63 다음 중 법정 감염병에 대한 설명으로 틀린 것은?

① 제1급 감염병은 음압격리가 필수이다.
② 제2급 감염병은 발생 24시간 이내에 신고해야 한다.
③ 디프테리아, 결핵, 홍역은 제2급 법정 감염병에 속한다.
④ 파상풍, 일본뇌염은 제3급 감염병에 속하며 총 26종이다.
⑤ 제2급 감염병은 격리해야 한다.

> 해설 디프테리아 : 제1급 법정 감염병

64 주로 영유아에게 발생하는 감염병으로 장내바이러스에 의해 전염되며 손, 발, 구강 내, 입술에 수포가 생기는 질환은?

① 임질　　　　② 홍역
③ 연성하감　　④ 수족구
⑤ 유행성이하선염

> 해설 수족구병(제4급 법정 감염병)
> 영유아에게 주로 발생하는 바이러스 질환으로 미열과 함께 손, 발, 구강에 수포성 발진이 생긴다.

65 병원체를 전파하는 방법이 다른 감염병은?

① 콜레라　　　　　② 장티푸스
③ 세균성 이질　　④ 디프테리아
⑤ A형 간염

> 해설 • 디프테리아 : 호흡기계를 통해 병원체를 배출한다.
> • 장티푸스, 콜레라, 세균성 이질, A형 간염 : 오염된 물이나 음식을 통하여 전파된다.

66 다음 중 인수 공통 감염병에 대한 설명으로 옳은 것은?

① 공수병, 일본뇌염, 결핵, 탄저 등을 말한다.
② 병원성 미생물에 오염된 물에 의해 매개되는 감염병이다.
③ 예방접종을 통해 관리할 수 있는 감염병이다.
④ 페스트는 소나 돼지를 통하여 사람에게 감염된다.
⑤ 제2급 법정 감염병에 해당된다.

> 해설 인수 공통 감염병 : 동물과 사람 사이에 상호 전파되는 병원체에 의하여 발생되는 감염병

67 태반이나 모유를 통해서 항체를 받아 형성되는 면역을 무엇이라 하는가?

① 인공 피동 면역　　　② 선천 면역
③ 자연 능동 면역　　　④ 인공 능동 면역
⑤ 자연 피동 면역

> 해설 피동 면역(수동 면역) : 어떤 개체가 다른 개체에서 형성된 항체에 의하여 면역을 얻는 일

68 우리나라에서 1차 보건의료사업을 수행하기 위해 만들어진 간호직은?

① 전문간호사　　　　② 보건관리사
③ 보건교사　　　　　④ 보건진료원
⑤ 가정간호사

> 해설 보건진료원 : 보건의료 취약 주민에게 진료행위를 할 수 있게 하기 위하여 군수의 위촉을 받은 간호사나 조산사

69 혈액제제 중 부적격혈액 처리방법으로 올바른 것은?

① 혈액은 보관하도록 한다.
② 부적격사유 결과를 보고하고 자체 보관하도록 한다.
③ 폐기하고 그 결과를 보건복지부 장관에게 보고하도록 한다.
④ 폐기하고 혈액원장에게 보고하도록 한다.
⑤ 폐기하고 질병관리본부장에게 보고하도록 한다.

> 해설 혈액원 등 혈액관리업무를 하는 자는 부적격혈액을 발견하였을 때에는 보건복지부령으로 정하는 바에 따라 이를 폐기처분하고 그 결과를 보건복지부 장관에게 보고하여야 한다. 다만, 부적격혈액을 예방접종약의 원료로 사용하는 등 대통령령으로 정하는 경우에는 그러하지 아니하다.

정답　61 ⑤　62 ④　63 ③　64 ④　65 ④　66 ①　67 ⑤　68 ④　69 ③

10회 실전모의고사

70 지역사회 간호사업 시 고려해야 할 사항이 아닌 것은?

① 인구의 특성 ② 지역의 환경 조건
③ 질병의 범위 ④ 정부의 요구
⑤ 관련 법령

해설 지역사회 간호사업 시 지역주민의 요구를 고려해야 한다.

제 4 과목 실기

71 다음 중 가장 정확하게 체온을 측정할 수 있는 것은?

① 직장 체온 ② 액와 체온 ③ 이마 체온
④ 구강 체온 ⑤ 기초체온법

해설
• 직장 > 구강 > 액와
• 직장 체온이 가장 정확하며 액와 체온이 가장 부정확하다.

72 혈압을 측정하기 위해 가장 많이 사용되는 동맥은?

① 대퇴동맥 ② 경동맥 ③ 요골동맥
④ 측두동맥 ⑤ 상완동맥

해설 혈압 측정 시 팔꿈치 안쪽에 위치하는 상완동맥을 주로 사용한다.

73 위관 영양 시 올바르지 않은 것은?

① 위 잔류량은 확인한 후 버린다.
② 영양액 주입 후 가능하면 30분 동안 반좌위를 취해준다.
③ 영양액은 힘으로 밀어 넣으면 안 된다.
④ 영양액은 중력에 의해 천천히 들어가도록 한다.
⑤ 장내로 공기가 들어가지 않도록 주의한다.

해설 위 잔류량은 추출한 양을 측정하고 기록한 뒤에 다시 주입해야 하며, 주입하지 않고 버리면 전해질 불균형을 초래할 수 있다.

74 자비 소독에 대한 설명으로 옳지 않은 것은?

① 고무제품 소독에 적합하다.
② 감염병 환자의 식기 소독에 적합하다.
③ 끓는 물속에 넣어 소독하는 것이다.
④ 열에 민감한 제품에는 적합하지 않다.
⑤ 아포를 가진 세균과 일부 바이러스는 제거할 수 없다.

해설 상아, 고무제품은 열에 민감하여 자비 소독에 부적합하다.

75 다음 중 건열 멸균에 적합하지 않은 것은?

① 파우더 ② 고무
③ 날이 있는 기구 ④ 바셀린
⑤ 오일

해설 건열 멸균은 고온을 이용하여 멸균하는 것이므로 열에 약한 고무는 적합하지 않다.

76 기관 절개관을 통해 흡인하는 환자를 간호하는 경우 지켜야 할 사항이 아닌 것은?

① 흡인 시 카테터 삽입과 동시에 압력을 걸도록 한다.
② 흡인 시 대상자 체위는 반좌위이다.
③ 습도 유지를 위해 젖은 거즈로 기관 절개관 삽입구를 덮어준다.
④ 성인 대상자 흡인 시 흡인기의 압력은 100~120mmHg 이다.
⑤ 흡인 시 철저한 무균술을 적용하도록 한다.

해설 카테터 삽입 중에는 흡인기의 압력을 걸지 않도록 한다.

77 물품을 보관하는 방법 중 옳지 않은 것은?

① 고압 증기 멸균으로 소독한 물품은 보통 2주간 유효하다.
② 가장 최근에 소독한 물품을 소독장 맨 뒤에 보관한다.
③ 물품은 습기가 없는 곳에 보관하도록 한다.
④ 소독물품의 유효기간은 멸균하는 방법에 따라 다르다.
⑤ 소독한 날짜가 오래된 것일수록 뒤에 보관한다.

해설 유효기간이 제일 오래된 것을 제일 먼저 사용하도록 앞쪽에 배치한다.

78 목욕 시 주의해야 할 사항으로 옳지 않은 것은?

① 방안에 보온을 유지한다.
② 문을 안에서 잠그는 일이 없도록 한다.
③ 미끄럽지 않도록 바닥엔 고무매트를 깔도록 한다.
④ 환자가 힘들지 않도록 최대한 많이 도와준다.
⑤ 프라이버시를 위하여 최소한으로 노출시킨다.

해설 대상자의 독립성을 유지하기 위해 필요한 부분만 도와주고 스스로 할 수 있도록 한다.

정답 70 ④ 71 ① 72 ⑤ 73 ① 74 ① 75 ② 76 ① 77 ⑤ 78 ④

10 회 실전모의고사

79 침상 목욕에 대한 설명이다. 옳지 않은 것은?

① 얼굴이나 회음부는 가능한 한 환자 스스로 닦도록 한다.
② 순서대로 빠르게 씻도록 한다.
③ 43~46℃의 온수를 사용한다.
④ 얼굴로 시작하여 가슴, 복부, 다리, 회음부 순으로 씻는다.
⑤ 어깨에서 팔꿈치 방향으로 부드럽게 닦는다.

> **해설** 혈액순환을 증진시키기 위해 말초에서 중추로 닦는다.

80 아기 목욕에 대한 설명으로 옳지 않은 것은?

① 제일 먼저 입을 씻는다.
② 얼굴을 씻길 때에는 비누를 사용하지 않는다.
③ 눈은 내안각에서 외안각으로 씻는다.
④ 태지는 일부러 벗기지 않는다.
⑤ 수유 직후에는 하지 않는다.

> **해설** 아기 목욕 시 제일 먼저 눈을 씻는다.

81 알코올 목욕에 대한 설명으로 바르지 않은 것은?

① 얼굴은 깨끗한 부분이므로 제일 먼저 닦는다.
② 머리에는 얼음 주머니, 발에는 따뜻한 물주머니를 대준다.
③ 목욕하는 중간에 수분 섭취를 하도록 한다.
④ 알코올은 50%를 사용한다.
⑤ 체온을 떨어뜨리는 효과가 있다.

> **해설** 알코올 목욕 시 얼굴을 제외한 부분만 닦도록 한다.

82 등 마사지에 대한 설명으로 바르지 않은 것은?

① 천골 부위가 붉은 경우에는 조금 더 부드럽게 마사지를 한다.
② 복위 또는 측위를 하도록 한다.
③ 등 마사지는 피부 사정의 기회가 된다.
④ 혈전성 정맥염 환자는 등 마사지를 금한다.
⑤ 늑골 환자는 마사지로 인해 2차 손상이 유발될 수 있으므로 적합하지 않다.

> **해설** 손상된 피부 부위와 발적이 있는 경우 압력을 가하는 것은 조직 손상을 초래하므로 마사지를 중지한다.

83 남성환자 유치 도뇨를 시행하는 방법 중 옳지 않은 것은?

① 도뇨관을 고정하기 위해 관끝을 부풀린다.
② 멸균섭자로 소독솜을 집어 요도구를 소독한다.
③ 요도구에서 시작해 음경의 아래쪽으로 둥글게 소독한다.
④ 도뇨관 삽입 후 소변이 나오기 시작하면 도뇨관을 1.5~2.5cm 더 삽입한다.
⑤ 환자는 배횡와위를 취하도록 한다.

> **해설**
> • 남성환자 도뇨 : 앙와위
> • 여성환자 도뇨 : 배횡와위

84 복부 진찰을 하는 경우 적합한 체위는?

① 좌위   ② 배횡와위   ③ 슬흉위
④ 절석위   ⑤ 심스위

> **해설** 복부 검사 시 근육의 긴장도를 감소시키기 위해 무릎을 구부리는 배횡와위를 한다.

85 다음은 체위 변경에 대한 설명으로 바르지 않은 것은?

① 금기가 아니라면 적당한 운동을 하도록 한다.
② 푹신한 매트리스를 사용하도록 한다.
③ 체위에 따라 적합한 지지대를 제공하도록 한다.
④ 관절은 신체 선열에 따라 약간 굽힌 상태로 유지한다.
⑤ 체위 변경은 적어도 2시간마다 한다.

> **해설** 바른 신체 선열을 유지하기 위하여 단단한 매트리스를 사용해야 한다.

86 붕대를 감아야 하는 경우 시작과 끝맺음에 적용하는 붕대법은?

① 환행대   ② 8자대   ③ 유방 바인더
④ 나선 절전대   ⑤ 나선대

> **해설** 환행대 : 같은 부위를 겹치게 감는 것으로 시작과 끝맺음에 적용한다.

87 욕창에 대한 설명으로 옳지 않은 것은?

① 습기가 적으면 욕창이 발생하기 쉬우므로 주의한다.
② 당뇨병 환자는 욕창 발생이 쉽다.
③ 반좌위 상태에서는 환자가 아래로 미끄러져 내려가면서 욕창이 발생하기 쉽다.
④ 천골과 견갑부는 욕창의 호발 부위이다.
⑤ 욕창은 조직 압박으로 인한 순환장애이다.

> **해설** 습기가 있을 때 욕창의 발생률이 5배 증가한다.

정답 79 ⑤ 80 ① 81 ① 82 ① 83 ⑤ 84 ② 85 ② 86 ① 87 ①

178
제10회 | 실전모의고사

10회 실전모의고사

88 욕창 대상자에게 꼭 필요한 영양소는?

① 단백질, 비타민 C
② 지방, 탄수화물
③ 지방, 단백질
④ 지방, 비타민 C
⑤ 단백질, 지방

> **해설** 단백질과 비타민 C는 조직 발생에 필요한 콜라겐 생성 기능이 있어 욕창이 있는 조직 손상 치유에 필수적이다.

89 비정상적인 심박동을 자각하는 상태를 무엇이라고 하는가?

① 흉통
② 부정맥
③ 빈맥
④ 심계항진
⑤ 현기증

> **해설** 심계항진 : 불규칙하거나 빠르고 비정상적인 심장의 박동이 느껴지는 상태

90 피내주사에 대한 설명으로 틀린 것은?

① 주사 후 문지르지 않도록 한다.
② 무균술을 지켜야 하고 피부를 소독한다.
③ 항생제 반응검사, 예방접종, 알레르기 반응검사 시 사용할 수 있는 투약 방법이다.
④ 인슐린을 투여하는 방법이다.
⑤ 정해진 관찰 시간이 있다.

> **해설** 인슐린은 피하조직에 주사해야 하며 냉장 보관해야 한다.

91 다음 중 BCG 접종을 투여하는 방법은?

① 경구
② 피하주사
③ 근육주사
④ 정맥주사
⑤ 피내주사

> **해설** BCG는 결핵을 예방하는 접종으로 대부분 예방접종은 피하주사로 하지만 BCG는 피내주사로 접종한다.

92 신체 역학에 대한 설명으로 틀린 것은?

① 중력에 맞서 일하지 않도록 한다.
② 물건을 들어 올릴 때 엉덩이와 배의 근육을 이용한다.
③ 기저면은 좁을수록 안정감이 있다.
④ 이동할 방향을 향하여 마주보도록 한다.
⑤ 허리 높이에서 일하도록 한다.

> **해설** 기저면
> • 바닥에 신체의 중심이 미치는 면적을 말한다.
> • 기저면은 넓을수록, 중심은 낮을수록 안정적이다.

93 수술 부위 삭모에 대한 설명으로 거리가 먼 것은?

① 삭모하는 이유는 미생물을 최소화하기 위해서이다.
② 수술 부위 감염을 예방하기 위해 솜털까지 깨끗이 삭모한다.
③ 정확한 수술 부위를 알고 수술 부위만큼 삭모한다.
④ 삭모 시 면도날의 방향은 털과 동일한 방향이다.
⑤ 삭모 시 상처 나지 않도록 주의한다.

> **해설** 정확한 수술 부위를 알고 수술 부위보다 조금 더 넓게 삭모하여 감염을 예방하도록 한다.

94 심장 질환이 있는 임산부의 산전관리에 관한 설명으로 바르지 않은 것은?

① 저단백, 저염 식이를 한다.
② 스트레스를 줄이고 충분한 휴식을 한다.
③ 군중이 많은 곳은 항상 피해서 기도 감염이 걸리지 않도록 주의한다.
④ 체중이 과도하게 증가되지 않도록 주의한다.
⑤ 휴식을 취할 때는 좌측위가 좋다.

> **해설** 심장 질환이 있는 임부는 고단백, 저염, 철분이 포함된 영양 섭취가 좋다.

95 분만 과정 중 아기의 머리가 모두 나왔을 경우에 해야 할 것은?

① 아기의 의식 상태를 확인한다.
② 아기의 몸이 모두 나올 수 있도록 힘 주기를 유지한다.
③ 삭모를 하도록 한다.
④ 환자가 힘을 빼고 입으로 호흡하도록 한다.
⑤ 파수가 되었는지 확인한다.

> **해설** 아기의 머리가 급하게 나오면 회음에 열상을 줄 수 있으므로 태아가 회음부를 통과할 때는 전신의 힘을 빼고 단식호흡을 한다.

96 다음 중 고혈압 환자를 위한 식이로 알맞은 것은?

① 저탄수화물, 저단백
② 고단백, 고지방
③ 고단백, 고칼로리
④ 저지방, 저염식
⑤ 고단백, 저탄수화물

> **해설** 저염식은 혈압을 낮추는 데 도움을 주며, 저지방 식이는 체중을 조절하는 데 도움을 준다.

정답 88 ① 89 ④ 90 ④ 91 ⑤ 92 ③ 93 ③ 94 ① 95 ④ 96 ④

| 문제편 |

10 회 실전모의고사

97 관장에 대한 설명으로 옳지 않은 것은?

① 삽입되는 튜브의 길이는 성인의 경우 2~5cm 정도이다.
② 관장 시 심스위가 적합하다.
③ 용액이 주입될 때 이완할 수 있도록 심호흡을 시킨다.
④ 관장 후 변의가 있더라도 조금 참으라고 한다.
⑤ 용액이 조금 남아있을 때 조절기를 잠그도록 한다.

> **해설** 카테터를 너무 깊이 삽입하면 결장이 손상될 수 있고 너무 조금 넣으면 관장액이 밖으로 흘러나오므로 직장 길이의 1/2~1/3(성인의 경우 7~10cm)까지만 삽입하도록 한다.

98 3세 이하 대상자에게 귀약 점적 시 방법이 바른 것은?

① 3세 이하는 귀 투약이 불가능하다.
② 이관을 곧게 하기 위해 이개를 후상방으로 당긴다.
③ 이관을 곧게 하기 위해 이개를 후하방으로 당긴다.
④ 3세 이하는 수면 시에만 약물을 점적한다.
⑤ 아프지 않은 귀가 위로 올라오도록 하고 점적한다.

> **해설**
> • 성인 : 이개를 후상방으로 당겨 이관을 곧게 한다.
> • 3세 이하 : 이개를 후하방으로 당겨 이관을 곧게 한다.

99 신생아 간호 시 임균성 안염을 예방하기 위해 해줄 수 있는 것은?

① 질산은을 눈에 점적한다.
② 항생제를 주사로 준다.
③ 항히스타민제을 투약한다.
④ 황산마그네슘을 정맥주사한다.
⑤ 보릭으로 닦아준다.

> **해설** 임균과 클라미디아를 예방하기 위해 1% 질산은을 눈에 점적한다.

100 일반적인 응급처치에 대한 설명으로 거리가 먼 것은?

① 무의식 대상자는 고개를 옆으로 한 앙와위를 취해준다.
② 흉부 손상 대상자는 전신 부목을 적용한다.
③ 경련 대상자는 옷을 풀어주고 혀 손상에 주의한다.
④ 골절 부위를 면밀히 사정하여 부목을 적용한다.
⑤ 절단 부위는 건조한 컵에 넣어 보관한다.

> **해설** 절단 부위는 청결하게 싸서 용기나 비닐에 넣고 얼음 용기에 넣어 이송한다.

정답 97 ① 98 ③ 99 ① 100 ⑤

나만의 100% 합격비법
간호조무사 실전모의고사문제

발 행 일	2022년 7월 1일 개정7판 1쇄 인쇄
	2022년 7월 10일 개정7판 1쇄 발행
저　　자	구진 · 이여주 공저
발 행 처	크라운출판사 
	http://www.crownbook.com
발 행 인	이상원
신고번호	제 300-2007-143호
주　　소	서울시 종로구 율곡로13길 21
공 급 처	02) 765-4787, 1566-5937, 080) 850-5937
전　　화	02) 745-0311~3
팩　　스	02) 743-2688, (02) 741-3231
홈페이지	www.crownbook.co.kr
I S B N	978-89-406-4598-7 / 13510

특별판매정가　20,000원

이 도서의 판권은 크라운출판사에 있으며, 수록된 내용은
무단으로 복제, 변형하여 사용할 수 없습니다.
　　　　Copyright CROWN, ⓒ 2022 Printed in Korea

이 도서의 문의를 편집부(02-6430-7011)로 연락주시면
친절하게 응답해 드립니다.